《中□□□□》
数字增值服务编委会

主　编　聂绍通
副主编　廖运龙　马　芸　蒋祥林　宋媛媛

编　委（按姓氏笔画排序）

马　芸（大理护理职业学院）

田真真（江西中医药大学）

任士庞（山东中医药高等专科学校）

杨德芳（黑龙江中医药大学）

宋媛媛（安徽中医药高等专科学校）

张　超（湖北中医药高等专科学校）

张卫平（南阳医学高等专科学校）

周微红（江西中医药高等专科学校）

胡钰颖（肇庆医学院）

袁锦波（湖南中医药高等专科学校）

聂绍通（湖南中医药高等专科学校）

蒋祥林（重庆三峡医药高等专科学校）

廖运龙（四川中医药高等专科学校）

修订说明

为了做好新一轮中医药职业教育教材建设工作，贯彻落实党的二十大精神和《中医药发展战略规划纲要（2016—2030年）》《教育部 国家卫生健康委 国家中医药管理局关于深化医教协同进一步推动中医药教育改革与高质量发展的实施意见》《教育部等八部门关于加快构建高校思想政治工作体系的意见》《职业教育提质培优行动计划（2020—2023年）》《职业院校教材管理办法》的要求，适应当前我国中医药职业教育教学改革发展的形势与中医药健康服务技术技能人才培养的需要，人民卫生出版社在教育部、国家卫生健康委员会、国家中医药管理局的领导下，组织和规划了第五轮全国中医药高职高专教育教材、国家卫生健康委员会"十四五"规划教材的编写和修订工作。

为做好第五轮教材的出版工作，我们成立了第五届全国中医药高职高专教育教材建设指导委员会和各专业教材评审委员会，以指导和组织教材的编写与评审工作；按照公开、公平、公正的原则，在全国1 800余位专家和学者申报的基础上，经中医药高职高专教育教材建设指导委员会审定批准，聘任了教材主编、副主编和编委；确立了本轮教材的指导思想和编写要求，全面修订全国中医药高职高专教育第四轮规划教材，即中医学、中药学、针灸推拿、护理、医疗美容技术、康复治疗技术6个专业共89种教材。

党的二十大报告指出，统筹职业教育、高等教育、继续教育协同创新，推进职普融通、产教融合、科教融汇，优化职业教育类型定位，再次明确了职业教育的发展方向。在二十大精神指引下，我们明确了教材修订编写的指导思想和基本原则，并及时推出了本轮教材。

第五轮全国中医药高职高专教育教材具有以下特色：

1.立德树人，课程思政 教材以习近平新时代中国特色社会主义思想为引领，坚守"为党育人、为国育才"的初心和使命，培根铸魂、启智增慧，深化"三全育人"综合改革，落实"五育并举"的要求，充分发挥思想政治理论课立德树人的关键作用。根据不同专业人才培养特点和专业能力素质要求，科学合理地设计思政教育内容。教材中有机融入中医药文化元素和思想政治教育元素，形成专业课教学与思政理论教育、课程思政与专业思政紧密结合的教材建设格局。

2.传承创新，突出特色 教材建设遵循中医药发展规律，传承精华，守正创新。本套教材是在中西医结合、中西药并用抗击新型冠状病毒感染疫情取得决定性胜利的时候，党的二十大报告指出促进中医药传承创新发展要求的背景下启动编写的，所以本套教材充分体现了中医药特色，将中医药领域成熟的新理论、新知识、新技术、新成果根据需要吸收到教材中来，在传承的基础上发展，在守正的基础上创新。

3.目标明确，注重三基 教材的深度和广度符合各专业培养目标的要求和特定学制、特定对象、特定层次的培养目标，力求体现"专科特色、技能特点、时代特征"，强调各教材编写大纲一定要符合高职高专相关专业的培养目标与要求,注重基本理论、基本知识和基本技能的培养和全面素质的提高。

4．能力为先,需求为本　教材编写以学生为中心,一方面提高学生的岗位适应能力,培养发展型、复合型、创新型技术技能人才;另一方面,培养支撑学生发展、适应时代需求的认知能力、合作能力、创新能力和职业能力,使学生得到全面、可持续发展。同时,以职业技能的培养为根本,满足岗位需要、学教需要、社会需要。

5．规划科学,详略得当　全套教材严格界定职业教育教材与本科教育教材、毕业后教育教材的知识范畴,严格把握教材内容的深度、广度和侧重点,既体现职业性,又体现其高等教育性,突出应用型、技能型教育内容。基础课教材内容服务于专业课教材,以"必需、够用"为原则,强调基本技能的培养;专业课教材紧密围绕专业培养目标的需要进行选材。

6．强调实用,避免脱节　教材贯彻现代职业教育理念,体现"以就业为导向,以能力为本位,以职业素养为核心"的职业教育理念。突出技能培养,提倡"做中学、学中做"的"理实一体化"思想,突出应用型、技能型教育内容。避免理论与实际脱节、教育与实践脱节、人才培养与社会需求脱节的倾向。

7．针对岗位,学考结合　本套教材编写按照职业教育培养目标,将国家职业技能的相关标准和要求融入教材中,充分考虑学生考取相关职业资格证书、岗位证书的需要。与职业岗位证书相关的教材,其内容和实训项目的选取涵盖相关的考试内容,做到学考结合、教考融合,体现了职业教育的特点。

8．纸数融合,坚持创新　新版教材进一步丰富了纸质教材和数字增值服务融合的教材服务体系。书中设有自主学习二维码,通过扫码,学生可对本套教材的数字增值服务内容进行自主学习,实现与教学要求匹配、与岗位需求对接、与执业考试接轨,打造优质、生动、立体的学习内容。教材编写充分体现与时代融合、与现代科技融合、与西医学融合的特色和理念,适度增加新进展、新技术、新方法,充分培养学生的探索精神、创新精神、人文素养;同时,将移动互联、网络增值、慕课、翻转课堂等新的教学理念、教学技术和学习方式融入教材建设之中,开发多媒体教材、数字教材等新媒体形式教材。

人民卫生出版社成立70年来,构建了中国特色的教材建设机制和模式,其规范的出版流程,成熟的出版经验和优良传统在本轮修订中得到了很好的传承。我们在中医药高职高专教育教材建设指导委员会和各专业教材评审委员会指导下,通过召开调研会议、论证会议、主编人会议、编写会议、审定稿会议等,确保了教材的科学性、先进性和适用性。参编本套教材的1 000余位专家来自全国50余所院校,希望在大家的共同努力下,本套教材能够担当全面推进中医药高职高专教育教材建设,切实服务于提升中医药教育质量、服务于中医药卫生人才培养的使命。谨此,向有关单位和个人表示衷心的感谢!为了保持教材内容的先进性,在本版教材使用过程中,我们力争做到教材纸质版内容不断勘误,数字内容与时俱进,实时更新。希望各院校在教材使用中及时提出宝贵意见或建议,以便不断修订和完善,为下一轮教材的修订工作奠定坚实的基础。

人民卫生出版社有限公司

2023年4月

前　言

　　中医儿科学是中医学专业的主干课程,有很重要的实际运用价值,在中医临床学科中占有重要的地位。根据高职高专教育人才的培养需求,本教材的编写以教学和临床实用为前提,注重培养学生临床诊疗的思维能力,突出中医儿科的基础理论、基本知识和基本技能,体现科学性、先进性、启发性和实用性,为临床实践打下基础。

　　本教材在国家卫生健康委员会"十三五"规划教材、全国中医药高职高专教育教材《中医儿科学》第4版的基础上进行修订,本着对照中医执业助理医师考试及适度面向中医执业医师考试要求的原则,在不同的章节增加了部分病证内容,并对部分病证的章节归属作了调整。全书共10章。第一章至第三章为总论,重点介绍中医儿科学的发展历史、小儿生理及病理特点、诊法治法概要,充实了小儿喂养与保健内容;第四章为新生儿和新生儿疾病,第一节为新生儿的特点及护理,重点介绍新生儿的生理特点、疾病特点和疾病护理,第二节至第五节为新生儿常见病证,其中第三节"胎怯"为新增内容;第五章为肺系病证;第六章为脾系病证,其中第七节"胃脘痛"和第十节"便秘"为新增内容;第七章为心肝系病证,其中第一节"汗证"由上一版第十章"小儿杂病"的相关内容调至本节,原"夜惊"改为"夜惊、夜啼",第六节"抽动症"为新增内容;第八章为肾系病证,其中第四节"五迟、五软"由上一版第十章"小儿杂病"的相关内容调至本节,删除了"热淋",增加了"尿频";第九章为时行疾病,其中第八节"顿咳"为新增内容;第十章为小儿杂病,除前述提及的调出本章的两节外,新增"传染性单核细胞增多症"和"维生素D缺乏性佝偻病"。内容的调整及病证的增删,依据《全国中医药专业技术资格考试大纲》[中(初)级]及当前基层医疗实际情况,经编委会慎重讨论决定。

　　本教材的编写,在参考各版《中医儿科学》的基础上,注意吸收近年来中医儿科学术发展的成果,以临床实用为前提。在疾病诊断方面,结合现代诊疗技术,注重客观指标的论述,并简要列出相似病证的鉴别诊断;在治疗方面,除重点的辨证施治内容外,还介绍了一些临床行之有效的其他传统中医方法,优选近代中医儿科名家的临床经验方;保留了"病案分析""课堂讨论""知识链接"等模块,新增了"思政元素"模块,增加知识容量,扩大视野,活跃课堂气氛,调动学生的学习兴趣,提高学习主动性及参与度,培养学生对传统文化的自信、景仰及专业情怀等;将"扫一扫知重点"改为"知识导览",保留了"扫一扫,测一测"及"复习思考题"等,用于辅助教学、检验学习效果。

　　编写中医药高职高专教育教材,虽然借鉴了多种教材的编写经验,但中医儿科诊疗技术在不断发展创新,由于我们的水平有限,难免存在不足之处,敬请各位专家多提出宝贵意见,以便今后修订完善。

《中医儿科学》编委会

2024年3月

目　录

第一章　中医儿科学发展简史

> ## 学习目标
>
> 　　掌握中医儿科学的定义、性质和范围；熟悉中医儿科学各发展阶段的主要学术理论、代表医家、代表作；了解中医儿科学的发展阶段概况。

　　中医儿科学是以中医学理论体系为指导，研究自胎儿至青少年这一时期生长发育、生理病理、预防保健和疾病诊治的一门医学科学。中医儿科学荟萃了中华民族数千年来小儿养育和疾病防治的丰富经验，随着中医学的发展逐步形成了自己的理论和实践体系。中医儿科学的发展历史，可以划分为中医儿科学的萌芽、中医儿科学的形成和中医儿科学的发展与成熟 3 个主要阶段。

一、中医儿科学的萌芽

　　人类早期的医学活动包含了相当部分的儿童医疗保健内容。《山海经》中所载巫方是传说中我国最早的儿科医生，据《诸病源候论》记载："中古有巫方，立小儿《颅囟经》以占夭寿，判疾病死生，世所相传，始有小儿方焉。"说明中古黄帝时代，巫方已经在从事小儿医疗活动了。史书中明确记载的儿科医生始见于《史记·扁鹊仓公列传》："扁鹊……入咸阳，闻秦人爱小儿，即为小儿医。"

　　殷墟出土的商代甲骨文卜辞有龋齿和"贞子疾首"等关于小儿常见病的记载。长沙马王堆汉墓出土的帛书中，《胎产书》提出了胎儿逐月孕育的过程，并提出了孕期的护养要求。古代医籍中关于儿科疾病的早期记载则见于《五十二病方》，书中已有对于婴儿瘛、婴儿痫、婴儿瘼等疾病，以浴、熨、摩、拭等方法处治的记载。《汉书·艺文志》载有"妇人婴儿方"19 卷，是早期的妇儿方书。《黄帝内经》不仅建立了指导各科临床的中医理论体系，而且提出了不少有关儿科的论述，如小儿生长发育、体质特点、先天因素致病、某些疾病的诊断及预后判断等。东汉张仲景《伤寒杂病论·序》提到的《胎胪药录》是相传最早的妇婴药书；《伤寒杂病论》建立的辨证论治体系，特别是脏腑论杂病，对后来儿科辨证体系的形成产生了重要影响。这一时期已有儿科医案记载，如西汉名医淳于意曾以"下气汤"治小儿气鬲病，东汉名医华佗曾以"四物女宛丸"治小儿下利病。《隋书·经籍志》记载，南北朝医药书中专门列出儿科、产科等医事分科，同时也出现了小儿医学专著，如王末钞的《小儿用药本草》2 卷。

二、中医儿科学的形成

　　隋唐时期，政府重视医学教育，在太医署内由医博士教授医学，其中专设少小科，学制 5 年，考试合格可为儿科医生，促进了中医儿科学专业的发展。北宋王朝改进医事制度，设立翰林医官院，太医局把小儿科列为独立的专科，开设国医局，编著了大量方书，其中《太平圣惠方》《太平惠民和剂局方》《圣济总录》等均收录了儿科病证及其方治。这一时期涌现了许多儿科医家，儿科专著也不断刊行于世，标志着中医儿科学理论体系的形成。

隋代巢元方的《诸病源候论》有儿科病证 6 卷，论述了小儿保育和证候病源；唐代孙思邈《备急千金要方》把妇孺医方列于卷首，将小儿病证分为九门论述并列方 325 首，《千金翼方》补列 75 首，共计 400 首方；王焘《外台秘要》将小儿证候分为 86 门，载方 400 余首。现存最早的中医儿科专著《颅囟经》提出婴幼儿体属纯阳的观点，论述了小儿脉法及惊、痫、癫、疳、痢、火丹等疾病的证治。

北宋钱乙，字仲阳，对中医儿科学体系的形成做出了突出贡献，其主要学术建树，由其弟子阎孝忠编集于《小儿药证直诀》一书中，该书归纳小儿的生理病理特点为"五脏六腑，成而未全，全而未壮"和"脏腑柔弱，易虚易实，易寒易热"。钱乙从儿科特点出发，在四诊应用中尤其重视望诊，对"面上证""目内证"及痘疹类出疹性疾病的鉴别诊断等，都有较详明的论述，建立了儿科五脏辨证体系，提出心主惊、肝主风、脾主困、肺主喘、肾主虚等，成为中医儿科辨证学的重要方法；制定了儿科治则治法，从五脏补虚泻实出发，又注意柔润清养，补运兼施，攻不伤正。他擅于化裁古方，创制新方，制剂以成药为主，创制的地黄丸、白术散、泻白散、异功散、导赤散、泻青丸等方剂，切合临床应用。正如《四库全书总目提要》曾指出："小儿经方，千古罕见，自乙始别为专门，而其书亦为幼科之鼻祖，后人得其绪论，往往有回生之功。"后世尊钱乙为"儿科之圣"。

北宋时期，天花、麻疹等时病流行，山东名医董汲善用寒凉法治疗，总结撰成《小儿斑疹备急方论》，为天花、麻疹类专著之始。南宋刘昉等编著《幼幼新书》40 卷，整理汇集了此前的儿科学术成就，是当时世界最完备的儿科学著作。南宋时还有《小儿卫生总微论方》20 卷，对儿科各类疾病广泛收录论述，包括多种先天性疾病。书中明确指出新生儿脐风撮口是由断脐不慎所致，与成人因外伤而患的破伤风是同一种疾病，提出切忌用冷刀断脐，主张用烙脐饼子按脐上烧灸脐带，再以封脐散裹敷，是当时预防脐风的较好方法。

南宋陈文中著《小儿痘疹方论》《小儿病源方论》。他主张固养小儿元阳，以善用温补扶正见长。对痘疹类时行疾病因阳气虚而产生的逆证，他善用温补托毒法救急。陈文中主温补，与钱乙、董汲重寒凉，两种治法相得益彰，为儿科疾病辨证论治提供了全面的依据和丰富的治疗方法，为中医儿科学的进一步发展奠定了坚实的基础。

知识链接

天花

天花是由天花病毒引起的一种烈性传染病，患者在痊愈后会留有皮疹瘢痕"天花"由此得名。1979 年 10 月 26 日世界卫生组织宣布全世界已经消灭了天花，这是目前世界范围内被人类消灭的第一个传染病。

三、中医儿科学的发展与成熟

金元时期以来，名医辈出。随着儿科专著的不断问世、医学教育的大力发展、近现代西医的影响、科技成果的运用，通过学术争鸣与交流，对儿科疾病的认识更加深入，理、法、方、药更加完善，中医儿科学进一步发展成熟。

金元四大家各有特长，将自己的学术主张运用于儿科诊治，对发展中医儿科学理论做出了贡献。刘完素在《黄帝素问宣明论方·小儿门·小儿病总论》中指出："大概小儿病者，纯阳，热多冷少。"主张用辛凉苦寒泄热养阴以治小儿热病；张从正在《儒门事亲·小儿疮疱丹熛瘾疹旧蔽记》

提出：小儿"斑疹伤寒"是由"蕴蓄浊恶热毒之气"而发，亦主"辛凉之剂"为治，还指出"养生当论食补，治病当论药攻"；朱震亨《丹溪心法·小儿》说"乳下小儿，常多湿热、食积、痰热伤乳为病"，易伤阴液，治当滋阴养液为法；李杲认为脾胃气虚、升降失常是引起元气与阴火关系失常，导致疾病发生的关键所在。李杲的《保婴集》，朱震亨的《幼科全书》等，在小儿保育、审脉、辨证、用药等方面，均有不少精辟的见解。

元代曾世荣编著《活幼口议》《活幼心书》。他详论初生诸疾，是中医新生儿学较早的集中论述。他议证论候翔实，对多种儿科常见病的证候分类和治法均做了精练而具有指导意义的论述，如归纳惊风四证八候，提出镇惊、截风、退热、化痰治法。

明代薛铠、薛己父子善采众长，著《保婴撮要》20卷，力主采用南宋《小儿卫生总微论方》（佚名）提出的"烧灼法断脐"以预防新生儿破伤风。其发扬五脏辨证学说，每篇首引钱乙辨证论治纲目，继承张元素五脏相关之阐述，旁征博引，演绎成篇。他们重视脾、肾两脏，治脾宗陈文中而偏温，治肾既宗钱乙养元阴，滋生化源，又效陈文中温元阳，阴中求阳。《保婴撮要》论小儿各科病证221种，列医案1540则。其中论及小儿外科、眼科、耳鼻咽喉科、口齿科、肛肠科、皮肤科、骨伤科病证达70余种，脏腑、经络辨证用药，内治、外治、手术兼施，对中医小儿外科学专科形成做出了重大贡献。

明代名医万全，著儿科专著《幼科发挥》《育婴秘诀》《片玉心书》等，就不同阶段的儿童，提出了预养以培其元、胎养以保其真、蓐养以防其变、鞠养以慎其疾的"育婴四法"；提出了阳常有余、阴常不足、肝常有余、脾常不足、心常有余、肺常不足、肾常不足，"三有余、四不足"的小儿生理病理学说；并认为"调理之法，不专在医，唯调乳母、节饮食、慎医药，使脾胃无伤，则根本常固矣"，有重要的临床指导意义。

此外，明代还有李时珍的《本草纲目》，收集了很多治疗儿科病的药、方。鲁伯嗣《婴童百问》详究儿科病源与证治，论述平达，切合实用。王肯堂《证治准绳·幼科》集众书之长，又参以己见，内容广博。张景岳《景岳全书·小儿则》指出小儿阳非有余、阴常不足，儿科辨证重在表里寒热虚实，治疗上应注重"脏气清灵，随拨随应"等。

思政元素

李时珍与《本草纲目》

李时珍（1518—1593），明代著名医药学家。曾任楚王府奉祠正、皇家太医院判，去世后明朝廷敕封为"文林郎"。李时珍出生于世医家庭，少时聪慧，但不热衷于科举，而喜爱医学。历经27个寒暑，三易其稿，完成了192万字的巨著《本草纲目》。此外，他对脉学及奇经八脉也有研究，著有《奇经八脉考》《濒湖脉学》等书。被后世尊为"药圣"。

《本草纲目》全书载药1892种，其中植物1195种；共辑录古代药学家和民间单方11096则；书前附药物形态图1100余幅。这部伟大的著作，吸收了历代本草著作的精华，是到16世纪为止中国最系统、最完整、最科学的一部医药学著作。李时珍为编写《本草纲目》，以《证类本草》为蓝本，参考了800多部书籍，实地走访考察，足迹遍及湖广、江西、安徽、河南、河北等地的崇山峻岭。《本草纲目》不仅为中国药物学的发展做出了重大贡献，而且对世界医药学、植物学、动物学、矿物学、化学的发展也产生了深远的影响，先后被译成日、法、德、英、拉丁、俄、朝鲜等十余种文字在国外出版，被誉为"东方医药巨典"，蜚声海内外。

为纪念这位最大的医学家，在其故乡蕲州，后人建成了"李时珍陵园"。1982年，定为中国第二批重点文物保护单位。1996年，列为全国爱国主义教育示范基地。医林学子更应学习他不恋官位、热爱医学、刻苦钻研、潜心著述、奉献为民的高尚情操。

清代儿科医家夏禹铸著《幼科铁镜》，认为有诸内而形诸外，可从望面色、审苗窍来辨别脏腑的寒热虚实，重视推拿疗法在儿科的应用，提出了"疗惊必先豁痰，豁痰必先祛风，祛风必先解热……解热必先祛邪"等理论。《医宗金鉴·幼科心法要诀》是清朝廷组织编写的儿科专书，对清以前儿科理论与经验进行总结，适用于临床和教学。谢玉琼《麻科活人全书》是一部麻疹专著，详细阐述了麻疹各阶段及合并症的辨证与治疗。王清任《医林改错》记载了作者观察小儿尸体的解剖学资料，明确提出"灵机记性不在心在脑"的观点，阐发活血化瘀治法，介绍了该法在紫癜风、疳证、小儿痞块等病证中的应用。陈复正是清代儿科名家，著《幼幼集成》，他倡导指纹诊法，概括了指纹诊断的方法和辨证纲领。《幼幼集成》除采用脏腑辨证外，更重视八纲辨证在儿科的应用。温病学家吴瑭在儿科方面也卓有成就，他提出了小儿"稚阳未充、稚阴未长"的生理特点，易于感触、易于传变的病理特点，稍呆则滞、稍重则伤的临床用药注意点。

明清时期，天花、麻疹等时病流行，儿科产生了大量论痘、麻的专著，如万全的《痘疹世医心法》、翁仲仁的《痘疹金镜录》、马之骐的《疹科纂要》、张琰的《种痘新书》、谢玉琼的《麻科活人全书》等。人痘接种预防天花已广泛传播，郭子章的《博集稀痘方论》（1577 年）载有稀痘方，董含的《三冈识略》（1653 年）载有痘衣法。俞茂鲲《痘疹金镜赋集解》（1727 年）记载，在明隆庆年间（1567—1572），宁国府太平县的人痘接种法已盛行各地。我国的人痘接种法后来流传到俄罗斯、朝鲜、日本、土耳其及欧非国家，成为世界免疫学发展的先驱。

清朝后期，随着西医传入我国，儿科界也开始有人提出宜中西医合参。如恽铁樵著《保赤新书》，结合西医理论对麻疹并发肺炎、腹泻等进行认识，从神经系统分析小儿急惊风、慢惊风的生理病理。张山雷著《小儿药证直诀笺正》，主张"引据经典而不盲从，参证西说而不附会"，该书曾作为浙江兰溪中医专门学校儿科课本。何廉臣精通中西诊法，所著《儿科诊断学》是我国最早的儿科诊断学专著。何炳元的《新纂儿科诊断学》在传统四诊之外，引入检诊一项，用于检查口腔、温度、阴器、便路等的变化。

1949 年以来，国家大力发展中医教育，使中医儿科人才队伍素质不断提高，成为学科发展的保证；整理出版了历代儿科名著，发掘了一大批对临床具有理论指导和实践应用价值的珍贵资料。各级中医院设立了儿科门诊与病房，在发挥中医学优势的同时，吸收了现代的科学技术与科研成果，儿科疾病的防治和科研水平有了很大提高；研制并开发了许多小儿用药新剂型，如颗粒剂、口服液、栓剂、注射剂、贴敷剂等；对儿科望闻问切诊法的标准化、辨证的规范化和微观化等，都做了有益的探索；重视儿童预防保健工作，控制新生儿破伤风及各种传染病的发病率，小儿常见病、多发病的诊治水平有了很大的提高。

中医儿科学的形成和发展已有数千年的历史，在继承传统理论知识和临床技能的基础上，不仅要不断学习新知识、新技能，更要注重在临床实践中发扬和创新，从而促进中医儿科学的学科现代化。

（聂绍通）

? 复习思考题

1. 简述中医儿科学的发展阶段。
2. 简要归纳钱乙的主要学术贡献。
3. 简述明代名医万全的主要学术思想。

第二章　儿科基础概要

ER-2-1

PPT 课件

ER-2-2

知识导览

学习目标

　　掌握小儿的年龄分期、体格生长特点、体征测量与基本值、生理特点（稚阴稚阳学说和纯阳学说的含义）；熟悉胎儿期、新生儿期、婴儿期、幼儿期的保健与喂养；了解学龄前期到青春期的保健。

第一节　小儿年龄分期

　　生命活动的开始，起于阴阳两精相合形成的胚胎。根据小儿不同时期生长发育的变化规律所做的阶段划分，称为年龄分期，现一般分为以下 7 个时期。

一、胎　儿　期

　　从受精卵形成到小儿出生断脐为止，属于胎儿期，为 38 周。而胎龄从孕妇末次月经第 1 天算起，共 40 周，280 天，以 4 周为 1 个妊娠月，即"怀胎十月"。

二、新　生　儿　期

　　自胎儿娩出、脐带结扎开始至出生 28 天这段时期，称为新生儿期。小儿刚刚脱离母体而独立生存，身体内外环境发生了根本变化，但其生理调节和适应能力尚不完善。小儿易发生窒息、出血、溶血、感染等，患病率和病死率均高，尤其是新生儿早期。我国将孕期满 28 周到出生后 7 天止，定为围生（产）期。围生期小儿死亡率较其他时期高，重视优生优育，必须做好围生期保健。

三、婴　儿　期

　　自出生 28 天后到 1 周岁，称为婴儿期，又称为乳儿期。此期小儿的生长发育非常迅速，对营养物质的需求量相对较大，但消化能力较弱，容易发生营养和消化紊乱。同时由于婴儿体内来自母体的抗体逐渐减少，自身的免疫功能尚未成熟，抗感染能力不足，易发生各种感染和传染性疾病。

四、幼　儿　期

　　从 1 周岁至满 3 周岁这一时期，为幼儿期。小儿体格生长发育速度较前稍减缓，而智能发育迅速，语言、思维和社交能力逐渐增强；活动范围增大，但对危险的识别和自我保护能力都有限，意外伤害发生率非常高。小儿的饮食已逐步过渡到普通饮食,乳牙渐次长齐,在脾胃功能逐渐增强的过程中,要注意预防脾胃病的发生。

五、学 龄 前 期

从 3 周岁后至 7 周岁这一时期,为学龄前期。此期小儿体格发育稳步增长,智力发育趋于完善。在重视营养和预防疾病的同时,要培养儿童形成良好的基本素质,包括增强体质、养成良好的生活习惯、思想品德教育等。

六、学 龄 期

7 周岁后到青春期来临前的时期,为学龄期。此期小儿的体格生长速度相对缓慢,脑的形态发育已基本与成人相同,智能发育更为成熟,控制、理解、分析、综合等能力增强,能适应正规的学习生活。应注意营养和睡眠,端正坐、立、行的姿势,预防近视和龋齿。

七、青 春 期

自第二性征出现到生殖系统基本发育成熟、身高停止增长的时期为青春期。青春期年龄范围一般为 10～19 岁,女孩的青春期开始年龄和结束年龄都比男孩早 2 年左右。青春期的开始和结束年龄存在较大的个体差异,可相差 2～4 岁。青春期是从儿童到成人的过渡时期,此期小儿的体格生长发育再次加速,出现第二次高峰,同时生殖系统的发育也加速并逐渐成熟。女孩乳房发育、月经来潮,男孩精气溢泄、心理变化也较大。此期应加强营养,注意心理、行为和精神等方面。

第二节　小儿生长发育

小儿生长发育是从受精卵到成人的成熟过程,生长是整体形态和器官的长大,发育是细胞、组织、器官的分化与功能的成熟,生长是"量"的增加,发育是"质"的变化,两者合称为生长发育。小儿的生长发育是一个连续的过程,尽管各年龄段生长发育的速度不同,但生长发育在整个小儿时期是不断进行的。遵循自上而下、由近及远、由粗到细、由低级到高级、由简单到复杂的规律。一般神经系统发育较早,而生殖系统发育较晚。小儿生长发育每经过一定周期,则出现显著的变化,形、神相应发育、同步发展。这一现象,古人称为"变蒸"。

> ### 知识链接
>
> #### 变蒸学说
>
> 变蒸学说是我国古代医家用来解释小儿生长发育规律,阐述婴儿生长发育期间生理现象的一种学说。变者,变其情智,发其聪明;蒸者,蒸其血脉,长其百骸。小儿生长发育旺盛,蒸蒸日上,故称变蒸。变蒸学说始见于西晋王叔和的《脉经》。

隋代巢元方的《诸病源候论·小儿杂病诸候》中也有记载:"小儿变蒸者,以长血气也。变者上气,蒸者体热。"钱乙进一步在《小儿药证直诀·脉证治法》中指出:"小儿在母腹中,乃生骨气,五脏六腑，成而未全。自生之后，即长骨脉，五脏六腑之神智也。变者，易也。又生变蒸者，自内而长，自下而上，又身热，故以生之日后，三十二日一变。变每毕，即情性有异于前。何者？长生腑脏智意故也。"认为小儿自出生起，32天一变，64天变且蒸，历320天，小蒸完毕；大蒸共3次，第一次、第二次各64天，第三次为128天。合计576天，变蒸完毕。小儿变蒸时，机体脏腑功能逐步健全完善，形、神同步协调发展。

一、体 格 生 长

体格生长可以用易于测量的形态指标来表示。一般常用的指标有体重、身高（长）、坐高、囟门、头围、胸围、牙齿等。

（一）体重

体重为身体各器官、系统、体液的总重量，是衡量小儿生长发育和营养状况的重要指标。儿科临床中用体重来计算药量和静脉输液量。测体重最好在清晨空腹排尿后进行。出生后1周内因摄入不足，加之水分丢失、胎粪排出，可出现暂时性体重下降或称生理性体重下降（下降体重占出生体重3%～9%），至出生后第7～10天应恢复到出生时体重。如果体重下降超过10%或至第10天仍未恢复到出生时体重，应考虑为病理状态。

小儿体重的增长为非等速的增加。婴儿期前6个月为体重增长的第一个高峰期，3～4个月体重增长约为出生时体重的2倍；1周岁时增长到出生时的3倍；2周岁时约为出生时的4倍。2周岁后至青春期前体重增长减缓；进入青春期后，为体重增长的第二个高峰期，个体差异大，评价时应以个体体重增长的变化特点为依据。为了便于临床计算小儿用药量和输液量，可用表2-1中的公式估计体重。

表2-1　正常小儿体重、身高估计公式

年龄	体重/kg	年龄	身长（高）/cm
3～12月龄	［年龄（月）+9］/2	12月龄	75
1～12周岁	年龄（岁）×2+8	2～12周岁	年龄（岁）×7+75

（二）身高

1. 身高（长）　为头部、脊柱和下肢长度的总和，是反映骨骼生长发育情况的重要指标。3周岁以下小儿卧位测量身高（称身长），3周岁以上站位测量。立位的测量值比仰卧位少1～2cm。

身高（长）的增长规律与体重相似。年龄越小增长越快，也出现婴儿期和青春期2个生长高峰。正常足月的婴儿，出生时平均身长为50cm，6月龄时65cm，1周岁时75cm，2周岁时85cm，2周岁后至青春期之前，每年增长6～7cm。2周岁以后身高增长平稳，每年5～7cm（表2-1）。进入青春期，身高增长的速度达儿童期的2倍，持续2～3年，其数值以实际测量值为准。

小儿在不同年龄时期头、脊柱和下肢三部分的增长速度不一，婴儿期头长得最快，脊柱次之，以后身高的增长主要是下肢长骨的增长。以上部量和下部量来表示，以耻骨联合为界，上部量是头顶到耻骨联合上缘的距离，下部量是耻骨联合上缘到足底的长度。初生时，上部量约占身长的60%，中点在脐上，随着下肢长骨增长的加速，中点逐渐下移，2周岁时在脐下，6周岁时在脐与耻骨联合上缘之间，12周岁时上部量等于下部量，12周岁后下部量大于上部量。

2. 坐高　指头顶到坐骨结节的垂直长度，反映头颅与脊柱的生长情况。小儿出生时坐高占身高的66%，以后随下肢增长速度的加快，坐高占身高的比例逐渐下降，4周岁时为60%，14周岁时为53%。坐高占身高的百分比显示了身体上、下部的比例变化，比身高绝对值更有意义。

（三）囟门

前囟为顶骨和额骨边缘形成的菱形间隙，后囟为顶骨与枕骨边缘形成的三角形间隙。出生时后囟很小或已闭合，多数于出生后6～8周闭合。前囟对边中点连线长度在出生时为1.5～2cm，后随颅骨发育而增大，6个月后逐渐骨化而变小，在12～18月龄时闭合。临证检查时，前囟饱满常提示颅内压增高，常见于脑炎、脑膜炎、脑肿瘤等疾病；前囟凹陷则多见于脱水或营养不良的患儿。前囟早闭或过小提示脑发育不良，迟闭或过大则多见于佝偻病或先天性甲状腺功能减退症等。

（四）头围

用皮尺紧贴头皮、自眉弓上方突出部经枕后结节绕头一周所测得的长度，称为头围。头围的增长与脑和颅骨的生长有关。胎儿期脑的发育速度最快，故小儿出生时头围相对较大，平均为34cm。年龄越小，头围增长速度越快，第1年的前3个月约增长6cm，1周岁时头围约为46cm，随后增长减慢，2周岁时头围约为48cm，5周岁时约为50cm，15周岁时接近成人水平，为54～58cm。头围过大常见于脑积水和佝偻病后遗症，过小见于脑发育不良及小头畸形。

（五）胸围

乳头下缘水平绕胸一周的长度为胸围。胸围主要反映肺与胸廓的发育。出生时胸围平均为32cm，较头围略小1～2cm，出生后第1年约增长14cm，1周岁时胸围大致与头围相等，1周岁以后超过头围。1周岁至青春期前胸围超过头围的厘米数约等于小儿的年龄（岁）减1。佝偻病和营养不良则胸围较小。

（六）牙齿

牙齿分为乳牙和恒牙。约自出生后6个月起（4～10个月）乳牙开始萌出，12个月尚未出牙可视为异常，大多于3岁前出齐（20颗）。2岁以内乳牙的数目为月龄减4～6。6～7岁乳牙开始脱落换恒牙。12岁萌出第二恒磨牙，17～18岁萌出第三恒磨牙（智齿），共28～32颗。也有终身第三恒磨牙不萌出者。

二、体温、呼吸、脉搏与血压

（一）体温

小儿新陈代谢较成人旺盛，基础体温较成人高。一般腋温正常值为36～37℃，昼夜体温有波动，早晨低，下午稍高，但波动范围不超过1℃。春、秋、冬三季体温平均值为上午36.6℃，下午36.7℃；夏季体温平均值为上午36.9℃，下午37℃。进食、哭闹、剧烈运动、衣被过厚、室温过高、情绪激动均可使小儿体温暂时性升高，有的可高达38℃，不属于病理性发热。相反，饥饿、低热量，尤其是体弱处于少动状态或保暖不佳，体温可低至35℃及以下，临床称体温过低或体温不升，应立即采取保暖措施。

（二）呼吸

年龄越小，呼吸频率越快。新生儿40～45次/min，0～1岁30～40次/min，1～3岁25～30次/min，4～7岁20～25次/min，8～14岁18～20次/min。

（三）脉搏

年龄越小，脉搏频率越快。新生儿平均120～140次/min，1岁内为110～130次/min，1～3岁为100～120次/min，4～7岁80～100次/min，8～14岁为70～90次/min。

（四）血压

年龄越小，血压越低。一般收缩压不低于75～80mmHg（10.0～10.7kPa），不能超过120mmHg（16.0kPa）；舒张压不得超过80mmHg（10.7kPa）。2周岁后可用公式计算：收缩压（mmHg）=80+2×年龄；舒张压应为该收缩压的2/3。怀疑有主动脉缩窄或大动脉炎时，应测下肢血压。正常情况下,下肢血压比上肢血压高20~40mmHg(2.7~5.3kPa)。

三、神经、心理发育

神经、心理发育包括运动、感知、语言、情感、思维、判断和意志、性格等方面,以神经系统的发育和成熟为物质基础。

(一)神经系统的发育

胎儿时期脑的发育领先于其他各系统,新生儿脑重已达到人脑重的25%左右,神经细胞数目也与成人基本相同,但其树突与轴突少而短。出生后脑重的增加主要源于神经细胞体积的增大和树突的增多、加长,以及神经髓鞘的形成和发育。神经髓鞘的形成和发育约在4岁时完成,在此之前,尤其在婴儿期,各种刺激引起的神经冲动传导缓慢且易于泛化,不易形成兴奋灶,易疲劳而进入睡眠状态。

脊髓随年龄而增长。新生儿脊髓下端位于第3~4腰椎水平,4岁时上移至第1~2腰椎之间,在进行腰椎穿刺时应注意。

小儿出生后即具有觅食、吸吮、握持、拥抱等原始反射,除吸吮反射到1岁左右才消失外,其余在出生后3~4个月时消失。婴儿的腹壁反射、腱反射和提睾反射不明显。3个月前的小儿,由于四肢屈肌张力较高,克尼格征(Kernig sign)和布鲁津斯基征(Brudzinski sign)可呈阳性;2岁以内小儿巴宾斯基征(Babinski sign)阳性可为生理现象。

(二)运动的发育

唐代孙思邈在《备急千金要方》中对小儿运动基本动作发育的叙述已接近现代医学的认识。运动发育的顺序是由上到下,由不协调到协调,由粗到细。以后随着年龄的增长而能登梯、跳跃,动作也逐渐有力、精细和准确。新生儿俯卧时能抬头1~2秒,3月龄时抬头较稳。6月龄时能双手向前撑住独坐,8月龄时能坐稳。7月龄时能很好地翻身,8~9月龄时会爬。11月龄时可独自站立片刻,15月龄可独自走稳,2岁时可双足并跳,30月龄时会独足跳,3岁时能跑。动作的发育与肌肉的发育,尤其是中枢神经系统的发育有密切关系。

小儿精细动作的发育表现在握物的方式上。3~4月龄握持反射消失后手指可以活动,5月龄时眼与手的动作取得协调,能有意识地抓取面前的东西,6~7月龄时出现换手与捏、敲等探索性动作,9~10月龄时可用拇指、示指取物,12~15月龄时学会用匙、乱涂画,18月龄时能叠2~3块方积木,2岁时可叠6~7块方积木、会翻书。

小儿的运动发育可参考歌谣记忆:"一仰二竖三抬头,四月扶坐五抓索,六月翻身七自坐,八九扶立十爬摸。一岁学走用汤匙,二岁能跑三爬坡,四岁能自穿衣裳,五会跳绳七劳作。"

(三)感知的发育

1. 听觉 由于新生儿耳窍发育未全,所以听觉很不灵敏,但对强大的声音有瞬目、震颤等反应。出生2周的小儿即可集中听力;3月龄时对声音有定向反应,听到悦耳的声音时可微笑;7~9月龄时能确定声源;13~16月龄能听懂自己的名字;4岁时听觉发育已经完善。

2. 视觉 新生儿的眼睛已有感光反应,当给予强光刺激时,可以引起闭眼。从出生第2个月开始,有注视物体的能力;自第3个月开始,可追寻活动的玩具或人;自第5个月开始,可以辨认物体的颜色和形状,能认识母亲。6~7月龄目光可随移动的物体转动,8~9月龄能看到小物体,18月龄能区分各种形状,2岁时可以区别垂直线和横线,5岁时能区别各种颜色,6岁视觉已充分发育。

3. 味觉与嗅觉 新生儿对甜、酸、苦已有不同反应。4~5月龄的婴儿对食物的微小改变很敏感,故应适时添加各种辅食,使之习惯不同味道。小儿的嗅觉发育较慢,6月龄以后才能分辨香臭。

4. 皮肤感觉　包括触觉、痛觉、温度觉和深感觉。触觉是引起某些反射的基础,新生儿触觉已很灵敏。眼、口、手掌、足底等部位,触之即有反应。3月龄时已能区分31.5℃与33.0℃的水温差别。痛觉较迟钝,出生第2个月起才逐渐改善。

（四）语言的发育

语言的发育要经过发音、理解和表达3个阶段。新生儿除哇哇啼哭外,没有其他发音;2月龄能发出和谐喉音;3月龄能发出喃喃之声;5～6月龄会发出单调音节;7～8月龄会发叠音,如"妈妈""爸爸"等,并可重复大人所发简单音节。1岁时能说简单的单词,2岁时能指出简单的人名、物名和图片,3岁时能说简单的句子,4岁时能讲述简单的故事情节,5～6岁时说话流利。一般可以归纳为"一哭二笑四发声,五咿六呀七爸妈,一岁懂话会叫人,二岁简语四唱歌,七讲故事学谈论"。

（五）心理活动的发展

人的心理活动指认识、情感、意志,以及个性心理特征气质、性格、兴趣和能力。心理发展是人脑与客观现实相互作用的结果。神经系统和遗传素质是影响小儿心理发展的重要因素,社会环境和教育同样影响小儿的心理发展。应重视小儿认知能力的发展、个性与性格的发展及社会能力和生活技能的发展。儿童神经心理发育水平表现在感知、运动、语言、注意、记忆、思维、想象、社会交往等诸多方面,通常可用心理测试来评估。

第三节　小儿生理特点

一、脏腑娇嫩,形气未充

小儿出生之后,五脏六腑娇嫩柔弱,功能相对不足。清代吴瑭认为小儿"稚阳未充,稚阴未长",提出了"稚阴稚阳"学说。小儿脏腑娇嫩,形气未充,具体表现在肌肤柔嫩、腠理疏松、气血未充、肺脾娇弱、肾气未固、神气怯弱、筋骨未坚等方面。小儿"脏腑娇嫩,形气未充",五脏六腑功能不足,尤其以肺、脾、肾三脏更为突出。

（一）脾常不足

小儿脾胃相对薄弱。脾为后天之本,主运化水谷精微,为气血生化之源。小儿生长发育迅速,对营养物质的需求较成人大,但小儿脾胃运化功能尚未健全,喂养不当容易发生运化功能失常,即为"脾常不足"。

（二）肺常不足

小儿肺卫功能薄弱、易受邪侵。肺为娇脏,主气司呼吸,外合皮毛腠理。肺主气有赖于脾之运化精微的充养,脾与肺为母子关系,小儿脾常不足,则肺气亦弱,易受外邪侵袭。

（三）肾常虚

小儿肾气未盛。肾为先天之本,内寄元阴元阳,是五脏阴阳的根本,机体各脏腑阴阳均有赖于肾阴肾阳的滋养和温煦。肾气能促进机体的生长发育和生殖,可调节人体的代谢和生理功能活动。小儿处于不断的生长发育时期,肾气未盛,为"肾常虚"之态。

二、生机蓬勃,发育迅速

小儿生长发育非常快,形体发育、动作功能、智力发育及脏腑功能活动均快速增长,不断向完善、成熟的方面发展。古人观察到小儿这种生机蓬勃、发育迅速的生理特点,称小儿为纯阳之体。所谓"纯阳",指小儿在生长的过程中,表现为生机旺盛,蓬勃发展,犹如旭日之初升,草木之方萌,蒸蒸日上,欣欣向荣,并非说正常小儿是有阳无阴或阳亢阴亏之体。

小儿生机蓬勃,表现在五脏为"肝常有余"及"心常有余"。《幼科发挥·五脏虚实补泻之法》提出:"云肝常有余……盖肝乃少阳之气,儿之初生,如木方萌,乃少阳生长之气,以渐而壮,故有余也。"说明小儿体属纯阳,如春意盎然,生机旺盛,少阳肝木之气蓬勃生长,故"有余",因而"肝常有余"主要强调肝主疏泄在生发条达全身气机中的作用,并非指小儿肝阳亢盛。心在五脏之中属阳,"心常有余"主要指小儿的"生机蓬勃,发育迅速"与心气旺盛密切相关,这里的"心"指的是心的生理功能活动,并非心火亢盛。

> **课堂讨论**
>
> 小儿脏腑娇嫩,形气未充,功能不足,却为何说"肝常有余""心常有余"？谈谈你的理解。

第四节　小儿喂养与保健

一、胎儿期保健

儿童保健应当从受孕怀胎开始。我国古代《大戴礼记·保傅》关于"文王胎教"的记载,表明早在商周时期已有做好胎养胎教能使小儿健康聪慧长寿的实例;《素问·奇病论》对"胎病"的记载,认识到不注意胎儿护养可造成小儿先天性疾病。古人认为男子三八,女子三七,肾气平均,发育完全成熟,所以,男子24～32岁,女子21～28岁,才是生育的最佳年龄。结婚之前,应做婚前检查,查明有无不宜婚育、可能影响后代健康的疾病。近亲结婚,后代的死亡率高,并常出现痴呆、畸形儿和遗传病患者,故我国法律禁止三代或三代以内近亲结婚。胎儿期保健主要内容如下。

（一）饮食调养

胎儿的生长发育全赖母体的气血濡养,孕妇的气血充养依靠脾胃仓廪的化源充盛。孕妇的饮食应富含营养、清淡可口、易于消化,进食按时、定量。胎儿正常生长发育所必需的重要营养素是蛋白质、矿物质和维生素,必须保证供给。禁忌过食大冷、大热、甘肥黏腻、辛辣等食物。

饮食调养还包括嗜好有节。孕妇最好戒烟酒。酒对男性精子和女性卵子都有伤害,可使受精卵发育障碍,造成流产、先天畸形或智力低下等。孕妇吸烟过多也会伤胎,造成流产、早产,或胎怯、智力低下、先天性心脏病等。

（二）寒温调摄

妇女受孕之后,气血聚以养胎,卫气不足,多汗而易于为虚邪贼风所乘。怀胎十月,要经历3～4个不同的季节,孕妇要比常人更加重视寒温的调摄,顺应气候的变化。室内空气要流通,保持空气新鲜,勿去空气污浊、环境污染的场所,避免为其所害。

（三）防感外邪

隋代《诸病源候论·妇人妊娠病诸候》已经明确提出妊娠期间感受外邪会损伤胎儿,或造成流产、早产等。现代研究表明,各种感染性疾病,尤其是病毒感染,包括风疹病毒、流行性感冒病毒、巨细胞病毒、单纯疱疹病毒、水痘-带状疱疹病毒、肝炎病毒等,都可能导致先天畸形、流产或早产。妊娠早期胚胎形成,器官分化,最易受到损害。如孕妇妊娠早期感染风疹病毒,可造成小儿先天性白内障、先天性心脏病、耳聋、小头畸形及智力发育障碍等,称为先天性风疹综合征。

（四）避免外伤

妊娠期间,孕妇要防止各种有形和无形的外伤,以保护自己和胎儿。孕妇要谨防跌仆损伤,如攀高涉险、提挈重物、摸爬滚打、跳跃颠簸等。要注意保护腹部,避免受到挤压和冲撞。进入现代社会,无形损伤的机会更是日益增加,噪声会损害胎儿的听觉,放射线能诱发基因突变,造成染色体异常,可能引起流产或胎儿发育畸形。妊娠期间要控制房事,特别是妊娠的前 3 个月和最后 1 个半月,应当禁忌房事。

（五）劳逸结合

孕妇应当动静相兼,劳逸结合。保持适宜频率和强度的活动,能使全身气血流畅,胎儿得以长养,有助于顺利生产。《万氏妇人科·胎前》说:"妇人受胎之后,常宜行动往来,使血气通流,百脉和畅,自无难产。若好逸恶劳,好静恶动,贪卧养娇,则气血凝滞,临产多难。"当然,孕妇也不可过劳,不能从事繁重的体力劳动和剧烈的体育运动,以免损伤胎元,引起流产或早产。妊娠 4～7 个月时可适当增加一些活动量,以促进气血运行,适应此期胎儿迅速生长的需要。足月之后,又转入以静为主,等待分娩,每天只安排一定时间的散步。

先兆流产者应当静养,以稳固胎元。

（六）调节情志

孕妇情志过极不仅损害自身的健康,而且因气血逆乱,影响胎儿的正常发育。《素问·奇病论》提出:"人生而有病颠疾者……病名为胎病。此得之在母腹中时,其母有所大惊,气上而不下,精气并居,故令子发为颠疾也。"因此,孕妇应当精神内守,情绪稳定,喜怒哀乐适可而止,避免强烈的精神刺激,才能安养胎儿。

（七）谨慎用药

我国历来主张对孕妇审慎用药,中病即止。古人提出的妊娠禁忌药主要分为以下 3 类:①毒性药,如乌头、附子、南星、野葛、水银、轻粉、铅粉、砒石、硫黄、雄黄、斑蝥、蜈蚣等;②破血药,如水蛭、虻虫、干漆、麝香、瞿麦等;③攻逐药,如巴豆、牵牛子、大戟、芫花、皂荚、藜芦等。这些药物使用于孕妇,可能引起中毒或损伤胎元,造成胚胎早期死亡或致残、致畸、流产等。

知识链接

养胎

养胎指妇女妊娠期间注意饮食起居,护养胎儿的方法,又名妊娠养胎、胎养。包括进食适量营养全面的食物,保证胎儿发育营养的供给;避免服食某些对胎儿不利的食物和药物,防止对胎儿发育的影响;从事一些适度的体力劳动或活动锻炼,促进胎儿的发育成长。

二、新生儿期保健

新生儿有几种特殊生理状态,如"马牙""假月经""螳螂嘴"(详见第四章第一节)等,不可误认为病态。

（一）拭口洁眼

小儿娩出后,应用无菌纱布探入口内,拭去口中秽浊污物,包括羊水、污血及胎粪等,以免吸入肺胃。同时,要轻轻拭去眼睛、耳朵中的污物。新生儿皮肤上的胎脂有一定的保护作用,不要马上拭去,但皮肤皱褶处及二阴前后应当用纱布蘸消毒植物油轻轻拭擦,去除污垢。

（二）断脐护脐

脐带是母体与胎儿气血相通的纽带,婴儿出生后随即需要断脐。我国古代医家已认识到,新生儿断脐护脐若处理不洁会因感受邪毒而患脐风。断脐应严格执行无菌操作,脐部要保持清洁、干燥,让脐带断端在数天后自然脱落。谨防脐部被污水、尿液及其他脏物所侵,洗澡时勿浸湿脐部,避免脐部污染,预防脐风、脐湿、脐疮等疾病。

(三)祛除胎毒

胎毒指胎中禀受之毒,主要指热毒。胎毒重者,出生时常表现为面目红赤、多啼声响、大便秘结等,易发生丹毒、痈疖、湿疹、胎黄、胎热、口疮等病证,或造成以后易患发热性疾病的体质。我国有给初生儿祛除胎毒的传统方法,常用的方法有以金银花 6g、甘草 2g 煎汤,用药液拭口,并以少量予新生儿吸吮;黄连 1～3g,用水浸泡,滴汁入新生儿口中,胎禀气弱者勿用;生大黄 3g,沸水适量浸泡或略煮,取汁滴入新生儿口中,胎粪通下后停服,脾虚气弱者勿用;淡豆豉 10g,浓煎取汁,频频饮服。

(四)洗浴衣着

沐浴时保持水温在 37～37.5℃,注意保暖。将小儿托于左手前臂,右手持纱布,蘸水后轻轻擦拭小儿体表,动作要轻柔快捷。浴后迅速擦干身体,扑爽身粉,进行皮肤抚触后穿好衣物,慎防外邪侵袭。

新生儿衣着要适宜,防止着凉或受暑,衣服应柔软、宽松,容易穿换,不用纽扣、松紧带。传统习惯夏季给新生儿围一布肚兜,既凉爽又护腹;天冷时将新生儿包入襁褓,包扎松紧要适宜,过松易被蹬开,过紧则妨碍活动。尿布要柔软且吸水性强,尿布外不可加用塑料或橡皮包裹。

(五)生后开乳

产妇分娩之后,应将新生儿置于母亲身边,给予爱抚。一般生后半小时左右即可给小儿吸吮乳房,早期开乳可促使乳汁早分泌,对哺乳成功起重要作用,还可减轻新生儿生理性黄疸和生理性体重下降,防止低血糖的发生。鼓励母亲按需哺乳。一般足月新生儿吸吮能力较强,吞咽功能基本完善。

三、婴儿期保健

度过新生儿期,婴儿的自立能力已大为增强。婴儿期生长发育特别快,脾胃常显不足,合理喂养显得特别重要。婴儿期保健,要做好喂养、护理和预防接种等工作。

(一)婴儿喂养方法

婴儿期喂养方法分为母乳喂养、混合喂养和人工喂养 3 种。

1. 母乳喂养　是人类的自然喂养方式。《育婴家秘》指出"乳为血化美如饧"。母乳是婴儿最适宜的天然营养品,各种营养比例适宜,能满足婴儿出生后 4～6 个月生长所需。

正常足月新生儿出生后 15 分钟～2 小时内就可抱给母亲试哺,最初 1～2 个月提倡按需哺乳,随后按小儿睡眠规律 2～3 小时喂哺 1 次,逐渐自然延长到 3～4 小时喂哺 1 次,一昼夜共 6～7 次。每次哺乳 15～20 分钟,但不必过分限制,可根据小儿的吸吮能力和活动情况做适当调整,以吃饱为原则。哺乳前,乳母应洗手并用温开水清洁乳头、乳晕。哺乳时,宜取坐位,垫高哺乳一侧的脚,一手抱婴儿斜坐于怀中,将其头肩枕于哺乳一侧的肘弯,另一手的示指与中指夹扶乳头送入婴儿口中,可以防止呛乳和避免乳房堵住婴儿鼻孔而影响其呼吸。哺乳过程中,应让婴儿吸空一侧乳房再吸另一侧。哺乳完毕,应竖抱婴儿,轻拍其背部,帮助其排出吞入的空气以防溢乳。婴儿啼哭未定之时,不宜马上喂哺,否则容易引起呕吐和呛乳。凡是乳母患有严重的疾病(如慢性肾炎、糖尿病、恶性肿瘤、精神疾病、癫痫、心力衰竭等)及急性传染病之时,不宜喂哺婴儿。一般在小儿 10～12 月龄时断乳,最迟不超过 2 岁。

2. 混合喂养　因母乳不足而需添喂牛、羊乳或其他代乳品时,称为混合喂养。混合喂养的方法有 2 种:补授法与代授法。

(1)补授法:母乳不足,用配方奶或兽乳补充母乳喂养,称为补授法,即每次喂哺母乳后加喂一定量配方奶或兽乳。适宜 4～6 个月内的婴儿。补授时,喂哺次数不变,每次喂哺时先哺母乳,将两侧乳房吸空后再以配方奶或兽乳补足母乳的不足,应缺多少补多少。

（2）代授法:用配方奶或兽乳替代一次母乳量喂哺婴儿的方法,称为代授法。使用代授法时,每日母乳喂哺次数最好不少于 3 次,维持夜间喂乳,否则母乳会很快减少。为断离母乳可以采用代授法。即某一次母乳喂哺时,有意减少喂哺的母乳量,增加配方奶或兽乳,逐渐替代此次母乳量,直至完全替代所有的母乳。

3. 人工喂养   母亲因各种原因不能喂哺婴儿时,可选用牛、羊乳或其他兽乳,或别的代乳品喂养婴儿,称为人工喂养。

根据当地习惯和条件选用动物乳,其中牛奶最为常用。由于牛乳所含的营养素不适合人类的婴儿,现一般人工喂养和断离母乳时,应首选配方奶。配方奶粉是以牛乳为基础改造的奶制品,通过改造使其营养素成分尽量接近人乳,适合婴儿的消化能力。

4. 添加辅食   无论母乳喂养、混合喂养或人工喂养的婴儿,都应按时于一定月龄添加辅助食品。添加辅助食品的原则:由少到多;由稀到稠;由细到粗;不能同时添加几种,需适应一种食物后再添加另一种;应在婴儿健康、消化功能正常时添加。添加辅食的顺序可参照下表（表 2-2）。

表 2-2   婴儿辅食添加及其顺序

月龄	添加的辅食	补充的营养素
1～3 个月	青菜汤、水果汁	维生素 A、维生素 C、矿物质
	鱼肝油滴剂	维生素 A、维生素 D
4～6 个月	米汤、米糊、稀粥	能量
	蛋黄、鱼泥、菜泥、水果泥、动物血、豆腐	动物蛋白、维生素 A、维生素 B、维生素 C、矿物质、纤维素
7～9 个月	烂面、饼干、馒头片	能量
	鱼、蛋、肝泥、肉末	动物蛋白、铁、锌、维生素 A、维生素 B
10～12 个月	粥、软饭、挂面、馒头	能量、维生素 B
	碎菜、碎肉、豆制品	矿物质、能量、蛋白质、维生素、纤维素

（二）婴儿预防保健

婴儿时期脏腑娇嫩,卫外不固,易发生脾胃疾病、肺系疾病和时行疾病。要调节乳食,使婴儿的脾胃功能逐步增强,还要注意饮食卫生,降低脾胃病的发病率。婴儿时期对各种传染病都有较高的易感性,必须切实按照我国原卫生部制定的《全国计划免疫工作条例》规定的免疫程序,为 1 岁以内的婴儿完成预防接种的基础免疫。

婴儿期是感知觉发育的重要时期,视觉、听觉及其分辨能力迅速提高,要结合生活实践,教育、训练他们由近及远地认识生活环境,促进感知觉发展。在哺乳、戏耍等的安排上,注意有利于使之逐步形成夜间以睡眠为主、白天以活动为主的作息习惯。阳光及新鲜空气是婴儿成长不可缺乏的,要经常带孩子到户外活动。

四、幼儿期保健

进入幼儿期,小儿的活动能力增强,活动范围扩大,虽然体格生长、智力发育,但仍易于发病,需要做好保健工作。

（一）饮食调养

幼儿处于以乳食为主转变为以普通饮食为主的时期。此期乳牙逐渐出齐,但咀嚼功能仍差,脾胃功能仍较薄弱,食物宜细、软、烂、碎。食物品种要多样化,以谷类为主食,每日还可给予

1～2 杯豆浆或牛奶,同时进鱼、肉、蛋、豆制品、蔬菜、水果等多种食物,荤素菜搭配。每日 3 次正餐,外加 1～2 次点心。要培养小儿形成良好的饮食习惯,进餐按时,相对定量,不多吃零食,不挑食,不偏食。要保证充足的营养供给,以满足小儿生长发育的需要。

（二）起居活动

幼儿 1～1.5 岁学会走路,2 岁以后能够并且喜欢跑、跳、爬高。与此同时,手的精细动作也发展起来,初步学会用玩具做游戏。应注意防止意外伤害。

培养其养成良好的生活习惯。每天保证睡眠时间,从 14 小时渐减至 12 小时,夜间睡觉为主,日间午休 1 次,1.5～2.5 小时。逐渐教孩子学会自己洗手洗脚、穿脱衣服,正确使用餐具和独立进餐。1 岁让孩子坐盆排尿,1.5 岁不兜尿布,夜间按时唤醒小儿坐盆小便,平时注意观察小儿要解大小便时的表情,使小儿早日能够自己控制排便。

（三）疾病预防

要训练幼儿养成良好的卫生习惯。2 岁开始培养其睡前及晨起漱口刷牙,日常生活中家长要耐心教育,纠正其不良习惯,如吮手、脏手抓食品、坐在地上玩耍等,饭前便后要洗手,腐败污染的食品不能吃。幼儿的肺系疾病、脾胃疾病发病率高,要防外感、慎起居、调饮食、讲卫生,才能减少发病。还要继续按免疫程序做好预防接种,以预防传染病。幼儿好奇好动,但识别危险的能力差,应注意防止烫伤、触电、外伤、中毒等意外事故的发生。

课堂讨论

一个年轻母亲带着一个小孩,请求你给予一些健康养育等方面的指导,谈谈你认为小儿健康养育要掌握些什么情况？你能从哪些方面给出一些好的建议？

五、学龄前期保健

学龄前期儿童活动能力较强,智识已开,求知欲旺盛,随着体质增强发病率明显下降,这一时期要做好体格锻炼,促进身心健康成长。

（一）体格锻炼

要加强体格锻炼,以增强小儿体质。要有室内外活动场所,幼儿园要添置活动设备,如摇船、摇马、滑梯、跷跷板、转椅,以及各种电子活动设备,做操用的地毯、垫子,有条件的还有戏水池、小型游泳池、运动场等。安排适合该年龄特点的锻炼项目,如跳绳、跳舞、踢毽子、做保健操,以及小型竞赛项目。要保证每天有一定时间的户外活动,接受日光照射,呼吸新鲜空气。

（二）早期教育

学龄前期儿童好奇好问,家长与保育人员应因势利导,耐心地回答孩子的提问,尽可能给予解答。要按照小儿的智能发育特点,安排适合的教育方法与内容。幼儿园有规范的学前教育,包括课堂教学和在游戏中学;家庭中也可通过讲故事、看学前电视节目、接触周围的人和物、到植物园、动物园游览等多种多样的形式使孩子增长知识。不能强迫孩子过早地接受正式的文化学习,违背早期教育的规律。

（三）疾病预防

防病的根本措施在于加强锻炼,增强体质,也要调摄寒温、调节饮食、避免意外、讲究卫生。对幼儿期患病未愈的孩子要抓紧调治,如对反复呼吸道感染儿童辨证调补,改善体质,减少发病;哮喘缓解期扶正培本,控制发作;厌食患儿调节饮食,调脾助运,增进食欲;疳证患儿食疗、药治兼施,健脾开胃,促进生长发育等。

六、学龄期保健

进入学龄期，入学读书，生活规律和要求都发生了较大的变化。学龄期保健的主要任务是，保障身心健康，促进儿童的全面发展。

（一）全面发展

学龄期儿童处于发育成长的重要阶段，学校和家庭的共同教育是使孩子健康成长的必要条件。家长和教师要言传身教，通过自己的言行举止引导孩子，实施正确的教育方法培养孩子，既不能娇生惯养、姑息放纵，也不能操之过急、打骂逼迫。培养道德高尚、有责任感、遵守纪律、团结友爱、自强自重的优良品质。

要让孩子生动、活泼、主动地学习，促进其创造性思维的发展。要减轻过重的学习负担，给孩子留下自主学习的空间和必要的活动时间。加强素质教育，培养儿童成为德、智、体、美、劳全面发展的有用人才。

（二）疾病预防

学龄期儿童发病率进一步降低，但也有这一时期的好发疾病，须注意防治。近年来，小学生中近视、龋齿发病增多，有必要加强眼睛、口腔保健教育，积极治疗慢性病灶，端正坐、立、行姿势，养成餐后漱口、早晚刷牙、睡前不进食的习惯，配合眼保健操等锻炼方法，加以防治。一些免疫性疾病如哮喘、风湿热、过敏性紫癜、肾病综合征等在这一时期发病率高，要预防和及时治疗各种感染、避开污染环境、避免过敏原，减少发病。还要保证孩子有充足的营养和休息，注意情绪和行为的变化，避免思想过度紧张，减少精神行为障碍的发生。

七、青春期保健

青春期是一个特殊时期，生理、心理变化大，做好青春期保健，对于顺利完成从儿童向成人的过渡，使之身心健康地走向社会，有着重要的意义。

（一）生理保健

青春期女孩月经来潮、男孩发生遗精，家长要教孩子学会正确处理。生长发育出现第二次高峰，要保证充足的营养、足够的休息和必要的锻炼。既要学好知识，也要提高动手能力，手脑并用，劳逸结合，全面发展。对于这一时期的好发疾病，如甲状腺肿、高血压、痛经、月经不调等，要及时检查和治疗。

（二）心理保健

青春期神经内分泌调节不够稳定，常引起心理、行为、精神方面的问题，同时，生理方面的不断变化可能造成不安或易于冲动，环境改变、接触增多也会带来适应社会的心理问题。要根据其心理、精神方面的特点，加强教育与引导，使之认识自我，了解自己的哪些变化属于正常的生理现象，避免过分紧张；认识客观，正确处理人际关系，能够顺利地融入社会，成为对社会有用的人。

（聂绍通）

？ 复习思考题

1. 如何理解小儿的生理特点？
2. 新生儿期的保健应注意哪几个方面？
3. 如何指导婴幼儿的喂养？

第三章　中医儿科临证概要

ER-3-1

PPT 课件

ER-3-2

知识导览

> **学 习 目 标**
>
> 　　掌握中医儿科病因特点、病理特点；掌握中医儿科望、闻、问、切的诊法要点；熟悉中医儿科用药特点、常用内治方法；了解常用药物外治方法及其他疗法。

第一节　儿科病因特点

　　小儿疾病的发生，一是由于机体正气不足，御邪能力低下，二是由于对某些病邪具有易感性。其病因虽与成人基本相同，但有其自身的特点。小儿致病，外多伤于六淫及疫疠之邪，内多伤于乳食，伤于情志失调的相对较少，遗传因素、意外伤害和医源性因素等需要引起重视。

（一）外感六淫、疠气

　　六淫即风、寒、暑、湿、燥、火六种外感致病因素；疫疠为六淫之外具有传染性的致病因素。

　　风为百病之长，易领他邪侵袭人体。小儿肺常不足，腠理不密，肌肤疏松，风邪从口鼻、皮毛而入，引起感冒、咳嗽、哮喘、肺炎喘嗽等肺系疾病。风为阳邪，善行而数变，风邪外袭，发病多急，传变较快。小儿外感风邪常易兼夹致病，常见有夹寒、夹热、夹湿等。

　　寒为阴邪，易伤阳气。如小儿躯体受寒，或为饮食生冷所伤，则寒邪犯肺，痰饮内停，最易发生冷哮。若寒邪直中脾胃，脾阳受损，可发生寒泻。若迁延不愈，可由脾及肾，伤及肾阳。寒性凝滞，寒凝则血涩，常导致气血运行不畅，疼痛为常见症状。

　　暑为阳邪，其性炎热。小儿感受暑热，可表现为热、痰、风、惊的病理变化，以及一些小儿夏季特有的病证。

　　湿性黏滞，小儿脾常不足，化湿无力，易见小儿腹泻。感受湿邪还可引起其他疾病，如湿阻脾胃，可导致食欲不振；湿与热合，流注经络，可发生痿证等。

　　秋燥之气，易伤津液。燥邪可致疫喉及肺燥伤阴之证。

　　火为阳邪，轻者为温，重者为热，甚者为火。轻者致温热之证，重者发为惊厥等。

　　小儿还常易感受疫疠之气，而引起时行疾病，如麻疹、水痘、小儿麻痹症、丹痧等。感受疫疠之气，病情常较危重，并有相互传染的特点。

（二）饮食内伤

　　小儿脾常不足，易为饮食所伤，加之饮食不知自节，若喂养不当、饥饱无常，可致多种脾胃病证。如乳食过度，则脾胃为病，不能运化水谷，可发生食积、呕吐、腹胀、腹泻等。饮食不洁则损伤肠胃，可致腹泻、呕吐、痢疾等肠胃疾病及肠道寄生虫病，严重者可致食物中毒，甚则危及生命。有些小儿常见偏食、挑食等饮食偏嗜的不良习惯，致使营养失衡，日久则脾胃虚弱，气血化生乏源。临床也容易发生疳证，出现食欲不振，形体消瘦，面色少华等气血不足，脾胃虚弱之证，常可影响小儿的生长发育。

（三）胎产损伤

胎产损伤是小儿特有的病因之一。如孕母严重营养不良可以影响胎儿的生长发育，易发生流产和早产，出生的婴儿常为低出生体重儿。孕母疾病对胎儿也有影响，有些时行疾病可直接传给胎儿，如水痘、风疹等。在分娩过程中，如产程过长或胎吸、产钳等工具使用不当，可导致头颅血肿、斜颈、青紫、窒息、不乳、不啼等症，严重者出现抽风、痉厥。在断脐及脐带结扎过程中，如不重视清洁卫生，则可发生脐风、赤游丹等疾患。

（四）遗传因素

小儿某些疾病与遗传因素有关，如哮喘、癫痫、出血（血友病等）、胎黄（新生儿溶血性黄疸）等的发病，均与遗传因素有着密切的关系。癫痫在《素问·奇病论》中已有"此得之在母腹中时"的记载。先天禀赋异常也是造成小儿疾病的重要因素。

（五）其他因素

其他诸如意外损伤、环境改变、情志因素、社会因素、交叉感染、药物所伤等引起的小儿疾病，也应该引起高度重视。

第二节　儿科病理特点

由于小儿脏腑柔弱，不仅容易发病，而且变化迅速，邪正、寒热、虚实之间，易于消长转化，易虚易实。但小儿生机蓬勃，发育迅速，患病后如及时诊治，机体易趋康复。

（一）容易发病，传变迅速

小儿脏腑娇嫩，对疾病的抵抗力较差，容易发病，且一旦罹患疾病，则病情容易发生变化。年龄越小，变化越迅速。《医学三字经》："稚阳体，邪易干。"《温病条辨·解儿难》："脏腑薄，藩篱疏，易于传变；肌肤嫩，神气怯，易于感触。"

由于小儿"肺常不足""脾常不足"，防御能力较差，加上寒暖不能自调，乳食不知自节，调护失宜之时，则外易为六淫侵袭，内易为饮食所伤，因此小儿病证以外感时邪和肺、脾两脏病证尤为多见。又由于小儿为"纯阳"之体，"肝常有余""心常有余"，一旦发病，容易化热生风，出现高热、烦躁、惊乱、神昏、抽搐等。

《小儿药证直诀》明确指出"脏腑柔弱，易虚易实，易寒易热"。"易虚易实"是指小儿患病后邪气易实，正气易虚，实证容易转化为虚证，虚证可兼见实证，或虚实并见。如小儿泄泻，初起因内伤饮食或邪气壅滞，表现为脘腹胀满，呕吐酸腐，舌苔厚腻，脉滑有力等实证，病情进一步发展则出现伤阴、伤阳甚至阴竭阳脱的虚证。而疳证虽以气液干涸的虚证为主，但又易夹乳食停滞。"易寒易热"是指小儿在疾病过程中，由于"稚阴未长"，容易出现阴伤阳亢表现为热的证候；又由于"稚阳未充"，也容易出现阳虚衰脱之阴寒证候。而且在疾病的发展过程中，又容易发生寒热转化、寒热错杂的证候。如风寒感冒，初见热轻寒重，却容易发生高热、舌苔黄、脉数之寒郁化热的变化。而肺炎喘嗽初起表现为发热咳嗽，气促，鼻煽，舌红苔黄，脉滑数等风热闭肺之实热证，可突然出现面色苍白，汗出不温，四肢厥冷，舌淡苔薄白，脉微欲绝等心阳虚衰的虚寒证。在急惊风之高热抽搐、风火相煽的实热内闭的同时，可因正不胜邪，迅速出现面色苍白，汗出肢冷，脉微细等阴盛阳衰的危候。小儿外感热性疾病以温病较成人多见，也是"易热"病理特点的具体体现。

（二）脏气清灵，易趋康复

小儿生机蓬勃，精力充沛，组织再生和修补的速度较快。脏腑功能清灵，对治疗反应敏感，疾病过程中情志因素的干扰和影响相对较少，病因单纯，只要诊断治疗准确及时，护理得当，病情易向好的方向发展，很快得到康复。《景岳全书·小儿则》中"其脏气清灵，随拨随应，但能确得其本而撮取之，则一药可愈"，正是对小儿"脏气清灵，易趋康复"这一病理特点的高度概括。

第三节　中医儿科诊法概要

《景岳全书·小儿则》说："小儿之病，古人谓之哑科，以其言语不能通，病情不易测。故曰，宁治十男子，莫治一妇人；宁治十妇人，莫治一小儿。此甚言小儿之难也……第人谓其难，谓其难辨也。"由于小儿不能配合医生的检查和准确地回答医生的询问，所以在儿科四诊的运用中，把望诊放在首位。《幼科铁镜》说："小儿科，则惟以望为主。"望指纹为儿科特有的诊法，主要用于3岁以内的小儿，以弥补其难以切脉之不足。又如新生儿要察看脐部，1岁半以内要察看囟门的情况，通过观察收集全面资料，四诊合参。

一、望　诊

儿科望诊包括整体望诊和局部望诊。整体望诊包括望神、色、形、态四部分；局部望诊包括望舌象、审苗窍、辨斑疹、察二便、看指纹等。

（一）整体望诊

1. 望神　神，广义是指人体生命活动总的外在表现，即人的生机和动态；狭义是指人的意识、精神状态和思维活动。神体现在目光、面色、表情、意识和体态上，应从局部到整体仔细观察。望神的内容主要包括：①目光的变化；②意识是否清楚；③反应是否敏捷；④四肢活动是否灵活协调。凡小儿有神，则表现为目光炯炯，意识清楚，精力充沛，反应敏捷，四肢活动自主协调，面色红润，呼吸调匀；而目光呆滞，疲乏嗜睡，精神萎靡，肌肉痿软或僵硬，面色晦暗，呼吸不匀，则为失神。有神表示精气充沛，即使有病但精气未衰，病易治愈，预后良好；失神则表示正气大伤，精气衰竭，病情深重，预后不良。

2. 望色　色，亦称气色，是指皮肤的颜色和光泽。望色主要望面部的颜色和光泽。小儿面部望色主要包括五色主病和面部分候脏腑。

（1）正常面色：黄色人种正常面色应是红润光泽而略微带黄。小儿因禀赋及其他因素的影响，正常面色可有差异。新生儿面色嫩红或有生理性黄疸出现面色发黄之时，也属于正常面色。

（2）五色主病：青、赤、黄、白、黑各有其病理意义。

黄色：主脾虚、湿证、疳积。面色萎黄，形瘦纳呆，为脾胃气虚；面黄肌瘦，腹部膨隆，为脾胃功能失调，多见于疳证；面黄无华兼有白斑，磨牙腹痛，多为肠道寄生虫病；面目俱黄者为黄疸，其中黄而鲜明者为湿热内蕴之阳黄，黄而晦暗者为寒湿阻滞之阴黄。

青色：主痛、惊风、寒凝、血瘀。面色青白，哭闹不安，主腹痛；面青而晦暗，神昏抽搐，多见于惊风，或癫痫发作之时；若面唇青紫，呼吸急促，为肺气闭塞，气血瘀阻之重症。

红色：多主热证。面红目赤，咽痛红肿，为外感风热；满面通红，身热气促，口渴尿黄，为里热炽盛；面红隐现青色，双目斜视，多为热极生风；两颧艳红，肢厥汗冷，为病情严重之虚阳浮越；午后颧红，潮热盗汗，为阴虚内热。

白色：主寒证、虚证。面白无汗兼有表证，为风寒外束；面白无华，唇爪淡白，为血虚；面色白而水肿，为阳虚水泛；面色苍白，四肢厥冷，汗出淋漓，多为阳气暴脱。

黑色：主寒证、肾虚、中邪毒。面色青黑，四肢厥冷，为阴寒内盛；面色黑而晦暗，为肾气虚衰；两颊黧黑，多为肾虚水浊之气上泛；小儿面黑如烟熏，主中邪毒。

（3）面部分候脏腑：指根据小儿面部不同部位出现的色泽变化来推断脏腑的病变。一般以左腮、右腮、额上、鼻部、颏部五部分分候五脏。宋代钱乙明确指出了"左腮为肝，右腮为肺，额上为心，鼻为脾，颏为肾"。五色主病结合面部分候脏腑，对小儿疾病的临床诊断有一定价值(图3-1)。

3. 望形　包括发育、营养、体型、体质等。应按照顺序观察小儿的头颅、囟门、躯干、四肢、毛发、指甲等部位。一般毛发润泽、皮肤柔嫩、肌肉丰满、筋骨强健、神态灵活者，属于身体健康的表现；而毛发枯黄、皮肤干枯、肌肉瘦削、筋骨软弱、神态呆滞者，属于形气虚弱、营养不良的表现。颅方发稀、囟门迟闭，可见于佝偻病。头大颌缩、前囟宽大、头缝裂开、眼珠下垂，属于解颅。囟门凹陷、皮肤干燥而缺少弹性、眼眶凹陷，多见于泄泻引起的阴伤液脱(脱水)。毛发稀少而枯黄，皮色萎黄，额上青筋显现，肌肉松弛，形体消瘦，腹部膨隆，多为疳证。

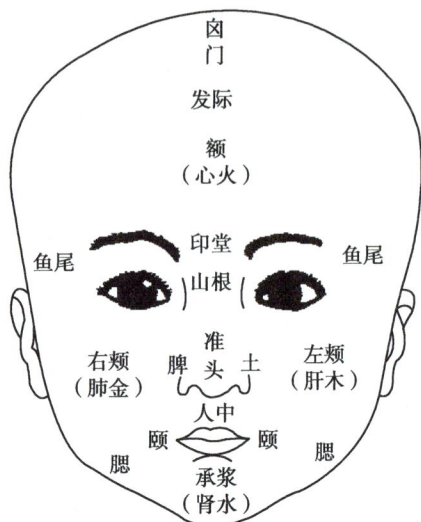

图3-1　小儿头面部位图

4. 望态　即望姿态，包括姿势、体位、步态等。喜俯卧，多为内伤乳食或肠道寄生虫病；仰卧不动，可见于久病重症；两手捧腹，哭闹不安，或在地上翻滚，多为腹痛；端坐喘促，痰鸣哮吼，多为哮喘；咳嗽气促，鼻翼煽动，胸肋凹陷，常见于肺炎喘嗽。

(二)局部望诊

1. 望舌　舌象包括舌体的形质、动态、舌下脉络、舌色、舌苔、有无津液等。小儿望舌有其特点。

(1)小儿望舌注意事项：①保证光线充足，最好在自然光线下观察，光线较暗时，可在日光灯下进行。避免彩色灯光对舌色、舌苔颜色的影响。②注意伸舌姿势，正确引导小儿自然伸舌，舒展下弯，避免舌尖上翘或过度外伸。③注意辨别染苔，小儿进食牛奶，苔染白色；进食橘子、蛋黄，苔染黄色；进食橄榄、咖啡、乌梅等，苔染灰黑色。

(2)望舌基本内容：①小儿正常舌象，舌体柔软，活动自如，大小胖瘦适中，颜色淡红，舌苔薄白，干湿适中。不同年龄小儿的正常舌象有差异，如新生儿舌红无苔、哺乳婴儿有乳白苔者均属正常。②舌质、舌体，舌质淡白为气血亏虚；舌质红绛为热入营血；舌质紫黯为气血瘀滞；舌有红刺，状如杨梅，多为疫毒炽盛，邪入营血，烂喉丹痧常见；舌胖嫩，边有齿痕，多为脾肾阳虚，水湿痰饮内停；舌淡胖，边有裂纹，多为气血两虚；舌体强硬，大多为热盛伤津；小儿吐舌、弄舌，为心经热盛，也可见于21-三体综合征；舌体肿大，板硬麻木，转动不灵，甚至肿塞满口，称为"木舌"，见于心脾积热；舌下连根处红肿胀突，形如小舌，称为"重舌"，属于心脾火热炽盛。③舌苔，外感风寒多见舌苔薄白；舌苔薄白而干或薄黄为外感风热；舌苔白厚而滑见于寒湿积滞；舌苔黄燥为里热炽盛；舌苔厚腻或垢浊不化称为"霉酱苔"，为乳食内停；舌苔花剥，状如地图，称为"花剥苔"，多为胃之气阴不足；舌苔光滑如镜者为津液枯竭，胃气衰败。

2. 察目　正常小儿两黑睛等大等圆，目光有神，白睛无黄染，目珠转动灵活。若目无神采，瞳仁缩小、散大或不等，均为病情危重；两眼发青为风盛；两目凝视或上窜多为惊痫；目生白膜为疳疾；目生蓝斑多寄生虫；白睛黄染，多为湿热；目赤眵多为风热；两目赤肿为肝胆蕴热；目胞水肿如卧蚕是水肿湿盛；胞中泪汪汪，目赤畏光，须防麻疹；目眶凹陷为液脱；眼睑淡白主血虚。古人认为眼睛的不同部位分别属于不同的脏腑，认为通过观察眼睛某部位的形色变化，可以诊察相应脏腑的病变，眼目五脏分属见图3-2。

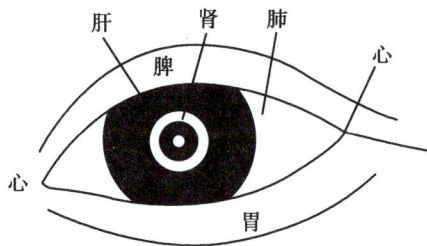

图3-2　眼目五脏分属图

五轮学说

　　古人将目的不同部位分属五脏，《灵枢·大惑论》曰："精之窠为眼，骨之精为瞳子，筋之精为黑睛，血之精为络，其窠气之精为白眼，肌肉之精为约束。"后世医家在此论述的基础上，逐渐形成和完善了"五轮学说"。即瞳仁属肾，称为水轮；黑睛属肝，称为风轮；两眦血络属心，称为血轮；白睛属肺，称为气轮；眼睑属脾，称为肉轮。

　　3. 望鼻　主要望鼻的外形和有无分泌物及分泌物的性状（色、质、气味）等。鼻塞流清涕为外感风寒，鼻塞流浊涕为外感风热；喷嚏频频多伤于风；喘急鼻煽为肺气闭塞，多见于肺炎喘嗽；鼻流脓涕，气味腥臭为鼻渊；鼻衄可见于肺热或脾虚；鼻孔干燥为外感燥邪或肺热伤津；鼻孔红赤或生疮糜烂为肺热炽盛。

　　4. 望口　注意观察口唇、牙齿、齿龈、咽喉的情况。望口唇主要观察其颜色、干湿程度及是否有溃烂等。唇色淡白为气血亏虚；唇色樱红多见于暴泻伤阴；唇色青紫主寒证或血瘀；口唇干燥主伤津。对于牙齿则要询问并观察出牙与换牙的情况，若乳牙萌出时间推迟则为齿迟，多为肾气不足；还应注意有无龋齿的情况。望齿龈主要观察齿龈的颜色、有无出血以及异常分泌物等。齿龈红肿或溃烂，多为胃火炽盛；满口白屑，状如雪花，见于鹅口疮；两颊黏膜有针尖大小的白色小点，周围红晕，为科氏斑。咽喉的检查对于儿科临床十分重要，尤其对肺、脾（胃）病证的诊治的意义重大，为儿科必检部位。察咽喉主要检查咽部及乳蛾（扁桃体）是否红赤、肿大，有无溃烂化脓等，咽红、乳蛾肿大，为外感风热或肺胃之火上炎；咽部有灰白色假膜而不易拭去者，多见于白喉。

　　5. 察耳　应注意观察耳之外形、颜色、有无分泌物及耳后有无臖核（肿大的淋巴结）等。耳背络脉隐现，耳尖发凉，兼身热、多泪，多为麻疹之先兆；耳痛流脓，为肝胆火盛。

　　6. 望二阴　主要察看前阴（生殖器和尿道口）和后阴（肛门）的外观和颜色。如男孩阴囊松弛，为肾气虚或发热之时；阴囊紧缩为寒；前阴红肿，小便淋漓而痛，多为下焦湿热。肛门瘙痒，潮湿红肿，可见于蛲虫病。

　　7. 辨斑疹　疹与斑均是全身性疾患反映于体表的征象。凡形态大小不一，不高出皮面，压之不退色，称为"斑"；形小如粟米，高出皮面，压之退色，称为"疹"。斑与疹多见于小儿时行疾病过程中，如麻疹、风痧、丹痧、奶麻等，不同疾病的疹或斑的形态、分布、出没顺序、颜色等方面各有不同，对于诊断以及判断病情的轻重、顺逆都有重要的意义。

　　8. 察二便　观察大便与小便的次、量、颜色、气味、性状等。新生儿的胎粪呈暗绿色或深褐色，黏稠无臭味。婴儿时期因喂养方式不同，正常粪便的特点不一，母乳喂养儿大便次数较多，粪色金黄，气味稍带酸臭；牛乳或羊乳喂养儿的粪便质地较硬，有便秘倾向，粪色淡黄。婴儿粪便呈果酱色，伴阵发性哭闹，应注意肠套叠的情况。正常小儿小便为淡黄色。小便混浊如米泔，多为脾胃虚弱。

　　9. 望指纹　是指望小儿示指桡侧脉络（浅表静脉）。小儿指纹部位以示指三指节横纹分为风、气、命三关，称为虎口三关（图3-3）。

　　望指纹适用于3岁以内的小儿。诊察指纹时，应抱患

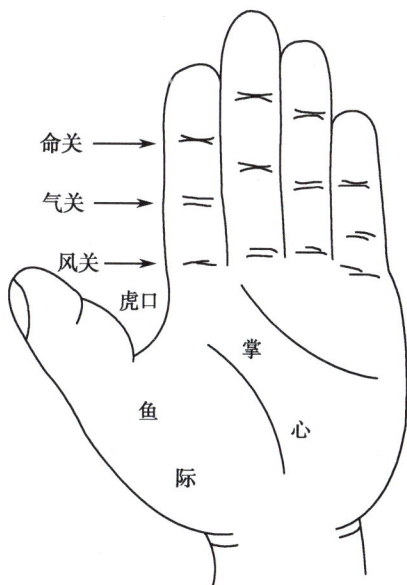

命关 →
气关 →
风关 →
虎口
掌心
鱼际

图3-3　小儿指纹部位图

儿于光线充足处,若望患儿右手指纹,医生则以左手的拇指与示指相对握住患儿右手的示指尖,用掌心和剩余手指将患儿右手的中指、无名指、小指一并固定,然后用医生右手的拇指桡侧,用力适中匀速从命关推向风关,使指纹显露出来,即刻观察。若望患儿左手指纹,则与上述相反。

正常小儿的指纹为淡紫隐隐而不显于风关以上。临床根据指纹的浮沉、色泽、推之是否流畅以及指纹到达的部位来辨别疾病的病因、性质和判断预后。临床以《幼幼集成》提出的"浮沉分表里,红紫辨寒热,淡滞定虚实"及后世补充的"三关测轻重"作为辨证纲领。

"浮沉分表里"指根据指纹的浮沉可以分辨疾病的表里。"浮"为指纹容易显露而表浅,主病邪在表;"沉"为指纹不易显露而深隐,主病邪在里。

"红紫辨寒热"指根据指纹的颜色可以辨别疾病的寒热性质。"红"为红色,指纹呈现红色主寒证,色泽鲜红为外感风寒,淡红为虚寒;"紫"为紫色,指纹呈现紫色主热证,淡紫为虚热,深紫为邪热郁滞,青紫主惊风或痛证,紫黑为热邪深重或气滞血瘀,病情危重。

"淡滞定虚实",其中"淡"为指纹细而色淡,主虚证,若色淡偏白,多为疳积;而"滞"为指纹粗而色浓,主实证。

"三关测轻重"指根据指纹显现的部位可以判断疾病的轻重,即指纹局限于风关以内,为病邪初入,证尚轻浅;指纹已达气关,为病邪方盛,病情加重;指纹到达命关,为病情危重;若指纹显现于风、气、命三关达到指甲的部位,称为"透关射甲",表示病情危笃。

课堂讨论

中医诊病,一向提倡望、闻、问、切四诊合参,不可偏废。但在儿科四诊的运用中,有的医家提出把望诊放在首位,独重望诊。你认为有哪些道理?

二、闻   诊

闻诊是运用听觉和嗅觉诊断疾病的方法,包括听声音和嗅气味。

(一) 听声音

听声音是通过听小儿啼哭、语言、咳嗽、呼吸等可闻之声来辨别病情的诊察方法。《素问·阴阳应象大论》认为五音、五声分属五脏所司。声音与五脏有密切的关系,闻声音也可以帮助诊察脏腑的病变,其中以啼哭声与呼吸声的闻诊最为重要。

1. 啼哭声　啼哭是小儿表达生理需要的语言,也是身体不适的一种表达方式。健康小儿哭声洪亮。饥饿思食时,哭声绵绵而娇弱。尿布浸湿、包扎过紧等护理不当时啼声如诉,常伴睡眠不安。小儿腹痛时,则啼哭声尖锐,时作时止,或忽然惊啼;咽喉水肿时,哭声嘶哑,呼吸不利;久病体虚则常啼而无力,声音低微。

2. 呼吸声　除耳闻外,还应借助听诊器。呼吸气粗有力,为外感热证;呼吸急促,鼻翼煽动,为肺炎喘嗽;呼吸急促,喉间痰鸣,见于哮喘;呼吸窘迫,面色发青,要考虑异物梗阻气道;呼吸低微,如哭泣声,为肺气将绝之危症。

3. 咳嗽声　咳嗽以咳声畅利,痰易咳出为轻。咳声重浊,鼻塞流涕,为外感咳嗽;干咳无痰是肺燥;咳嗽阵作,连声不断,伴有吸气时鸡鸣样吼声,为顿咳;咳声嘶哑如犬吠,为喉炎或白喉。

4. 语言声　以清晰流畅而响亮为正常。语声高亢而躁动不安,多为实证;语声低微无力,多属虚证;语声重浊为外感;呻吟惊呼主痛证、惊证。

(二) 嗅气味

嗅气味是通过闻患儿的口气、二便及全身包括分泌物和排泄物等所发出的气味来诊察疾病的方法。很多疾病都可有一些特殊的气味,如嗳腐酸臭多为乳食积滞,口气臭秽多为脾胃积热,大便臭秽为湿热积滞,大便酸臭为伤食,小便臊臭为湿热下注,脓涕腥臭多为鼻渊,咳痰腥臭为热毒壅肺等。

三、问　　诊

由于婴儿不能说话及幼儿对自己的病情不能准确表达,因此询问的对象主要是家长、保育员等与小儿密切生活的知情人。应注意问诊的艺术和服务态度,尽量使用儿童熟悉的语言,态度要和蔼,争取患儿与家长的配合。根据儿科特点,应主要关注以下几个方面。

(一)问年龄

儿科疾病往往与年龄密切相关,问准年龄有助于疾病的诊断与鉴别诊断。此外,小儿的中药用量也与年龄关系密切,故应详细询问小儿实足的年龄、月龄或日龄。

(二)问病情

首先要紧紧围绕主症进行询问。如主症为咳嗽,要围绕咳嗽着重询问咳嗽发生或加剧的诱因、时间,咳嗽的声音,有无痰以及痰的颜色、质地和量等,伴随的症状等。如主症为发热,要问清发热的高低(可用体温计测量),发热的时间、类型(潮热、往来寒热)等。还应注意患儿的饮食、二便、睡眠等全身情况,可以按照"十问歌"的内容进行详细询问。

(三)个人史

问诊时应根据不同年龄及不同疾病有所侧重。一般应详细询问以下内容:①出生史,主要问胎次、胎龄、分娩方式及过程,出生时有无产伤、窒息,阿普加评分(Apgar score)及出生时体重等,母孕期营养和健康状况。②喂养史,婴幼儿要问喂养方式,是母乳喂养或人工喂养、混合喂养,人工或混合喂养要了解乳品种类、调制方式及辅食添加情况;年长儿要问饮食习惯、食物种类、食欲情况以及是否有偏食、零食过多等。③生长发育史,尤其是对于3岁以内的小儿,应详细询问其体格、动作、智力发育情况,如会笑、会坐、会爬、会站、会走及出牙的时间等;年长儿应询问心理、行为、学习的情况等。既往史的询问中要详细记录预防接种史,包括小儿接种过的疫苗种类、接种的时间、有无不良反应等。

四、切　　诊

(一)脉诊

3岁以下小儿一般以指纹诊法代替。3岁以上小儿用一指辗转定位,"寸口一指脉",亦称"一指定三关",一般以示指或拇指按定关脉,向前辗定寸脉,向后辗定尺脉。

小儿平脉次数因年龄不同而不同。年龄越小,脉搏越快。一般新生儿120~140次/min,<1岁110~130次/min,1~3岁100~120次/min,4~7岁80~100次/min,8~14岁70~90次/min。

小儿病脉较成人简单,以浮、沉、迟、数、无力、有力6种基本脉象为纲,用以判断疾病的表里、寒热、虚实。当"脉证不符"时,应"舍脉从证"。

(二)按诊

按诊,亦称触诊,是用手按压或触摸头颅、颈腋、四肢、皮肤、胸腹等部位,以协助诊断病情的方法。临床应用除中医学的按诊内容外,还应结合西医学诊断方法中触诊的内容相参进行。儿科的按诊要注意以下特点。

1. 囟门触摸　2岁以内的小儿应触摸囟门,了解前囟的大小,有无隆起或凹陷的情况,颅骨有无软化呈乒乓球样的感觉等。

2. 胸腹部按诊　注意有无"鸡胸"与"龟背",检查虚里(心尖搏动处)的搏动情况;腹部的按诊,应尽量在小儿安静时或婴儿哺乳时进行,如啼哭无法制止时,可利用吸气时做快速按诊。小儿腹部柔软温和,按之不痛为正常。腹部按诊要注意肝、脾的大小,婴幼儿肝脏在肋缘下1～2cm处可触及属正常,小婴儿有时也可触及脾脏,但肝脾均质软无压痛,6～7岁后,正常情况一般肝脏在肋缘下不可触及。

3. 皮肤按诊　主要了解皮肤温度、湿度和弹性,有无皮疹、出血点以及水肿。还应注意全身浅表淋巴结的触摸。

第四节　中医儿科治法概要

由于小儿生理和病理有其不同于成人的特点,故在药物剂量、药物选择、给药方法以及其他疗法的运用方面,应根据儿科的特点使用。

一、治疗用药特点

(一)及时准确

小儿"病之来也势如奔马,其传变也急如掣电",病情的好转与加剧多在转瞬间,治疗用药及时、准确则易于康复。儿科处方应尽量精当,避免治疗目的不明确、杂乱堆砌药物的大处方,药味剂量应准确。

(二)中病即止

小儿形体未充,不耐攻伐,凡大辛、大热、大苦、大寒、有毒、重镇、攻伐、壅补之品,应审慎使用,苦寒能削伐生发之气,辛热可耗损真阴,攻伐太过可致气阴亏损。除了要注意药物的选择,还应注意药物的剂量和使用的时机和法度,应遵循"中病即止"或"衰其大半而止"的原则。

(三)选择剂型

临床应注意结合现代给药途径及药物剂型的不断改进和变化,要根据病情和服用选择合适剂型。如颗粒剂、散剂、糖浆剂、栓剂、针剂等。

(四)煎服方法

汤剂目前仍是儿科临床应用较多的剂型,且有其他剂型所不具有的灵活加减的优势。煎药之前,用冷水浸泡15～30分钟,根据治疗功效决定煎煮时间和方法。小儿汤剂的服用量相对要少,服药次数可适量增多,应根据"少量频服"的原则,一般不宜在汤剂中加调味剂。

喂服时,抱起患儿处坐位,不宜抱起者应抬高头部并将面部稍偏向一侧,先给小儿围上饭巾,以左臂固定小儿的双臂及头部,用小汤勺盛药液,从口角处顺口颊方向慢慢喂入,待药液咽下后,才将汤勺拿开,以防患儿将药液吐出。若小儿不肯咽下药液,可用拇指与示指轻捏双颊,使小儿吞咽。注意鼓励幼儿和学龄儿童自愿服药。

课堂讨论

现实生活中,你是否见过在给小儿特别是婴幼儿喂服药物时的不当喂服行为?你认为有哪些不妥?可能会造成什么危害?

(五)治法选用

除服用汤药法,传统中医药有丰富的其他治法,如熏洗法、涂敷法、热熨法等,临床还应结合现代医疗技术如超声雾化等进行治疗。另外非药物疗法是中医学临床治疗的一大优势,如推拿、针灸、食疗等,可结合临床需要选择应用或配合内服应用。

（六）剂量计算

小儿用药剂量应根据年龄、病情和个体差异进行综合考虑。由于小儿服药多有浪费,用药量相对稍大,但对于辛热、苦寒、攻伐之品用量要谨慎。一般口服汤剂饮片、颗粒剂用量可根据成人药量进行折算,新生儿用成人量的 1/6,婴儿用成人量的 1/3～1/2,幼儿用成人量的 2/3,学龄儿童用量同成人药量。成药则遵循说明书规定。

二、常用内治方法

儿科常用的内治方法主要有以下几种。

1. **解表法**　适用于外邪侵袭肌表所致的表证,有辛温解表法、辛凉解表法、祛暑解表法等。
2. **止咳平喘法**　适用于邪郁肺经、痰阻肺络所致的咳喘。
3. **清热解毒法**　主要用于邪热炽盛的实热证。
4. **开胃运脾法**　适用于各种原因引起的厌食症。
5. **消食导滞法**　主要适用于乳食积滞证。
6. **镇惊开窍法**　主要适用于小儿抽搐、惊痫等病证。
7. **活血化瘀法**　适用于各种血瘀证。也在各种久病痼疾、疑难重症的救治中起到重要的作用,如在儿科肺炎喘嗽、肾病、紫癜等病证治疗中配以此法。
8. **养阴益气法**　在小儿热病(证)恢复期应用最多。
9. **回阳救逆法**　主要用于小儿阳气虚衰,甚至虚脱的危重症。

三、常用药物外治法

药物外治是运用各种不同的方法将药物置于皮肤、孔窍、腧穴等部位以发挥治疗作用的方法。有便于药物直达病所、使用安全、毒副作用相对较小、小儿容易接受等优点。

1. **熏洗法**　是利用中药药液的蒸气或药液,趁热在患部熏蒸、淋洗或浸浴的方法。
2. **贴敷法**　亦称外敷法,是将药物研成细末,与不同的液汁调成糊状敷贴于患部或穴位的外治法。
3. **涂擦法**　是将药物制成洗剂、酊剂、油剂、软膏等剂型涂擦于患处的一种常用药物外治法。
4. **粉扑法**　是将药物研成极细粉末擦拭全身皮肤或患处的治疗方法,常用于发热、汗证等。
5. **热熨法**　是将药物和适当的敷料(如盐、姜、葱)经过加工处理后,敷于患部或腧穴,借助热力,使药物达到治疗作用的方法。
6. **雾化吸入法**　是利用雾化器具,将药液雾化成微小液气,通过吸入使药物直接作用于呼吸道局部的治疗方法。

四、其 他 疗 法

（一）推拿疗法

推拿,亦称按摩。小儿推拿疗法源远流长,自成体系,具有安全度高、无明显副作用、无痛苦而易于为患儿所接受等优点。它是通过一定的手法来激发小儿自身的调节功能,增强抗病能力,不仅对小儿脾胃系、肺系、心肝系、肾系等多种疾病有治疗及预防作用,还能促进小儿生长发育。临床常用的推拿疗法有推法、拿法、按法、摩法、揉法、运法、掐法、摇法、捏脊法等多种手法。

小儿推拿专家刘开运

刘开运(1918—2003),湖南湘西人,苗族,著名推拿专家。《中华医学百科全书》"小儿推拿分卷"主笔,毕生致力于中医推拿教学与临床研究。他以五行学说生克理论为基础,结合小儿五脏的生理特性和病理特点,创立了以"推五经"为核心内容的刘氏小儿推拿疗法;提出了"补肝易动风,补心易动火"的理论,主张"肝只清不补,心补后必加清"。

儿科常用的推拿疗法如:捏脊法治疗食积;掐法治惊风;推法、摩法治小儿便秘与泄泻等。其中捏脊法是通过对督脉、膀胱经的捏拿,起到调整阴阳、疏通经络和恢复脏腑功能的作用。具体操作方法为:裸露患儿背部并使其处于俯卧位,操作者双手拇指与示指作捏物状手形,双手拇指交替向前捏捻,自患儿腰骶长强穴开始捏到大椎穴为止,如此反复3～5次,捏至第3次后,每向前捏捻3下,用力向上提1下,每从下向上捏捻1遍,随后以示指、中指和无名指指腹沿脊柱两侧向下梳抹1遍。注意捏捻的皮肤多少和用力大小均要适当,而且要直线向前,不可歪斜。

(二)针灸疗法

小儿针刺穴位与手法与成人基本相同,但由于小儿对针刺不易配合,故一般应速刺、浅刺,而不适宜深刺和留针,主要用于脾系病证、遗尿、小儿暑温后遗症及痛证,针刺四缝穴治疗小儿厌食、疳证最为常用。灸法是用艾条点燃熏灸穴位的一种治疗方法,一般采用间接熏灸和悬灸法,可用于能配合治疗的年长儿,施灸时要注意防止皮肤灼伤。

针刺四缝穴

四缝穴位于示指、中指、无名指和小指的中节,刺四缝有解热除烦、通调百脉、调和脏腑的作用。具体操作方法为:先消毒手指皮肤,用三棱针或粗毫针刺入四缝穴约1分深,刺后可挤出黏性黄色液体,每日1次,直至针刺后变为无色透明液体为止。

(三)割治疗法

割治疗法主要用于治疗小儿疳证和哮喘,民间俗称"挑疳"。割治疗法具有调和气血和促进脾胃运化功能的作用。割治部位常取两手掌大鱼际处。操作方法:将两手掌大鱼际局部消毒后,用大拇指揿住刀口旁约1cm处,用0.4cm宽的平口手术刀直戳割治部位,创口约长0.5cm,然后挤出红豆大小黄白色脂状物,并迅速剪去,再用红汞棉球覆盖其上,绷带包扎。5天后可解除包扎。包扎期间要注意防止感染。

(四)饮食疗法

饮食疗法,古称"食疗",是在中医理论指导下,利用食物或添加适宜的中药(大多采用可以作为食物的中药)制备成膳食(即药膳),调节机体功能,预防、护理及治疗疾病的方法。如小儿肺炎喘嗽的风热证用罗汉果柿饼汤、杏梨饮;痰热型以青果萝卜粥、芦根蕺菜(鱼腥草)冬瓜饮等辨证食用;发热时要忌油腻肥甘、辛辣、酸涩之品。伤食泻用山楂汤、鸡内金粥;脾虚泻用怀山药粉、茯苓粉粥;湿热泻以马齿苋粥、山楂马齿苋茶等辨证食用;饮食宜清淡、稀软、少渣少油、易消化,并宜食扁豆、莲米、薏苡仁、山药等甘淡实脾之品调养等。

(聂绍通　周微红)

？ 复习思考题

1. 简述望小儿指纹的方法及内容。
2. 如何理解小儿"易虚易实，易寒易热"的病理特点？
3. 小儿的常用内治法有哪些？

ER-3-3

扫一扫，测一测

第四章　新生儿和新生儿疾病

第一节　新生儿的特点及护理

一、新生儿概述

新生儿是指从脐带结扎到出生后 28 天内的婴儿。研究新生儿生理、病理、保健及疾病防治等方面的学科称为新生儿学。新生儿学既属于儿科学范畴，又是围生医学的一部分。围生医学是专门研究孕母、胎儿和新生儿在围生期的各种健康问题，涉及产科和新生儿科的一门边缘学科，它与提高人口素质和降低围生期小儿死亡率密切相关。围生期是指出生前后的一个特定时间，国内外定义不同，我国将围生期定为自妊娠 28 周到出生后 7 天。

新生儿的分类方法有以下几种。

1. 按新生儿出生胎龄分类　胎龄满 37 周到不满 42 周出生者称足月新生儿。正常足月儿是指足月新生儿体重≥2 500g、无畸形和疾病的活产婴儿。胎龄大于 28 周到不满 37 周的活产婴儿，称早产儿，又称未成熟儿。满 42 周或以上出生者，称过期产儿。正常足月儿与早产儿有明显不同的外观特点（表4-1）。

表4-1　早产儿与足月儿外观特点鉴别

	早产儿	足月儿
皮肤	绛红，水肿，毳毛多	红润，皮下脂肪丰满，毳毛少
头	头更大，占全身的1/3	头大，占全身的1/4
头发	细而乱，如绒线头	分条清楚
耳郭	软，缺乏软骨，耳舟不清楚	软骨发育良好，耳舟成形、直挺
乳腺	无结节或结节<4mm	结节>4mm，平均7mm
外生殖器	男婴睾丸未降或未全降，阴囊少皱襞；女婴大阴唇不发育，不能遮盖小阴唇	男婴睾丸已降至阴囊，阴囊皱襞形成；女婴大阴唇发育，可覆盖小阴唇及阴蒂
指（趾）甲	未达指（趾）尖	达到或超过指（趾）尖
跖纹	足底纹理少	足纹遍及整个足底

2. 按新生儿出生体重分类　出生体重指出生 1 小时内的体重。正常出生体重儿为 2 500～4 000g。不管胎龄如何，凡出生体重不到 2 500g 者，称低出生体重儿，它包括大多数早产儿和小于胎龄儿；出生体重低于 1 500g 者，称为极低出生体重儿；出生体重低于 1 000g 者，称为超低出生体重儿；出生体重超过 4 000g 者，称巨大儿。

3. 根据新生儿出生体重与胎龄的关系分类　出生体重在同胎龄儿平均体重的第 10 百分位以下者称小于胎龄儿；在我国将胎龄在 38～42 周，体重在 2 500g 以下的婴儿称足月小样儿，是小于胎龄儿中发生率较高的一种。在第 10 百分位和第 90 百分位之间者称适于胎龄儿；大于第 90 百分位者，称大于胎龄儿。

4. 根据新生儿出生后周龄分类　生后 1 周以内为早期新生儿；生后 2～4 周为晚期新生儿。

5. 高危儿　指新生儿出生后已经发生或可能发生危重疾病而需要特殊监护的新生儿。以下情况可列为高危儿：①高危妊娠孕母的小儿；②孕母过去有死胎、畸形或死产史的小儿；③孕母在妊娠期有疾病史（包括感染性疾病、妊娠高血压综合征、糖尿病、心脏病、慢性肾炎等）的新生儿；④有难产、手术产等异常分娩的新生儿；⑤有出生窒息或患多种疾病的新生儿；⑥早产儿、低出生体重儿、巨大儿、小于或大于胎龄儿等。

二、新生儿的生理特点

新生儿由母体内生活转到体外独立生活，体内发生了一系列重大变化，这些解剖结构和生理功能上的改变构成了新生儿的特点。

1. 呼吸系统　胎儿娩出后，由于脐带结扎、终止胎盘循环而造成缺氧和二氧化碳潴留，从而刺激呼吸中枢；加上环境因素的改变，本体感受器和皮肤温度感受器感受刺激等因素，出现第 1 次吸气，接着啼哭，肺泡张开。胎儿肺内含有液体，足月时为 30～35ml/kg，出生时经产道挤压，约 1/3 肺液经呼吸道排出，其余由肺间质内毛细血管和淋巴管吸收，若吸收延迟则发生湿肺。

新生儿时期呼吸中枢及肋间肌发育不够成熟，呼吸运动主要依靠膈肌的升降而呈腹式呼吸。呼吸浅表、节律不匀，而频率较快，呼吸次数约 40 次/min。早产儿因呼吸中枢相对不成熟，呼吸常不规则，甚至呼吸暂停（呼吸停止在 20 秒以上，伴心率减慢，<100 次/min，并出现青紫）；因肺泡表面活性物质缺乏，易发生肺透明膜病。咳嗽反射差及咳嗽无力，易发生呼吸道梗阻、吸入性肺炎及肺不张。

2. 循环系统　由于脐带结扎和肺呼吸的建立，血液循环途径和动力学发生了重大变化，脐带结扎，脐循环终止；肺膨胀后肺循环和右心压力下降，卵圆孔与动脉导管功能关闭。新生儿的心率较快，波动范围较大，90～160 次/min，有时有窦性心律不齐；早产儿心率更快，可达 120～160 次/min。由于血液分布多集中于躯干和内脏，四肢较少，故新生儿四肢末梢易发凉或青紫。足月儿血压平均为 9.3/6.7kPa（70/50mmHg），早产儿较低。

3. 消化系统　出生时吞咽功能已经较为完善。新生儿食管下段括约肌松弛，胃呈水平位，幽门括约肌较发达，故易发生溢乳，早产儿更多见。肠道相对较长，肠管壁较薄，通透性高，有利于吸收母乳中的免疫球蛋白，但肠腔内毒素及消化不全产物也易通过并进入血液循环，引起中毒症状。足月儿除胰淀粉酶外其他消化酶均已具备。早产儿各种消化酶不足，胆酸分泌较少，不能将脂肪乳化，故脂肪消化吸收较差，在缺氧缺血、喂养不当情况下，易发生坏死性小肠结肠炎。新生儿于生后 24 小时排出墨绿色黏稠的胎便（由脱落的上皮细胞、浓缩的消化液及胎儿时期吞入的羊水组成），3～4 天后转为黄色粪便。如果超过 24 小时还没排胎便者，应仔细查找有无消化道畸形。新生儿肝葡萄糖醛酸转移酶活力低，是导致新生儿生理性黄疸的主要原因。早产儿肝功能更不成熟，生理性黄疸程度更重，且持续时间长，同时肝内糖原贮存少，肝合成蛋白质亦不足，常易发生低血糖和低蛋白血症。

4. 泌尿系统　足月儿出生时肾结构发育已完成，但功能仍不成熟。肾稀释功能虽与成人相似，但肾小球滤过率低，浓缩功能差，故不能迅速有效地处理过多的水和溶质，易发生水肿或脱水。碳酸氢根的肾阈值低，易发生代谢性酸中毒。新生儿肾小管对糖回吸收能力低下，早产儿尤甚，易有尿糖出现。

新生儿出生后一般在 24 小时内排尿，1 周内每日排尿可达 20 次。个别新生儿可因尿内含有较多的尿酸盐结晶而使尿液呈粉红色，可引起排尿不畅，此时只需多饮水使尿液稀释即可助尿酸盐排出。如果新生儿超过 24～48 小时仍未排尿者，应仔细查找原因。

5. 血液系统　新生儿出生时红细胞为 $(5～7)×10^{12}/L$，血红蛋白为 150～220g/L，早产儿可稍低。血红蛋白中胎血红蛋白 F（hemoglobin F，HbF）约占 70%，成人血红蛋白约占 30%。白细胞计数初生时足月儿为 $(15～20)×10^{9}/L$；早产儿较低为 $(6～8)×10^{9}/L$，分类计数中以中性粒细胞为主，4～6 天后以淋巴细胞为主。血小板计数均在 $(200～300)×10^{9}/L$。足月儿血容量平均为 85ml/kg，早产儿血容量范围为 80～110ml/kg。

6. 神经系统　新生儿脑相对较大，重 300～400g，占体重的 10%～12%（成人仅为 2%）。脊髓相对较长，末端位于第 3～4 腰椎水平，故腰椎穿刺应在第 4～5 椎间隙进针。足月儿大脑皮质兴奋性低，睡眠时间长，觉醒时间一昼夜仅为 2～3 小时。

足月儿出生已具备一些原始反射如觅食反射、吸吮反射、握持反射、拥抱反射。当出生后有神经系统疾患时，这些反射可能消失；正常情况下，生后 3～4 个月原始反射亦自然消失。

新生儿后期一些病理性神经反射如克尼格征、巴宾斯基征和佛斯特征均可呈阳性，偶可出现阵发性踝阵挛。而正常的腹壁反射、提睾反射则不易引出。

7. 体温调节　新生儿由于体温调节功能差，皮下脂肪薄，体表面积相对较大，容易散热，早产儿尤甚；新生儿产热依靠棕色脂肪，其分布多在肩胛区、颈及腋窝等部位及中心大动脉、肾动脉周围。早产儿棕色脂肪少，如保暖不当，可发生低体温、低氧血症、低血糖症和代谢性酸中毒等，适宜的环境温度（中性温度）对新生儿至关重要。新生儿正常体表温度为 36～36.5℃，正常核心（直肠）温度为 36.5～37.5℃。不显性失水过多可增加热的消耗。适宜的环境湿度为 50%～60%。夏季出生的新生儿应注意散热，补给足够的水分以防脱水热。

知识链接

中性温度

中性温度是指机体维持体温正常所需的代谢率和耗氧量最低时的最适环境温度。在最适合的环境温度中，人们皮肤的蒸发、散热量是最低的，整个新陈代谢率也是处于最低状态的。新生儿的中性温度随着体重及日龄大小而异，在出生 24 小时内，新生儿的中性温度为 32～33℃，早产儿则为 33～36℃。当长到 4～7 天时，足月儿的中性温度降至 31～32℃，早产儿降至 32～34℃，胎龄越小、体重越小的婴儿所需要的中性温度也越高。如果新生儿的环境温度低于中性温度，则其代谢率增加，向周围的环境消耗热能也增加。因此，要注意使新生儿的环境温度保持在最适合的中性温度，此时小儿消耗最少，也最为舒适。

---

8. 能量和体液代谢　新生儿基础代谢需要量约为 209kJ/(kg·d)[50kcal/(kg·d)]，加上活动、特殊动力作用、大便丢失和生长需要等，共需热量为 418～502kJ/(kg·d)[100～120kcal/(kg·d)]。新生儿头几天需水量为 60～100ml/(kg·d)，此后逐渐增加到 150～180ml/(kg·d)。电解质需要量：足月儿钠需要量为 1～2mmol/(kg·d)，<32 周早产儿为 3～4mmol/(kg·d)；新生儿生后 10 天内血钾水平较高，一般不需补充，以后需要量为 1～2mmol/(kg·d)。

9. 免疫系统　新生儿非特异性和特异性免疫功能均不成熟。皮肤黏膜屏障功能差，易损伤；脐部为开放创口；白细胞吞噬作用差。免疫球蛋白 G（immunoglobulin G，IgG）虽可通过胎盘，但早产儿体内含量低；免疫球蛋白 A（immunoglobulin A，IgA）、免疫球蛋白 G（immunoglobulin M，IgM）不能通过胎盘，特别是分泌型 IgA 缺乏，使新生儿易患呼吸系统和消化系统疾病。尤其对革兰氏阴性杆菌抵抗力更差，容易发生败血症。

10. 新生儿特殊生理状态　新生儿可见几种特殊生理状态：①生理性黄疸（参见本章第二节）。②"马牙"和"螳螂嘴"：口腔黏膜上腭中线两旁及牙龈切缘部位，有黄白色米粒大小的小颗粒，称为"上皮珠"，俗称"马牙"，是由上皮细胞堆积或黏液腺分泌物潴留肿胀所致，生后数周后可自然消失；口腔两侧颊部各有一隆起的脂肪垫，有利于吸吮乳汁，称"吸奶垫"，俗称"螳螂嘴"。切勿挑割以免发生感染。③新生儿红斑、粟粒疹及胎生青记：生后头部、躯干及四肢皮肤受光线、空气、温度的刺激，新生儿出生后 5～6 小时皮肤可出现大小不等的多形性斑丘疹，称"新生儿红斑"，经 1～2 日后自然消退；鼻尖、鼻翼、颜面部可见黄白色粟粒大小皮疹，是因皮脂腺分泌堆积阻塞而成的皮脂栓，称为"新生儿粟粒疹"，蜕皮后自然消失；背部、臀部、骶部等处可有灰蓝色或蓝绿色斑块，称"胎生青记"，为皮肤深层色素细胞堆积所致，随年龄增长而消退。④生理性体重下降：出生后 2～4 天体重可下降 6%～9%，最多不超过 10%，经 10 余日即可恢复。其主要是由于不显性失水，与最初几天进食较少、排出大小便等所致。提早喂哺可防止或减少生理性体重下降，若下降过多或恢复过慢时，应考虑有无病理因素或喂养不当。⑤脱水热：少数新生儿在生后第 3～4 日有一过性发热，体温骤升，但一般情况良好，夏季多见。补足水分（喂糖水或必要时静脉滴注 5%～10% 葡萄糖注射液）后，体温可于短时间内恢复正常，否则应考虑病理情况。⑥乳腺肿大：男女婴皆可发生。多在生后 3～5 天出现，乳腺如蚕豆或鸽蛋大小，有的可分泌少量乳汁。是孕妇雌激素对胎儿的影响所致。多于生后 2～3 周自然消失，切忌强行挤压以免感染。⑦阴道流血（假月经）：部分女婴于生后 1 周内有大阴唇肿胀及阴道流出少量黏液或血性分泌物，持续数日自止。由于孕妇妊娠后期雌激素进入胎儿体内，出生后这种影响中断所致。

三、新生儿疾病特点

陈复正《幼幼集成》云："婴儿初诞，如蛰虫出户，草木萌芽，卒遇暴雪严霜，未有不为其僵折者。"新生儿乍离母腹，脏腑未盛，气血未调，发病率高，死亡率也高。新生儿疾病的病因主要与先天禀赋和后天调护有关，以感染性疾病和先天性疾病为多见。在诊治新生儿疾病的过程中，应注意其个人史（母妊娠史、出生史等）和喂养情况，并应悉心进行体格检查和结合现代诊疗方法，早期诊断与治疗，避免后遗症的发生，避免先天性疾病、遗传性疾病以及感染性疾病的漏诊和误诊。

四、新生儿的护理

1. 保暖　胎儿娩出后即放入经过预热的褓褓中，可减少其热量的散失。早产儿应特别注意保持体温，一般室内温度在 24～26℃，相对湿度保持在 50%～60%。若有条件最好放入保温箱内。并根据体重、日龄选择中性环境温度。出生体重愈小，则中性温度愈高。足月儿生后第 1 天为 32～33℃，以后渐低。

2. 合理喂养　国内外均提倡母婴同室，母乳喂养。生后半小时左右即抱到母亲处给予吸吮。在无法由母亲喂养情况下则可试喂 10% 葡萄糖水 10ml，吸吮及吞咽功能良好者可给配方乳，每 3 小时 1 次，乳量根据所需热量逐渐增加。早产儿亦首选母乳，如无母乳可给配方乳，开始按 1∶1 稀释，以后增至 3∶1，体重＜1 500g 者，每次奶量 5ml，间隔时间为 1～2 小时；体重＞

1 500g 者,每次给奶量 8～10ml,间隔时间为 2～3 小时。吸吮能力差或不会吞咽的早产儿可用鼻胃管喂养。哺乳量不足所需热量部分可辅以静脉营养。新生儿生后立即肌内注射维生素 K_1 1mg,早产儿常有出血倾向,故应连续肌内注射 3 天,每日 1 次。生后第 1 周即可开始给维生素 C、维生素 A、维生素 D 及铁剂等,早产儿应同时加用维生素 E 和叶酸。

3．防止窒息及给氧　出生后应立即清理口腔及呼吸道分泌物,保持呼吸道通畅,以防窒息。若有缺氧及青紫则间断供氧,给氧浓度以 30%～40% 为宜,应维持动脉血氧分压在 6.65～9.31kPa 或经皮血氧饱和度 90%～95% 为宜。切忌给早产儿常规吸氧,以免吸入高浓度氧或吸氧时间过长导致早产儿视网膜病。呼吸暂停早产儿可弹、拍打足底或托背刺激呼吸,或用负荷量氨茶碱 5mg/kg 静脉滴注,12 小时后给予维持量 2mg/(kg·d)。

知识链接

负荷量

　　负荷量是指根据个体所能承受的药量,在首次用药时剂量加大,然后再给予维持剂量,使稳态治疗浓度提前产生。

4．预防感染　严格遵守消毒隔离制度,接触新生儿前应严格洗手,护理和操作时应注意无菌。工作人员或新生儿如患感染性疾病应立即隔离,防止交叉感染。

5．皮肤黏膜护理　注意对新生儿脐部、皮肤皱襞、口腔及臀部的护理,一旦发现感染灶,应积极处理。

6．预防接种　新生儿应进行预防接种:①生后 3 天内接种卡介苗,以预防结核病;②出生 1 天内、1 个月和 6 个月时应各注射重组基因乙肝疫苗 1 次,每次 5μg。若母亲为乙肝病毒携带者或乙肝患者,新生儿出生后应立即肌内注射高价乙肝免疫球蛋白 0.5ml,同时换部位注射重组乙肝病毒疫苗。

7．新生儿筛查　应开展先天性甲状腺功能减退及苯丙酮尿症等先天性代谢缺陷病的筛查。

第二节　胎　黄

　　胎黄,又名胎疸,是指以婴儿出生后,出现皮肤、面目、尿液皆黄为特征的一种病证。有生理性和病理性之区别。生理性胎黄,一般情况良好。足月儿的黄疸于生后 2～3 天出现,4～5 天最明显,5～7 天消退,最迟不超过 2 周;早产儿的黄疸多于生后 3～5 天出现,5～7 天达高峰,7～9 天消退,最长可延迟至 4 周。病理性胎黄,黄疸出现时间过早(生后 1 天之内出现)或退而复现,程度较重,持续时间长,伴有精神萎靡、纳呆以及相关的病证。隋代巢元方《诸病源候论·小儿杂病诸候》指出:"小儿在胎,其母脏气有热,熏蒸于胎,至生下小儿体皆黄,谓之胎疸也。"清代沈金鳌在《幼科释谜》中云:"胎黄者,小儿生下,遍身、面目皆黄。"阐述了胎黄的发病因素以及胎黄的症状特点。

　　西医学的新生儿黄疸可参照本节治疗。

【病因病机】

　　引起胎黄的病因主要是孕母内蕴湿热,传于胎儿,或出生后外受寒湿、湿热邪毒。

1．湿热熏蒸　是由孕母内蕴湿热,传于胎儿,或分娩之际或出生之后,感受湿热邪毒引起。小儿脏腑娇嫩,形气未充,湿热邪毒蕴结脾胃使脾失运化,郁结于里则熏蒸肝胆,胆汁外溢,而致发黄。热为阳邪,故黄色鲜明如橘皮。如热毒炽盛,黄疸可迅速加深而易转为变证。

2．寒湿阻滞　多由婴儿禀赋不足,脾阳虚弱,于胎内、产时或生后为寒湿所侵,蓄积脾胃,脾阳受困，运化失司，气机不畅，肝失疏泄，胆汁外溢而致胎黄。因寒与湿俱为阴邪，故黄色晦暗。

3. 瘀积发黄　多由婴儿体禀虚弱，脾虚不运，水湿内蕴或肝胆疏泄失常，气机不畅，以致气滞血瘀，络脉瘀积，邪瘀蕴结而发黄。或因先天缺陷，胆道不通或有阻塞，胆液不能循经疏泄，横溢肌肤而发黄。

总之，胎黄的发病原因与母孕、分娩过程及后天受邪有关。病机为脾胃湿邪内蕴，肝失疏泄，胆汁外溢而发为胎黄。病位在肝、胆、脾、胃。

课堂讨论

胆汁外溢引起皮肤、面目、尿液发黄的胎黄病证为什么与肝、脾、胃有关？

【诊断要点】

1. 症状　以皮肤、面目、尿液皆黄为主要症状，可伴有嗜睡甚则神昏、不欲吮乳、纳呆、恶心、呕吐、抽搐、口渴、大便稀溏或呈灰白色等症。

2. 体征　可有发热、精神疲倦、四肢欠温、烦躁不安、右胁下痞块、腹胀，舌红或紫黯或有瘀斑、瘀点，苔黄或白腻。

3. 辅助检查　血清胆红素：足月儿>221μmol/L。早产儿>257μmol/L，或每日上升>85μmol/L，血清结合胆红素>34μmol/L。ABO、Rh或其他血型不合可引起溶血性黄疸。肝功能检查以及肝炎相关抗原抗体检查有助于鉴别诊断。

【鉴别诊断】

1. 生理性黄疸与病理性黄疸的鉴别　主要根据黄疸出现的时间、程度和消退的情况以及实验室检查做出鉴别，鉴别要点见表4-2。

表4-2　生理性黄疸与病理性黄疸鉴别要点

生理性黄疸	病理性黄疸
满足下列全部情况	下列任一情况
生后2～3天出现	生后24小时内出现
14天内消失（早产儿可延迟到4周）	持续时间长（足月儿>2周，早产儿>4周）或退而复现
每日血清胆红素升高<85μmol/L（5mg/dl）	每日血清胆红素上升>85μmol/L（5mg/dl）
血清胆红素<221μmol/L（12.9mg/dl）	血清胆红素>221μmol/L（12.9mg/dl）
一般情况良好	有相关疾病的临床表现

2. 母乳性黄疸　黄疸发生于以母乳喂养为主的婴儿，一般状况良好，停止母乳喂养，黄疸可自行消退。

【辨证论治】

（一）辨证要点

1. 辨病因　湿热熏蒸者，黄色鲜明，舌红，苔黄，病程较短；寒湿阻滞者，黄色晦暗，舌淡，苔腻，其病程长；瘀积发黄者，黄疸日渐加重，右胁下痞块质硬，唇舌紫黯或有瘀斑、瘀点。

2. 辨轻重　轻者仅见面目、皮肤发黄，精神、睡眠、饮食尚好，一般无兼见症状；重者则黄疸急剧加重，胁下痞块迅速增大，甚则神昏、抽搐，预后多不良。

（二）治疗原则

生理性胎黄能自行消退，无须治疗。病理性胎黄以利湿退黄为主，湿热熏蒸治以清热利湿，寒湿阻滞治以温中化湿,瘀积发黄治以化瘀消积。

（三）分证施治

1. 湿热熏蒸

证候:面目、周身皮肤发黄,颜色鲜明如橘皮,小便色黄,伴有精神疲倦,不欲吮乳;热重者烦躁不安,口渴唇干,呕吐腹胀,甚则神昏、抽搐;舌红,苔黄。

证候分析:湿热之邪蕴阻脾胃,肝胆疏泄失常,胆汁外溢,故见肤目皆黄。热为阳邪,故黄色鲜明如橘皮。热毒炽盛,黄疸可迅速加深。热扰心神而见烦躁不安,甚则邪陷厥阴,热盛动风,则出现神昏、抽搐之险象。肝失疏泄,中焦气滞,升降失常,故呕吐腹胀,大便秘结,不思吮乳。热甚于内,则口渴唇干。舌红,苔黄为有热之象。

本证以面目、周身皮肤发黄,颜色鲜明,小便色黄,舌红,苔黄为辨证要点。

治法:清热利湿。

方药:茵陈蒿汤加减。

方中茵陈清热化湿,利胆退黄;栀子清三焦湿热;大黄清热解毒。共奏清热化湿,利胆退黄之功。

大便稀溏,去大黄,加滑石清热利湿;烦躁,口渴唇红,加生地黄、牡丹皮、玄参、赤芍凉血清热;神昏、抽搐,送服安宫牛黄丸、紫雪丹清心开窍息风;呕吐,加半夏、竹茹降逆止呕;腹胀,加枳实、厚朴行气导滞;小便少,加车前草、泽泻利湿。

2. 寒湿阻滞

证候:面目、皮肤发黄,色泽晦暗,或黄疸持续不退,伴神疲身倦,四肢欠温,纳呆、恶心易吐,小便深黄,大便稀溏或呈灰白色,甚则腹胀气急,舌淡,苔白腻。

证候分析:寒湿内阻,气机不畅,肝胆疏泄失常,胆汁不循常道而外溢,故面目、皮肤、尿液皆黄。因寒湿为阴邪,故黄色晦暗,属阴黄之候。寒属阴邪,湿性黏滞,病程缠绵,寒湿阻遏,阳气被困,故黄疸持续不退。寒湿中阻,脾阳不振,运化无力,气机阻滞,故腹胀纳呆,恶心易吐,大便稀溏。

本证以面目、皮肤发黄,色泽晦暗,小便深黄,大便稀溏,舌淡,苔白腻为辨证要点。

治法:温中化湿。

方药:茵陈理中汤加减。

兼有血虚,加当归、白芍补血;湿重,加薏苡仁、泽泻利湿;四肢不温,加附子温阳;食少纳呆,加砂仁、神曲、鸡内金理气健胃消食;大便稀溏,加薏苡仁、山药健脾利湿;肝脾肿大,加三棱、莪术、丹参活血消肿。

3. 瘀积发黄

证候:面目、皮肤发黄,颜色晦滞无华,日渐加重,右胁下痞块,腹部胀满,神疲纳呆,食后易吐,大便溏薄或灰白色,小便短黄,舌紫黯有瘀斑、瘀点,苔黄或白。

证候分析:湿瘀交阻,气机不畅,肝胆疏泄失常,胆汁外溢肌肤,故面目、皮肤深黄而晦暗,大便灰白。血滞瘀阻,故右胁下痞块。气机郁滞,脾失运化,胃失和降,故腹部胀满,神疲纳呆,食后易吐。舌紫黯有瘀点、瘀斑为瘀积之象。

本证以面目、皮肤发黄,右胁下痞块,大便溏薄或灰白色,舌紫黯有瘀斑、瘀点为辨证要点。

治法:化瘀消积,利胆退黄。

方药:血府逐瘀汤加减。

血府逐瘀汤活血行瘀,调理气机。方中柴胡、枳壳、甘草调理气机;当归、桃仁、川芎、赤芍、红花、牛膝、生地黄理气活血化瘀。

皮肤瘀斑、便血,加牡丹皮、仙鹤草活血化瘀;食滞纳呆,加焦山楂、焦麦芽、焦神曲健脾消食;腹胀,加木香、郁金、丹参理气活血;小便短黄,大便秘结,加栀子、茵陈、大黄通腑利湿;大便溏薄,加党参、白术、茯苓、山药补气健脾止泻。

病案分析

　　王某,女,35天。患儿出生后第4天起面目及皮肤发黄,逐渐加深已10日。现症见:全身皮肤发黄,颜色鲜明如橘皮,小便色黄,吮乳少,精神欠佳,呕吐,腹胀,指纹紫红。

　　请给出诊断分型、病机分析、治法方药。

(四)其他治疗

1. 经验方　何世英治疗新生儿黄疸经验:湿热熏蒸证,治以清热利湿,解毒退黄。方用:茵陈6g,黄柏6g,栀子6g,黄芩6g,黄连3g,生大黄1g。水煎浓缩至20ml,频服。

2. 中成药　茵栀黄口服液:适用于湿热熏蒸证。

3. 外治

(1)金银花10g,甘草10g,黄柏30g。煎水去渣,水温适宜时,让患儿浸浴,反复擦洗10分钟,每日1~2次。适用于湿热熏蒸证。

(2)茵陈20g,栀子10g,大黄2g,甘草2g。煎汁20ml保留灌肠,每日1~2次。适用于湿热熏蒸证。

【预防与调护】

1. 如孕母有肝炎病史,或曾产育过病理性胎黄婴儿者,产前宜测定血清特异性血型抗体水平以及检测肝功能相关指标。

2. 婴儿黄疸过早出现或过迟消退,或黄疸逐渐加深,以及黄疸退而复现等,应及时检查,使病理性胎黄得到早期诊断。

3. 注意观察有无精神萎靡、嗜睡、吸吮困难、惊惕不安、双目斜视、四肢强直或抽搐等重症,以便及时治疗。

第三节　胎　怯

胎怯,是指新生儿体重低下,身材矮小,脏腑形气均未充实的一种病证。又称"胎弱"。临床以出生时低体重为主要特点。

古代医家对胎怯已有所认识。"胎怯"病名首见于北宋钱乙《小儿药证直诀》,其曰:"生下面色无精光,肌肉薄,大便白水,身无血色,时时哽气多哕,目无精彩。"元代曾世荣将"鬼胎"归于"胎怯"范畴,《活幼口议·卷之九》曰:"鬼胎者,乃父精不足,母气衰羸,滋育涵沫之不及,护爱安存之失调……所言鬼者,即胎气怯弱,荣卫不充,致子萎削。"指出"父精不足,母气衰羸"之发病机理。明代万全《幼科发挥》:"胎弱者,禀受于气之不足也,子于父母,一体而分。"明确指出"胎弱"发病与父母体质密切相关。

西医学中低出生体重儿可参照本节治疗。

知识链接

　　低出生体重儿是指出生体重小于2 500g的新生儿,大多数是早产儿,也有足月小于胎龄儿。低出生体重儿死亡率随着出生体重的减少而急剧上升。此外,出生时的低体重不仅对小儿体格发育有很大影响,还可能影响其智能发育。

【病因病机】

病因为先天禀赋不足。肾藏精,为生长发育之本,而先天之精又需赖后天之精不断滋养才得以充实。若胎儿禀受于其母之气血充养不足,则形成肾脾两虚之体,导致胎怯的发生。

1. 肾精薄弱　父母素体虚弱,肾气不足,或孕妇气血失养等,致使胎儿先天不足,肾精薄弱,胎萎不长形成胎怯,以早产儿多见。

2. 脾肾两虚　肾精薄弱无以助脾胃之生化,脾气虚无以运乳食之精微,以致脾肾两虚,五脏禀气未充,全身失于涵养而形成胎怯,以足月小于胎龄儿为多见。

3. 五脏亏虚　胎儿禀受母体之气血不足,五脏皆失营养而发育不良,可造成其所主功能失职的种种病变。

总之,本病是多种原因所致的先天禀赋不足,其病位在肾脾。病机为化源未充,濡养不足,小儿五脏皆虚。肺禀不足则呼吸弱、皮薄;心禀不足则精神萎靡、血虚;肝禀不足则目无神、筋弛;脾禀不足则形体瘦、纳差;肾禀不足则身材矮小、骨弱。胎怯患儿之重症者,气阳虚衰,生机微弱,常产生危重变证。如肺气虚衰,则呼吸微弱无力,若发展至肺气衰竭,则有气脱而亡之虞;元阳衰微,则全身失于温煦,生机垂危,随时可因亡阳而夭。

【诊断要点】

1. 病史　有早产、多胎,孕妇体弱、疾病、胎养不周等造成先天不足的各种病因,以及胎盘、脐带异常等。

2. 症状　新生儿出生时有形体瘦小,肌肉瘠薄,面色无华,精神萎靡,气弱声低,吮乳无力,筋弛肢软等。

3. 体征　出生体重低于 2 500g 为低出生体重儿,其中出生体重低于 1 500g 为极低出生体重儿,出生体重低于 1 000g 为超低出生体重儿。早产儿可见水肿、毳毛多,头发细而乱,耳壳软、耳舟不清,指(趾)甲软,多未达指(趾)端,足底纹理少,男婴睾丸未降或未全降,女婴大阴唇不能遮盖小阴唇。

4. 辅助检查　血液生化、血钙、凝血功能、细菌培养、腹部 X 线检查、心脏彩超、染色体、全外显子等基因检测有助于诊断。

【鉴别诊断】

1. 早产儿　胎龄不足 37 周,其出生体重多数不足 2 500g,身长不足 46cm。皮肤薄、发亮,或有水肿,有毳毛及胎脂,头发乱如绒线,耳壳软,乳腺平坦无结节,指(趾)甲多未达指(趾)端。

2. 小于胎龄儿　是指出生时体重低于同龄儿平均体重第 10 个百分位数,或低于平均体重 2 个标准差的一组新生儿。若足月但体重在 2 500g 或以下者,称足月小样儿。胎怯多为低出生体重儿,常见小于胎龄儿(small for gestational age infant, SGA),小于胎龄儿有早产、足月、过期产小于胎龄之分。鉴别要点主要在于胎龄。

【辨证论治】

(一)辨证要点

1. 常证　胎怯以脏腑辨证为纲,有五脏禀受不足之别及轻重之分。其肺虚者气弱声低,皮肤薄嫩,胎毛细软;心虚者神萎面黄,唇爪淡白,虚里动疾;肝虚者筋弛肢软,目无光彩,易作瘛疭;脾虚者肌肉瘠薄,痿软无力,吮乳量少,呛乳溢乳,便下稀薄,目肤黄疸;肾虚者形体矮小,肌肤欠温,耳郭软,指甲软短,骨弱肢柔,睾丸不降。

2. 变证　肺气虚衰者以呼吸气息微弱为主症;元阳衰微者以全身冰冷、反应低下为主症。

(二)治疗原则

本病以补肾健脾为基本治疗原则。常证根据其不同证型,以益肾充髓、补肾温阳、补气养血、温运脾阳等治法为主。发生变证则需急予益气回阳、救逆固脱等随证救治，病情危笃则应采取中西医结合治疗，同时加强护理。

（三）分证施治

1. 常证

（1）肾精薄弱

证候：身材短小，形体瘦弱，哭声低微，气息微弱，头大，囟门开大，头发稀黄，耳壳薄软，耳舟不清，肌肤不温，骨弱肢柔，指甲菲薄，指（趾）甲未达指（趾）端，足纹浅少，睾丸不降，阴囊淡白或松弛，或大阴唇未覆盖小阴唇，或有先天畸形，指纹淡。

证候分析：本证为胎怯最常见的证型，多见于早产儿，以肾精薄弱，元阳未充为特征。肾主胞胎，主骨，开窍于耳，其华在发，故见形体、肢体、骨骼、耳郭等方面不足之象。

本证以身形瘦小，囟门开大，头发稀黄，耳壳薄软，耳舟不清，骨弱肢柔为辨证要点。

治法：益精充髓，补肾温阳。

方药：补肾地黄丸加减。

方中紫河车、地黄、枸杞子、杜仲、肉桂、肉苁蓉、鹿角霜补肾温阳，益精充髓；山药、茯苓健脾益气，兼能固精。

不思乳食者，加麦芽、谷芽、砂仁；兼见气虚者，加黄芪、党参；肢体不温者，加附子、巴戟天；唇甲青紫者，加红花、桂枝。

（2）脾肾两虚

证候：形体瘦弱，身材偏短，精神萎靡，啼哭无力，面色无华，口唇色淡，指甲淡白，皮肤薄嫩，肌肉瘠薄，手足如削，多卧少动，吮乳乏力，纳乳量少，呛乳、溢乳、吐奶，嗳气多哕，四肢欠温，大便稀溏，便次增多，腹胀，面目黄染，甚至水肿，指纹淡。

证候分析：本证多见于足月小于胎龄儿、双胎儿或高龄产妇所育胎儿，以脾肾两虚、脾胃虚弱证候显著为特征。脾主肌肉四肢，开窍于口，脾失健运，故见形体瘦弱，肌肉瘠薄，手足如削，多卧少动，吮乳乏力，纳乳量少等。

本证以身形瘦小，精神萎靡，肌肉瘠薄，多卧少动，纳乳量少，嗳气多哕，四肢欠温为辨证要点。

治法：健脾益肾，温运脾阳。

方药：保元汤加减。

方中黄芪、人参、白术、茯苓健脾益气；肉桂、干姜温养下元，健运脾阳。

呕吐者，加半夏，干姜易生姜；泄泻者，加苍术、山药；腹胀者，加木香、枳壳；喉中痰多者，加法半夏、川贝母；气息微弱者，加蛤蚧。

（3）五脏亏虚

证候：形体瘦弱，身材短小，精神萎靡，气弱声低，目无神采，皮肤薄嫩，肌肤不温，胎毛细软，面色无华，唇甲淡白，肌肉瘠薄，痿软无力，筋弛肢软，虚里动疾，时有惊惕，吮乳量少，指甲软或短，指纹淡。

证候分析：本证除有肾、脾虚弱证候外，分别或兼有肺、心、肝亏虚的明显表现。其肺虚者以气弱声低，皮肤薄嫩为主；心虚者以神萎唇淡，虚里动疾为主；肝虚者以目无神采，筋弛惊惕为主。

本证以身形瘦小，神萎唇淡，虚里动疾，气弱声低，肌肉瘠薄，筋弛惊惕为辨证要点。

治法：培元补虚，益气养阴。

方药：十全大补汤加减。

方中肉桂培补元阳；人参、白术、茯苓、黄芪、当归、川芎、白芍、地黄益气养阴补血。

偏肺虚者，重用黄芪、白术，加黄精，少佐防风；偏心虚者，重用当归，加麦冬、龙骨；偏肝虚者，加枸杞子、龟甲、牡蛎。

2. 变证

（1）肺气虚衰

证候：形体瘦弱，身材短小，多为早产，哭声低弱，反应低下，口唇发绀或全身青紫，面色苍白或青灰，胎毛多或细软，皮肤薄嫩，呼吸浅促或不匀，甚至呼吸困难或暂停，咳嗽无力，四肢厥冷，哺喂困难，指纹紫滞。

证候分析：本证见于胎怯重症患儿，脾肾不足，故形体瘦弱、身材短小；阳气虚衰，无力推动血脉，气虚血瘀，可见口唇发绀或全身青紫；肺气虚衰，肾不纳气，则呼吸微弱无力，若发展至肺气衰竭，则气脱而亡。

本证以呼吸气息微弱，面色苍白，口唇发绀为辨证要点。

治法：补肺益气固脱。

方药：独参汤加味。

方中人参补肺益气固脱。

口吐白沫，呼吸不匀者，加僵蚕、石菖蒲、制天南星；气弱声低，胎毛细软者，重用黄芪，加白术、黄精、防风。

（2）元阳衰微

证候：身材短小，形体瘦弱，反应极差，面色苍白或青灰，唇淡，气息微弱，哭声低怯，全身冰冷，肌肤板硬而肿，范围波及全身，皮肤暗红，僵卧少动，吸吮困难，尿少或无尿，指纹淡红或不显。

证候分析：本证见于胎怯重症患儿，五脏元气衰败，气滞寒凝血瘀，故见反应差，面色青灰，全身冰冷，肌肤板硬等衰败之象。

本证以全身冰冷，反应极差，僵卧少动为辨证要点。

治法：温补脾肾，回阳救逆。

方药：参附汤加味。

方中人参、附子、巴戟天益气回阳；桂枝、细辛、当归温经散寒以助阳。

肾阳虚衰者，加鹿茸；发绀血瘀者，加桃仁、赤芍、三七；肌肤硬肿者，加郁金、鸡血藤；尿少或无尿者，加茯苓、薏苡仁、姜皮。

（四）其他治疗

1. 经验方　叶新苗辨治胎怯经验：用生晒参 6～10g，入煎剂，小火小灶煎，极少量取汁，酌情适时喂之。药汁宜浓，需从极小剂量（1～2ml）开始，以期稍补其气、稍助脾胃之力。

2. 中成药　助长口服液（由人参、紫河车、鹿角片、麦芽等组方），每次 1ml，每日 3 次，自初生起连服 1 个月。

3. 推拿　益肾健脾按摩法干预早产儿，具体手法为补肾经、补脾经、推胃经（补胃经）、揉足三里、揉涌泉。

【预防与调护】

1. 做好孕妇保健，加强产前检查，科普孕期知识。

2. 加强护理，合理喂养。采取各种方式，保证婴儿体温稳定。首选母乳喂养，生长缓慢者需添加母乳强化剂；无母乳或奶量不足者，可使用早产儿配方奶粉。

3. 注意观察病情，如发生变证则需急予益气回阳、救逆固脱，并同时使用西医抢救措施急救。

德术并彰——明代医家万全

万全，字全仁，号密斋，是明代著名的儿科医家。万全诞生于世医之家，三世行医，祖、父均为妇儿医生，家族临床百余年，万全更以儿科驰名。其继承家学，博古通今，医德高尚，自幼习儒，儒家"仁"的思想贯穿于他的行医生涯，多次获"儒医"匾额。万全认为："医者，仁术也，博爱之心也，当以天地之心为心，视人之子犹己之子，勿以势利之心易之也。"遇有求救，无论贵贱亲疏，均不辞辛劳，跋山涉水，一心赴救。

一子患咳嗽，其父与万全积有宿怨，先后请数医，病延七月反重。事急不得已，才请万全。万全以活人为心，不计前嫌。经详察细审，告之能愈，但须假以一月。辗转治疗十七日而愈，谢归。万全有如此胸襟，终能化解积怨。自古以来，医患之间最需要的是信任，诚信是构建和谐医患关系的前提。

万全不但是一位德术并彰的儿科名医，还在妇科、养生方面传承家训，并将家学观点与论述分别著书立说。万全是较早提出生命全周期健康养生的医学家，也是较早提出优生、优育、优教的儿科医家，其在所撰的《育婴家秘》中提出的"育婴四法"学说，对现代儿童身心健康成长及疾病预防保健仍有重要意义。

第四节　脐部病证

脐部病证，指小儿出生后，因断脐结扎、护理不当或先天性脐部发育异常而发生的病证。有脐湿、脐疮、脐血、脐突四证。其中以婴儿脐带根部或脱落后脐部创面渗出脂液，浸淫不干，或微见红肿为主要表现的称为脐湿。以婴儿脐部红肿热痛，甚至糜烂、流脓为主要表现的称为脐疮。以婴儿脐带断端有血液渗出，经久不止为主要表现的称为脐血。以婴儿脐部突起，虚大光浮，按压肿物可推回腹内为主要表现的称为脐突。

脐湿、脐疮西医学泛指新生儿脐炎；脐血西医学称脐带出血；脐突西医学称脐疝。

断脐

断脐，又名脱脐法、剪脐法。即小儿初生剪断脐带之法。古代医家对断脐和护脐非常重视，《备急千金要方》："断儿脐者，当令长六寸，长则伤肌，短则伤脏。"《医宗金鉴》："先用剪刀向火烘热，剪断脐带，次用火器绕脐带烙之。"是当时行之有效的，但也是比较简陋的方法。自普及新法接生以来，均改用快速断脐法，严格消毒，无菌操作，防止了脐风的发生。

【病因病机】

脐湿、脐疮主要是由于断脐后护理不当，感受外邪所致。如《太平圣惠方·治小儿脐肿湿久不瘥诸方》中所言："夫小儿脐湿者，亦由断脐之后，洗浴伤于湿气，水入脐口，致令肿湿，经久不干也。"婴儿洗浴时，脐部为水湿所侵，或为尿液浸渍，或脐带未干脱落过早，或为衣服摩擦损伤等，使湿浊浸淫皮肤，久而不干者，则为脐湿。若湿郁化热，或污渍化毒，毒聚成疮，致脐部溃烂化腐，则为脐疮。

脐血可为断脐结扎失宜所致，亦有因胎热内盛或中气不足所致。断脐时，脐带结扎过松，可致血渗于外；结扎过紧，亦可致血渗于外。或因胎热内盛，迫血妄行，以致断脐不久，血从脐溢。部分患儿先天禀赋不足，中气虚弱，脾不统血，亦可致脐血不止。

引起脐突的原因有内因和外因两大类。内因是由于初生儿先天发育不全，脐孔未全闭合，留有脐环，或腹壁部分缺损，腹壁肌肉嫩薄松弛。外因为啼哭叫扰，屏气所致。啼哭叫扰过多，小肠脂膜突入脐中，成为脐突，此即《幼幼集成·胎病论》所言："脐突者，小儿多啼所致也。脐之下为气海，啼哭不止，则触动气海，气动于中，则脐突于外。"偶见肿物突起久不回纳，致外邪侵入，邪毒化热化火，可致高热、腹胀、腹痛等症。

脐部病证发生在新生儿期，一般预后良好。但是，脐疮处置不当亦可酿成败血症等重症；若脐血与血液系统疾病有关，则病情较重；脐突患儿大多预后良好，可治愈。

【诊断要点】

1. 病史 有脐带处理不洁、尿液及水湿浸渍脐部或脐带根痂撕伤等病史。

2. 症状 脐带根部或脱落后的根部见发红、肿胀、渗液为脐湿；有脓性分泌物渗出，气味臭秽者为脐疮；断脐后，血从脐孔渗出为脐血。

3. 体征 脐疮可伴有发热，烦躁啼哭，唇红赤，甚则神昏抽搐。脐突脐部呈半球状或囊状突出，虚大光亮，大小不一，以手按之，肿块可以回纳。

4. 辅助检查 一般白细胞计数无明显变化；合并感染者，白细胞计数及中性粒细胞计数增高。若脐血与血液系统疾病有关，可有血小板减少，还可见出血时间延长，凝血时间改变。

【辨证论治】

（一）辨证要点

1. 辨常证与变证 脐湿、脐疮临床上应辨常、变。仅见脐部发红，创面肿胀，有脓水渗出，一般情况尚好为常证；若脐部红肿，有脓性或血性渗出，伴烦躁不宁，甚则昏迷抽搐为变证。

2. 辨轻重 脐血轻者出血量少，患儿精神、吮乳俱佳，无明显不适症状；重症则出血量较多，烦躁不安或萎靡不振，拒乳，甚则同时吐血、便血，预后多不良。

3. 辨脐疝与脐膨出 脐突包括西医学所称的脐疝与脐膨出。脐疝是肠管自脐部凸出至皮下，形成球形软囊，易于压回。脐膨出是部分腹腔脏器通过前腹壁正中的先天性皮肤缺损，突入脐带的基部，上覆薄而透明的囊膜，是较少见的先天畸形。

（二）治疗原则

治疗脐湿、脐疮以祛湿生肌，清热解毒为原则。若热毒炽盛，邪陷心肝则凉血清营，息风镇惊。轻症单用外治法便有效，重症需用内治法并配合外治法治疗。

治疗脐血应分清原因，不能见血止血。因脐带结扎失宜所致者，应重新结扎；因胎热内蕴，迫血妄行者宜凉血止血；中气不足，气不摄血者应益气摄血。

脐突的治疗，采用外治法或手术疗法。

（三）分证施治

1. 脐湿

证候：脐带脱落后，创面渗液不干或微见红肿。

证候分析：本病为脐部病证轻症，湿浊浸淫皮肤，久而不干则见脐部渗出脂水，浸淫不干。

治法：收敛固涩。

方药：龙骨散，或煅牡蛎、炉甘石粉干扑脐部。

方中煅龙骨、枯矾均可用于湿疹疮疡，两药合用，增强收湿敛疮之功效。

局部红肿者，配合金黄散外敷，以清热收敛。

2. 脐疮

证候：脐部红肿热痛，甚则糜烂，脓水流溢；兼壮热恶寒，烦躁啼哭，唇红赤，口干渴，甚则神昏抽搐。

证候分析：本病为脐湿的进一步发展。湿郁化热，或污渍化毒，毒聚成疮，致脐部红、肿、热、痛，渐至溃烂化腐。邪热内扰心神可见发热，烦躁啼哭，唇红赤，口干渴，甚则神昏抽搐。

治法：清热解毒，化瘀消肿。

方药：清热消毒散加减。

方中黄连、山栀清热燥湿，泻火解毒；银花、连翘解毒疗疮，清心除烦；当归、芍药、生地、川芎清热凉血，活血止痛；甘草清热解毒，缓和药性。

红肿明显者，加紫花地丁、蒲公英；大便秘结者，加大黄、玄明粉；神昏者，加服安宫牛黄丸或紫雪丹。

3. 脐血

（1）胎热内盛

证候：断脐后脐部渗血不止，伴发热，面赤唇焦，口干，烦躁不寐，甚或衄血、紫斑、便血，舌质红，指纹红紫。

证候分析：胎热内盛，热壅脉络，迫血妄行，故见断脐不久，血从脐溢；若热毒极盛，损伤肌肤、肠胃、膀胱等处脉络，则见衄血、紫斑、便血；内热郁蒸，故发热，面赤唇焦，烦躁不寐；热盛伤津，故口干；舌质红，指纹红紫为实热之征。

治法：清热凉血止血。

方药：茜根散加减。

方中茜根、地榆凉血止血；生地黄清热凉血，养阴生津；当归活血；山栀、黄芩、黄连清热利湿；犀角（水牛角代）清心凉血，泻火解毒。

出血较多者，加侧柏炭、血余炭、阿胶。

（2）气不摄血

证候：脐出血，伴面色苍白，哭声细弱，精神萎靡，手足不温，唇淡，苔薄白，指纹不显，甚则皮肤青灰或暗红，不乳不哭，四肢厥逆，身躯不温。

证候分析：先天禀赋不足，中焦脾气虚弱，统摄失司，血不循经，经脐溢出。脾虚运化无力，气血化生乏源，故见面色苍白，哭声细弱，精神萎靡，不乳不哭。手足不温，唇淡，苔薄白，指纹不显，甚则皮肤青灰或暗红为气血亏虚，血脉不充之征。

治法：益气摄血。

方药：归脾汤加减。

方中人参、白术、茯苓、甘草健脾益气摄血；当归、黄芪补气生血；远志、酸枣仁、龙眼肉养血宁心；木香醒脾理气；生姜、大枣调和脾胃。

出血多者，加蒲黄、花蕊石；四肢厥冷，可用独参汤益气固脱。脐带结扎松脱者，重新结扎脐带。

4. 脐突

证候：脐部呈半球状或囊状突起，虚大光浮，大小不一，以手按之，肿物可推之入腹，当患儿啼哭叫闹时复突出。

本病临床以局部表现为主，精神、食欲无明显改变。

治法：压脐法外治。先用手将突出脐部的小肠脂膜推回腹内，再用纱布、棉花包裹质硬光滑的薄片，垫压脐部，一般可痊愈。若脐突直径大于 2cm，年龄大于 2 岁，上述方法治疗无效，可考虑手术修补治疗。

（四）其他治疗

1. 中成药

（1）小儿化毒散：每服 0.3～0.5g，每日服 2 次。用于脐疮。

（2）云南白药：每服 0.5g，每日服 2 次。用于脐血。

2. 单方验方

（1）马齿苋 5g，水煎，每日分 3～4 次服。用于脐疮。

（2）鱼腥草 5g、野菊花 5g，水煎，每日分 3～4 次服。用于脐疮。

【预防与调护】

1. 新生儿断脐后，应注意脐部残端的保护，让其自然脱落。防止尿便及洗浴浸渍，保持内衣和尿布的清洁、干燥，如有污染，及时更换。

2. 脐部换药时要注意局部的消毒，若有干痂形成，切不可强剥，以免发生出血和伤及肉芽。防止脐疮脓液外溢污染健康皮肤，造成其他感染。

3. 减少婴儿啼哭叫扰。若啼哭频频，脐突肿物久不回复，应注意检查其原因，及时做出相应处理。

第五节　硬　肿　症

硬肿症是指新生儿时期由多种原因所引起的皮肤和皮下脂肪硬化、水肿的一种病证。以全身皮肤发凉，体温不升，皮下脂肪变硬、水肿，或伴哭声低微，吸吮困难为特征。本病常见于出生 1 周内的新生儿，早产、体弱儿更易罹患。寒冷季节的发病率较高。若硬肿面积较大，全身症状重者，预后不良，病死率高。

古代医家对本病已有所认识。如隋代《诸病源候论》中有记载："儿在胎之时，母取冷过度，冷气入胞，令儿著冷。"《医学纲目》认为"胎中有寒""再伤于风"为发病因素，《保婴撮要》认为"阳气不营"为其主要病机。

西医学的新生儿寒冷损伤综合征可参照本节治疗。

知识链接

新生儿硬肿症诊断分度、评分标准

评分	体温（℃）	腋-肛温差	硬肿范围	器官功能改变
0	≥35	0	<20%	无明显改变
1	<35	0 或正值	20%～50%	明显功能低下
4	<35 或<30	负值	>50%	功能衰竭

分度标准：总分 0 分属轻度，1～3 分为中度，4 分以上为重度

注：测腋温应前臂紧贴胸部 8～10 分钟。硬肿范围按烫伤面积估算：头颈部 20%，双上肢 18%，前胸及腹部 14%，背及腰骶部 14%，臀部 8%，双下肢 26%

【病因病机】

本病内因主要是先天不足，元阳不振。外因为护理不当，感受寒冷，或感受他病所致。其病机主要为阳气虚衰，气血运行不畅。

1. 阳气虚衰　早产、体弱、双胎儿，先天不足，元阳不振，阳气虚衰，或生后患病，阳气更虚，阳虚生内寒，寒凝血涩，气血运行失常，不能温煦肌肤、濡润全身、营养四肢，故肌肤不温而硬肿。

2. 寒凝血滞　婴儿初生，因气候寒冷，保暖不当，致使寒邪入侵，伤及脾肾之阳，致阳气不能温煦、温运，故身冷，水肿。阳虚则寒，寒凝气滞，气滞则血瘀，故肌肤硬肿。

【诊断要点】

1. **病史**　有保温不当、严重感染等病史。早产儿、体弱儿多见。

2. **症状**　以全身皮肤发凉、体温不升、皮下脂肪变硬、水肿为主症,可伴有哭声低微、吸吮困难、僵卧少动、睡多哭少、气息微弱等症。

3. **体征**　体温不升或低于35℃,四肢或躯干皮肤冰冷。皮肤硬肿,常呈对称性,先从小腿、大腿外侧开始,继而累及整个下肢、臀部、面颊、上肢,甚至波及全身,皮肤紫黯,不能用手捏起。舌淡白或黯红,苔薄白,指纹淡红或隐伏不现,或沉滞不显。

4. **辅助检查**　一般白细胞计数无明显变化;合并感染者,白细胞计数及中性粒细胞计数增高。可有血小板减少、血糖低、血尿素氮水平升高。心电图检查可显示心肌损害、心动过缓、心律不齐等。

【鉴别诊断】

1. **新生儿水肿**　症状出现早,多在生后或1~2天内发生,水肿波及范围较广,眼睑、头皮、四肢、阴囊都可发生。

2. **新生儿皮下坏疽**　有难产或产钳分娩史,身体受压部位或受损部位易于发生。局部皮肤变硬、发红、略肿,迅速蔓延,病变中央先硬结后转为软化,暗红色,逐渐坏死,形成溃疡,可融合成大片坏疽。

【辨证论治】

（一）辨证要点

主要区别病证的阳虚与实寒。早产儿、体弱儿全身冰凉,僵卧少动,睡多哭少,哭声低怯,吮乳无力,气息微弱,硬肿范围大,为阳虚;四肢发凉,肌肤硬肿青紫,舌黯红,指纹沉滞,硬肿范围较小,为实寒。

（二）治疗原则

温阳散寒,益气活血,同时注意复温治疗。

（三）分证施治

1. **阳气虚衰**

证候:局部皮肤肿硬、苍白、水肿发亮、按之凹陷,范围较广;全身冰凉,面色晦暗,僵卧少动,睡多哭少,气息微弱,哭声低怯,吮乳无力;舌淡,苔薄白,指纹淡红或隐伏不现。

证候分析:先天不足,则体质虚弱,元阳不充,故哭声低怯无力,气息微弱,昏昏多睡。阳气不振,气血运行不畅,不能温煦,故全身冰冷,皮肤硬肿、苍白,关节不利。舌淡,指纹淡红或隐伏不现,为阳气虚衰之象。

本证以局部皮肤肿硬、水肿,全身冰凉,指纹淡红或隐伏不现为辨证要点。

治法:益气温阳。

方药:参附汤加味。

方中人参大补元气;附子温脾肾之阳,以大补元气,温阳祛寒。

兼风寒凝滞,阳气不得宣通,宜小续命汤祛风散寒,兼调气血;调气血,宜乌药顺气散;食少气弱,加白术、茯苓、陈皮、甘草健脾益气;肌肤紫黯,加桃仁、红花活血化瘀。

2. **寒凝血滞**

证候:全身发凉,肌肤硬肿青紫,不能捏起,硬肿先起于小腿、大腿,继而臀部,严重者可波及全身,面色晦暗,舌黯红,苔薄,指纹沉滞不显。

证候分析:寒性凝滞,外寒内侵,气血运行不畅,不能温煦肌肤及四肢,故全身发凉,皮肤硬肿,不能捏起。寒为阴邪,故病变易从小腿、大腿向上发展。寒凝,血脉瘀阻,故皮肤色黯发紫或红肿。面色晦暗,舌黯红,指纹沉滞不显,为寒凝血涩之象。

本证以全身发凉,肌肤硬肿青紫,面色晦暗为辨证要点。

治法：温经散寒，活血通络。

方药：当归四逆汤加减。

方中当归补血活血；芍药补血；甘草、大枣健脾益气；桂枝温经通络；细辛温通表里。

肿硬甚，加桃仁、红花、鸡血藤活血通络；肢厥寒甚，加附子、干姜、吴茱萸祛寒温经；面色苍白，加党参、黄芪甘温益气，吴茱萸祛寒温经；腹胀气滞，加木香、乌药行气助运；皮肤紫黯，加红花、丹参活血化瘀。

📋 病案分析

刘某，女，5天。患儿呼吸微弱，睡多哭少，哭声细小，无力吸乳，全身冰凉，皮下组织变硬，大腿及双下肢水肿发亮，按之凹陷，指纹淡红。

请给出诊断分型、病机分析、治法方药。

（四）其他治疗

1. 经验方　何世英治疗新生儿硬肿症经验：气虚水停证，治以补气行水。方用：生黄芪 9g，茯苓 9g，猪苓 9g，白术 6g，泽泻 6g，麦冬 6g，人参 2g，五味子 0.6g，甘草 3g。水煎频服。

2. 中成药

（1）参附注射液：适用于阳气虚衰证。

（2）复方丹参注射液：适用于寒凝血滞证。

3. 外治

（1）生姜、生葱、淡豆豉各 30g，研细混匀，酒炒，热敷于局部。适用于寒凝血滞证。

（2）硬肿膏外敷：肉桂 12g，丁香 18g，川乌、草乌、乳香、没药各 15g，红花、当归、川芎、赤芍、透骨草各 30g。将上药研极细末，加凡士林配成 10% 的油膏，涂在纱布上，加温后敷在硬肿部位，每日换药 1 次。有助硬肿消退。

（3）药液温水浴：附子、桂枝、丹参、赤芍、干姜、甘草各 10g。水煎成 200ml，药液温度开始为 36℃，逐渐加温至 39～41℃，将患儿仰卧于盆中浸浴，每次 10～20 分钟，每日 1～2 次。

4. 针灸　艾条温灸硬结处，每日 2 次。

5. 复温治疗　有条件者使用暖箱，尽快使患儿的体温恢复正常。

【预防与调护】

1. 做好孕妇保健，避免早产、产伤、窒息，避免受寒。

2. 寒冷季节要做好新生儿尤其是早产儿及低体重儿的保暖工作，产房温度不宜低于 24℃。

3. 患儿衣被、尿布应清洁柔软干燥，勤更换睡卧姿势，以便血液流畅，防止发生并发症。

4. 供给患儿足够热量，促进疾病恢复，对吸吮困难者可用滴管喂乳或鼻饲喂养。

（聂绍通　周微红）

❓ 复习思考题

1. 新生儿分类的方法有哪些？

2. 试述生理性黄疸与病理性黄疸的区别。

3. 胎黄、硬肿症如何进行分证施治？

ER-4-3

扫一扫，测一测

第五章 肺系病证

PPT 课件

ER-5-1

ER-5-2

知识导览

学习目标

　　掌握感冒、乳蛾、咳嗽、肺炎喘嗽、哮喘的临床特征、辨证论治；熟悉以上各病的定义、病因病机及与类似病证的鉴别；了解各病的辅助检查、其他疗法及预防与调护。

　　肺主气、司呼吸、通调水道、主治节、朝百脉，肺的正常生理功能的行使有赖于肺气的宣发与肃降。呼吸不利、咳嗽、气喘、咳痰、鼻塞、喷嚏、流涕等病症，皆可从肺论治；肺与大肠相表里，两者在生理上相互为用，病理上相互影响，通腑法在小儿肺系病证中有较为广泛的应用；"肺朝百脉""心主血脉"，一旦患病，可影响血脉的正常运行，在小儿肺系病证中，应重视肺与心的联系。小儿肺系病证以感冒、咳嗽、肺炎喘嗽、哮喘等为临床常见。小儿肺系病证不仅常见，且表现为热证多、兼证多、变证多、易耗伤气阴等特点。治疗时应在宣肺降逆的基础上，注意清热泻肺，适时养阴润肺，并防止兼证、变证的发生。诊治小儿肺系病证，临床应注意结合应用西医学诊疗手段，如血常规、血气分析、X 线检查、血培养、痰培养、肺功能测定等，有助于肺系病证的诊断与辨证论治。

第一节　感　　冒

　　感冒是因感受外邪而致肺卫失调的一种常见外感疾病，以发热、恶寒、鼻塞、喷嚏、流涕、咳嗽为主要临床表现。本病发病率高，任何年龄均可发生，以婴幼儿时期最为多见。四季皆可发病，而以冬春为多，往往在气候失常、气候骤变时发病。感冒在同一时期内广泛流行，证候相似者为"时行感冒"，不属本节讨论的范畴。

　　《素问·骨空论》有"风者百病之始也……风从外入，令人振寒，汗出头痛，身重恶寒"的记载。《小儿药证直诀·伤风》说："伤风昏睡，口中气热，呵欠闷顿，当发散，与大青膏解。"可见钱乙当时就认识到小儿感冒夹惊的特点。而感冒名称，最初见于宋代杨仁斋在《仁斋直指方论（附补遗）》谓："感冒风邪，发热头痛，咳嗽声重，涕唾稠黏。"《幼科释谜·感冒》以"感者触也，冒其罩乎"概括了感冒的病名及其含义。

　　西医学的急性上呼吸道感染可参照本节进行治疗，对于流行性感冒可参照温病进行治疗。

知识链接

急性上呼吸道感染

　　急性上呼吸道感染，是外鼻孔至环状软骨下缘，包括鼻腔、咽或喉部急性炎症的统称，属于中医学"感冒"范畴，可由多种病毒和细菌引起，主要病原体为病毒。临床症状轻重不一，与年龄、病原体和机体抵抗力有关。年长儿症状较轻，以局部症状为主，无全身症状或全身症状较轻；婴儿病情大多较重，常有明显的全身症状。有一般类型上呼吸道感染、流行性感冒及 2 种特殊类型上呼吸道感染（疱疹性咽峡炎和咽结膜炎）。病毒性上呼吸道感染为自限性疾病，以对症治疗为主。证中夹痰是上呼吸道感染继发急性支气管炎；夹惊是上呼吸道感染过程中发生的单纯性高热惊厥，为儿科急症，注重退热和控制惊厥。

【病因病机】

感冒常因生活起居不慎，或气候骤变，冷暖失常，或素体虚弱，卫外不足，感受外邪，邪从皮毛、口鼻而入，侵袭肺卫，卫表不和，肺气失宣，故见发热恶寒，头痛身痛，鼻塞流涕，而成感冒。由于小儿的生理和病理与成人有所不同，故小儿感冒有以下特点。

1. 热证多　小儿为纯阳之体，生长发育迅速，呈现阴相对不足而阳相对旺盛，故感邪之后，易从阳化热，临床发热较重，热证的证候亦明显。

2. 易夹痰　肺为娇脏，外邪袭肺，易致肺失宣肃，水津敷布失常，停滞于肺，聚而成痰，故小儿感冒之后，出现咳嗽咳痰、喉间痰鸣等。

3. 易夹食　小儿脾常不足，感受外邪之后，导致脾胃纳运失调，水谷停滞，出现脘腹胀满，不思饮食，甚至使脾胃升降功能失常而发生呕吐、泄泻等。

4. 易夹惊　小儿心肝有余，感邪之后，邪易化热化火，动风扰心，出现惊惕啼叫，甚至发生惊厥。

总之，本病是因感受外邪，邪侵肺卫，表卫失和所致。其病位主要在肺卫，常累及心、肝、脾而发生夹痰、夹惊、夹滞之证。

【诊断要点】

1. 症状　以发热、恶寒、鼻塞流涕、喷嚏、咽痒或痛为主症；可伴有咳嗽、痰鸣、呕吐、腹泻，甚至出现高热惊厥。

2. 体征　可见咽红，体温升高，舌苔薄，脉浮等。

3. 辅助检查　病毒感染者，血常规可有白细胞计数正常或偏低，中性粒细胞减少，淋巴细胞百分比增高；而细菌感染则白细胞计数升高，中性粒细胞计数增高。病毒分离和血清学检查可明确病原体。

【鉴别诊断】

1. 麻疹、水痘、奶麻　多种急性传染病的早期都有类似感冒的症状，如麻疹有科氏斑、全身皮疹等；水痘有斑疹、丘疹、疱疹；奶麻则发热 2～3 天后热退疹出而愈。应根据流行病学史、临床特点、实验室检查等加以鉴别。

2. 肺炎喘嗽　初期有类似感冒的症状，继而出现壮热不退，咳嗽气促，鼻翼扇动，喉间痰鸣，胸部 X 线检查见斑片状阴影。

【辨证论治】

（一）辨证要点

1. 辨寒热　根据发热、恶寒的轻重，鼻涕的稀稠，唇舌咽喉红赤的程度来辨别。凡发热，鼻流浊涕，咽红，喉核赤肿疼痛，舌红，苔薄黄而干，多为风热；若病发于夏季，发热较重，无汗或少汗，烦躁，口渴引饮，为暑热；若恶寒重，鼻流清涕，咽不红，舌淡红，苔薄白，多为风寒。

2. 辨普通感冒、时行感冒　根据发热恶寒和全身症状的轻重，是否呈流行性来辨别。若发热恶寒等全身症状较轻，多为普通感冒；若发热恶寒等全身症状明显，且呈明显的流行趋势，多为时行感冒。

3. 辨兼证　兼见咳嗽重，咳痰量多，或喉中痰鸣者，为夹痰；兼有脘腹胀满，不思饮食，呕吐酸腐等,为夹食;兼见惊惕啼叫,夜间叩齿,甚至发生惊厥,为夹惊。

(二)治疗原则

感冒的治疗原则是疏风解表。风寒感冒治以辛温解表;风热感冒治以辛凉解表;暑邪感冒治以清暑解表;夹痰者佐以宣肺化痰;夹食者佐以消食导滞;夹惊者佐以镇惊息风。

(三)分证施治

1. 风寒感冒

证候:恶寒重,发热轻,无汗,头痛,肢体酸痛,鼻塞声重,流清涕,喷嚏,咳嗽,口不渴,咽不红,舌淡,苔薄白,脉浮紧或指纹浮红。

证候分析:风寒侵袭肺卫,正邪交争,肌表被寒邪所束,则见恶寒重,发热轻,无汗,头痛,肢体酸痛。风寒袭肺,肺失宣发,则鼻塞流清涕,喷嚏,咳嗽。口不渴,咽不红,舌淡,苔薄白,脉浮紧或指纹浮红,为表寒之象。

本证以恶寒重,无汗,鼻流清涕,咽不红,舌淡,苔薄白,脉浮紧为辨证要点。

治法:辛温解表,疏风散寒。

方药:荆防败毒散加减。

方中荆芥、防风、生姜辛温解表;羌活、独活疏风祛寒;柴胡、薄荷透表泄热;川芎活血祛风;前胡、桔梗宣肺;枳壳宽中理气;茯苓渗湿;甘草调和诸药。

头痛甚,加白芷、葛根辛散止痛;咳嗽痰多,加白芥子、细辛、半夏化痰降气;恶心呕吐者,加藿香、苏叶、生姜和胃化痰止呕;表寒化热,症见发热渐重,舌苔薄黄者,加金银花、连翘清热解表。

2. 风热感冒

证候:发热重,恶风,头身疼痛,鼻塞流浊涕,喷嚏,咳嗽,口渴,咽痛,咽喉红肿,舌红,苔薄黄,脉浮数,指纹浮紫。

证候分析:风热侵袭肺卫,表卫失和,则见发热重,恶风,头身疼痛。风热犯肺,肺失宣降,则鼻塞流浊涕,喷嚏,咳嗽。风热上扰咽喉,则咽痛或喉核赤肿。舌苔薄黄,脉浮数,指纹浮紫为风热之象。

本证以发热重,鼻流浊涕,咽痛,舌红,苔薄黄,脉浮数为辨证要点。咽部是否红肿常作为本证与风寒感冒的鉴别要点。

治法:辛凉解表,疏风清热。

方药:银翘散加减。

方中金银花、连翘清热解毒;荆芥穗、淡豆豉、薄荷轻宣解表,疏散风热;牛蒡子、甘草、桔梗宣肺利咽。

发热甚,加石膏、鱼腥草、黄芩、栀子清热解毒;咳甚痰多,加贝母、前胡、瓜蒌清热化痰;咽红肿痛,加牛蒡子、射干解毒利咽;鼻衄,加白茅根、仙鹤草、藕节凉血止血;大便秘结,加大黄、枳实通腑泄热。

3. 暑邪感冒

证候:发热,头痛鼻塞,身重困倦,咳嗽不剧,胸闷泛恶,食欲不振,或有呕吐泄泻,舌质红,苔黄腻,脉浮数。

证候分析:暑邪外袭,卫表不和则见发热;暑邪夹湿,湿遏肌表则身重困倦;暑湿困于中焦,故胸闷泛恶,食欲不振,或呕吐泄泻。舌红,苔黄腻为暑湿之象。

本证以夏季发热,头痛身重,舌红,苔黄腻为辨证要点。

治法:清暑解表。

方药:新加香薷饮加减。

方中香薷发汗解表化湿;厚朴行气和中;金银花、连翘、扁豆花清热解暑。

热甚心烦，加黄连、栀子、鲜荷叶清心解暑；身重困倦，苔腻，加鲜荷梗、荷叶、佩兰、西瓜翠衣清暑化湿；小便短赤不利，加六一散、赤茯苓清利湿热。

4. 兼证治疗

（1）夹痰：兼见咳嗽加重，咳声重浊，喉间痰鸣，舌苔厚腻，脉浮滑。风寒感冒夹痰，治宜辛温解表，佐以宣肺化痰，加用苏子、半夏、细辛、陈皮；风热感冒夹痰，治宜辛凉解表，佐以清肺化痰，加用桑白皮、前胡、天竺黄、贝母、瓜蒌。

（2）夹食：兼见脘腹胀满，不思饮食，口臭，呕吐酸腐，大便酸臭，或腹痛泄泻，或大便秘结，舌苔厚腻。治宜解表为主，佐以消食导滞，酌加山楂、神曲、麦芽、鸡内金、莱菔子等。若兼见大便秘结，小便短赤，腹满口渴，舌苔黄垢，则为食滞郁而化热，壅塞肠腑，可酌加大黄、枳实，以通腑下积。

（3）夹惊：兼见惊惕啼叫，睡卧不宁或龄齿，甚至惊厥，舌红，苔黄，脉弦。治宜清热解表，佐以镇惊安神，加用蝉蜕、钩藤、僵蚕等，或加服小儿回春丹。

（四）其他治疗

1. 经验方

（1）董廷瑶治疗小儿感冒经验：①表寒夹食证，治以疏解消导。方用：淡豆豉 9g，荆芥 5g，防风 5g，紫苏梗 5g，陈皮 3g，神曲 9g，山楂 9g，炒枳壳 5g，桔梗 3g。②表热夹惊证，治以疏解息风。方用：钩藤 5g，益元散 12g，连翘 9g，橘红 3g，蝉蜕 5g，浙贝母 6g，杏仁 6g，前胡 5g，桑叶 9g，栀子 9g，僵蚕 9g。以上皆为 1～3 岁剂量，水煎服，每日 1 剂。

（2）薛伯寿治疗小儿感冒经验：表寒里热证，治以解表清里。方用：金银花 15g，连翘 12g，蝉蜕 4g，僵蚕 8g，栀子 8g，麻黄 6g，杏仁 10g，桔梗 8g，生甘草 6g，豆豉 10g，葱白 5g。水煎服，每日 1 剂。

2. 中成药

（1）桑菊感冒颗粒：用于风热感冒以咳嗽为主者。

（2）小柴胡颗粒：用于感冒寒热往来者。

（3）小儿回春丹：用于感冒夹惊者。

（4）抗病毒口服液：用于风热感冒或时行感冒。

（5）藿香正气口服液：用于暑邪感冒。

3. 推拿　取穴印堂、太阳、迎香、风池、风府、攒竹、眉弓、大椎等，使用揉、按、推、抹、拿等手法治疗。

【预防与调护】

1. 注意居室及个人卫生，保持室内空气清新；多参加户外活动，增强体质；气候变化时及时增减衣服，避免受凉或过热。

2. 鼓励患儿多饮水，饮食宜清淡、易消化，忌食生冷、辛辣、油腻之物。

3. 高热患儿应及时给予降温处理，防止高热惊厥的发生。

4. 及时清除口鼻分泌物，保持呼吸道通畅和口腔清洁。

5. 感冒流行季节，避免去人多拥挤的公共场所，加强室内消毒。

ER-5-3

感冒常用小儿推拿操作（视频）

病案分析

李某，男，5 岁。冬季发病，症见恶寒，发热，无汗，鼻塞，流涕，喷嚏，咳嗽，头痛，喉痒，舌苔白，脉浮紧。

请给出诊断分型、病机分析、治法方药。

附 反复呼吸道感染

反复呼吸道感染是指在单位时间内上、下呼吸道感染反复发生，超过规定次数的一种临床综合征。以感冒、乳蛾、咳嗽、肺炎喘嗽在一段时间内反复发作、经久不愈为主要临床特征。本病多见于1～3岁的婴幼儿。以冬春气候变化急骤时容易发病并反复不已，一般到学龄期后明显好转。若反复呼吸道感染治疗不当，易发生咳喘、水肿、痹证等病证，会严重影响小儿生长发育与身心健康。

本病属于中医学的体虚感冒、咳嗽、自汗等范畴。

【病因病机】

反复呼吸道感染多因正气不足，卫外不固而屡感外邪、邪毒久恋，稍愈又作。其基本病机为正虚邪伏，病位在肺，常常涉及脾肾两脏。

1. **禀赋不足** 父母体弱多病，或早产、双胎，禀赋薄弱，腠理疏松，不耐邪气的侵袭，每遇外感即发病。

2. **喂养不当** 母乳不足，或过早断乳，或厌食、偏食，以致水谷精微摄入不足，脏腑失养，肺脾气虚，易受外邪侵袭。

3. **少见风日** 户外活动过少，日照不足，肌肤柔弱，卫外不固，一旦形寒饮冷，则易感邪，或他人感冒，一染即成。

4. **用药不当** 感冒后过服解表之剂，卫阳损伤，以致表卫气虚，营卫不和而易感。抗生素、激素等使用不当，亦可损耗小儿正气，而反复呼吸道感染。

5. **正虚邪伏** 外邪侵袭之后，由于正气虚弱，邪毒未能肃清，留伏于里，一旦感邪或疲劳后，留邪内发；或虽无新感，旧病复燃，诸证又起。

【诊断要点】

1. **按不同年龄每年呼吸道感染的次数诊断** 0～2岁小儿，每年呼吸道感染>10次，其中上呼吸道感染>7次，下呼吸道感染>3次；3～5岁小儿，每年呼吸道感染>8次，其中上呼吸道感染>6次，下呼吸道感染>2次；6～12岁小儿，每年呼吸道感染>7次，其中上呼吸道感染>5次，下呼吸道感染>2次。

2. 第1次上呼吸道感染距第2次感染至少间隔7天。上呼吸道感染的次数不足，可以加下呼吸道感染，反之则不能。确定次数要连续观察1年。

3. **按半年内呼吸道感染次数诊断** 半年呼吸道感染次数≥6次，其中下呼吸道感染≥3次（其中肺炎≥1次）。

【辨证论治】

（一）辨证要点

反复呼吸道感染患儿的辨证重在察明正与邪的消长变化。本病为本虚标实之候，肺、脾、肾虚为本，热、痰、湿、瘀为标。感染发作期以邪实为主，迁延期正虚邪恋，恢复期以正虚为主。

（二）治疗原则

在呼吸道感染发作期间，应按不同的疾病辨证施治。迁延期以扶正为主，兼以祛邪。恢复期当固本为要，或补气固表，或温卫和营，或温补脾肾，或滋养肺脾。

（三）分证施治

1. **肺脾两虚**

证候：反复外感，或咳喘迁延不已，或愈后又作，面色少华，食少纳呆，或恣食肥甘生冷，形瘦或虚胖，大便溏薄，咳嗽，多汗，唇口色淡，舌质淡红，脉数无力，指纹淡。

治法：补肺固表，健脾益气。

方药：玉屏风散合六君子汤加减。

2. 营卫失调

证候：反复感冒，不耐寒凉，平时汗多且汗出不温，肌肉松弛，或伴有低热，咽红，扁桃体肿大，或肺炎喘嗽后久不恢复，脉浮数无力，舌淡红，苔薄白或花剥，指纹紫滞。

治法：调和营卫，扶正固表。

方药：黄芪桂枝五物汤加减。

3. 脾肾两虚

证候：反复外感，面白少华，形体消瘦，肌肉松软，鸡胸龟背，腰膝酸软，形寒肢冷，发育落后，动则气喘，少气懒言，多汗易汗，食少纳呆，大便稀溏，舌质淡，苔薄白，脉沉细无力。

治法：温补肾阳，健脾益气。

方药：金匮肾气丸合理中丸加减。

4. 肺脾阴虚

证候：反复外感，面白颧红少华，食少纳呆，口渴，盗汗，自汗，手足心热，大便干结，舌质红，苔少或花剥，脉细数，指纹淡红。

治法：养阴润肺，益气健脾。

方药：生脉散合沙参麦冬汤加减。

（四）其他治疗

1. 经验方 贾六金治疗小儿反复呼吸道感染经验：脾肺气虚，夹滞夹热证，治以升阳益卫，清温并施。方用：黄芪9g，太子参6g，白术6g，陈皮6g，半夏3g，白芍6g，柴胡6g，羌活6g，独活6g，防风6g，黄芩6g，板蓝根9g，炒三仙各6g，甘草6g。水煎服，每日1剂，10天为1个疗程，连服5天，休息2天。

2. 中成药 玉丹荣心丸：1～3岁每次1～2丸，4～6岁每次3丸，6岁以上每次4丸。皆每日3次，连服8周。用于小儿反复呼吸道感染非急性发作期气阴两虚型。

3. 推拿 揉按迎香50～100次，补脾经200～300次，摩腹1～3分钟，捏脊3～6遍，掐揉足三里50～100次。每周2～3次。

【预防与调护】

1. 保持居室清洁；适当户外活动，多晒太阳，加强锻炼；调适衣着。
2. 注意口腔卫生，可用银花甘草水或生理盐水漱口，每日3次。
3. 流行性感冒流行季节，少去公共场所，避免接触感染者。
4. 体弱的儿童，可适当应用增强机体免疫力类药物。

第二节 乳 蛾

乳蛾是由外感风热，侵袭于肺，上逆搏结于喉核；或平素过食辛辣炙煿之品，脾胃蕴热，热毒上攻喉核等所致的以咽部疼痛，咽干不适、异物感，喉核红赤肿起，表面有黄白脓点为主要临床表现的咽部疾病。为临床常见病、多发病之一。多见于4岁以上小儿，以儿童及青年多见，小儿症状一般较成人重。本病一年四季均可发病，多见于春秋季。病程迁延、反复发作者，多为虚证或虚实夹杂证。本病可诱发喉痈及痹证、水肿、心悸、怔忡等全身疾病。

乳蛾病名在宋代以前的医籍中未见，但有类似于乳蛾症状的描述；最早提出"乳蛾"病名的是宋代儿科著作《小儿卫生总微论方·咽喉总论》："若发于咽喉者，或为喉痹，或为缠喉风，或为乳蛾。"金代张从正《儒门事亲·喉舌缓急砭药不同解》曰："《内经》之言喉痹，则咽与舌在其间耳，以其病同是火，故不分也。后之医者，各详其状，强立八名，曰单乳蛾、双乳蛾、单闭喉、双闭喉、子舌胀、木舌胀、缠喉风、走马喉痹。热气上行，结薄于喉之两旁，近外肿作，以其形似，是谓乳蛾。一为单，二为双也。"明确地将乳蛾从古代喉痹中分类出来，并描述乳蛾的病状是喉之两侧肿痛。咽喉科专著清代以前极罕见，首刊于清代的《咽喉脉证通论》较早地将乳蛾病独立成篇，并阐述了乳蛾病名的由来，曰："其状或左或右，或红或白，形如乳头，故名乳蛾。"

西医学的扁桃体炎可参考本节进行辨证施治。本病类似于急、慢性扁桃体炎。

🌐 知识链接

急性扁桃体炎

急性扁桃体炎为腭扁桃体的急性非特异性炎症，也称为急性腭扁桃体炎，往往伴有轻重程度不等的急性咽炎。通常所称的"咽峡炎"为本病的同义词，"咽峡炎"有广义和狭义之分，广义指全部或部分咽淋巴环的急性炎症，狭义指急性腭扁桃体炎。中医学称腭扁桃体为"乳蛾"或"喉蛾"，急性扁桃体炎则为"喉蛾胀"或"蛾风"。

【病因病机】

起病急骤者，多为外邪侵袭，火热邪毒搏结于喉核所致。若病久体弱，脏腑虚损，咽喉失养，无力托毒，邪毒久滞喉核而发。宋代《小儿卫生总微论方·咽喉总论》指出："小儿咽喉生病者，由风毒湿热搏于气血，随其经络虚处所著，则生其病。若发于咽喉者，或为喉痹，或为缠喉风，或为乳蛾。"

1. 外邪侵袭，邪聚喉核 外邪（风热或风寒）侵袭，壅遏肺气，咽喉首当其冲，邪毒集聚喉核，喉核红赤肿起而发为本病。

2. 邪热传里，毒聚喉核 素体蕴热，外邪未解传入于里，蕴积肺胃，加之过食辛辣、煎炒、醇酒厚味，致肺胃热毒炽盛，上攻喉核而发本病。

3. 肺肾阴虚，火灼喉核 病久未愈，邪毒滞留，热盛伤津，阴液暗耗，损及肺肾，阴虚咽喉失养，无力托毒，阴虚虚火上炎，熏灼喉核而发为本病。

4. 脾胃虚弱，喉核失养 先天禀赋不足，素体虚弱，或饮食失调，脾胃虚弱，气血生化不足，喉核失养，邪毒客于喉核，托毒无力，小儿乃稚阴稚阳之躯，易虚易实，治不及时或治不彻底，则易反复发作。

5. 痰瘀互结，瘀阻喉核 乳蛾反复发作，或日久不愈，久病则瘀阻脉络，痰浊凝聚而发为本病。若喉核肥大，触之石硬。则为"石蛾"。

【诊断要点】

1. 病史 常有受凉、疲劳、烟酒过度、外感或咽痛反复发作史。

2. 症状 发病急者，咽部剧烈疼痛，痛连耳窍，吞咽时加剧，伴有高热、恶寒、头身疼痛。病久不愈者，咽干痒，哽噎不利，咽部异物感，或咽痛、发热反复发作。

3. 体征 喉核红肿，连及喉关，喉核上可有黄白色脓点，甚者喉核表面脓点融合成片如伪膜，不超出喉核，且易拭去，颌下有臖核。迁延日久者可见喉关暗红，喉核肥大或触之石硬，表面凹凸不平，色暗红，上有白星点，挤压喉核，有白色腐物自喉核隐窝口溢出。

4. 辅助检查 急性乳蛾及部分慢性乳蛾可见血白细胞计数及中性粒细胞计数增高。

【鉴别诊断】

1. 烂喉丹痧 即猩红热。本病发病较急，初期有发热或高热，咽喉部红肿疼痛，甚则腐烂，引饮梗痛，发热1天后出现猩红色皮疹，特点是皮疹呈弥漫性猩红色。经3～7天后，身热渐降，咽喉腐烂、疼痛亦渐减轻，皮肤开始脱屑，状如鳞片，约2周后脱尽。如无其他病变，可恢复健康。病中2~3天时可见杨梅舌。

2. 喉关痈　是发生在扁桃体周围及其附近部位的脓肿，病变范围较乳蛾大。临床以局部疼痛、肿胀、焮红、化脓，并伴恶寒发热、言语不清、饮食呛逆等症状为特征。病情发展迅速，每致咽喉肿塞，吞咽、呼吸均受影响。喉关痈范畴包括西医学的扁桃体周围脓肿、咽后壁脓肿等疾病。本病在形成脓肿之前，多有类似乳蛾急性发作的症状。这种症状若3~4天后逐渐加重，特别是咽痛加剧，吞咽困难者，应考虑本病。

3. 咽白喉　多见于小儿，发病较缓慢，表现为轻度咽痛，扁桃体及咽部可见灰白色的假膜，不易擦去，若强行擦去则易出血，并很快再生，颈淋巴结明显肿大，与乳蛾仅有扁桃体红肿的病变极易区别，咽拭子培养或涂片可检出白喉棒状杆菌。

4. 溃疡性膜性咽峡炎　多以局限性炎症反应和溃疡形成、轻度发热、全身不适及咽痛为主要症状。溃疡多见于一侧扁桃体上端，覆盖较厚的灰白色假膜，周围黏膜充血肿胀，咽拭子涂片可找到奋森螺旋体及梭形杆菌。

【辨证论治】

本病以"清""消""补"为治疗大法。发病急骤者，多为实证、热证，宜疏风清热、泄热解毒、利咽消肿。病程迁延或反复发作者，多为虚证或虚实夹杂证，宜滋养肺肾、清利咽喉，或健脾和胃、祛湿利咽，或活血化瘀、祛痰利咽。

（一）辨证要点

一辨急慢，二辨虚实，三辨表里，四辨轻重。

急性乳蛾起病急，病程短，属实热证，当辨风热与胃火。慢性乳蛾属虚证，如伤阴见证，病程迁延不愈。慢性乳蛾复感外邪亦可出现虚中夹实证。邪热浅者在表，为风热上乘，病情轻；邪热重者则由表入里，变为热毒内蕴，阳明积热，病情重。反复发作或经久不愈者当分辨心肾变证（如风湿热、急性肾炎）。

（二）治疗原则

本病的治疗当分清虚实、寒热、表里辨证论治，但总不离解毒利咽之法。风热外侵之急性乳蛾，治当疏风清热，消肿利咽；胃火炽盛者，当清热解毒，泻火利咽；胃火炽盛，肠腑不通，可用通下泻火法；乳蛾肉腐成脓，可用解毒法合并消痈法；肺肾阴虚者，当滋阴降火，清利咽喉。本病乳蛾焮红，在内服药物的同时，病灶局部可外喷药粉。对于乳蛾反复发作者，必要时可采用手术疗法治疗。

（三）分证施治

1. 风热搏结

证候：急性乳蛾初起，咽喉干燥、灼热、疼痛，轻度吞咽困难，伴发热、微恶风、头痛、咳嗽、咳痰等症，咽黏膜充血，扁桃体红肿，未成脓，舌质红，苔薄黄，脉浮数或指纹浮紫。

证候分析：风热邪毒搏结于咽喉，蒸灼喉核，气血壅滞，故觉咽喉干燥、灼热、疼痛，喉核红肿；邪聚喉核，咽喉开阖不利，故吞咽时疼痛加重；发热、微恶风、头痛、咳嗽、舌质红、苔薄黄、脉浮数为风热在表之征。

本证以发热，微恶风，咽喉疼痛，扁桃体红肿，但无明显脓点，舌质红，苔薄黄，脉浮数为辨证要点。

治法：疏风清热，消肿利咽。

方药：银翘马勃散加减。

方中金银花、连翘清热解毒；薄荷（后下）轻宣解表，疏散风热；桔梗、牛蒡子、木蝴蝶、山豆根、甘草等宣肺利咽。

热邪重者，加黄芩、赤芍；表证重者，加荆芥、防风；扁桃体上出现白色不易拭去的脓性膜者，为毒入血分,加生地、绿豆衣;红肿明显者,加牡丹皮、菊花;大便干结者,加瓜蒌仁、生大黄。外可配用冰硼散、珠黄散或桂林西瓜霜外吹局部患处。

若咳嗽严重者,亦可使用桑菊饮治之。药用桑叶、菊花、杏仁、连翘、薄荷、桔梗、芦根、生甘草等。

2. 毒热炽盛

证候:咽部疼痛剧烈,痛连耳根及颌下,喉核表面或有黄白色脓点,高热,口渴引饮,咳痰黄稠,口臭,尿赤,便秘,舌质红,苔黄腻,脉洪数或指纹青紫。

证候分析:外邪未解传入于里,或素体蕴热,蕴结肺胃,致肺胃热毒炽盛,上攻喉核则见喉核红肿,咽痛剧烈,连及耳根,吞咽困难;热灼津液成痰,痰火郁结,故痰涎多。口臭、口渴引饮、便秘、尿赤、舌质红、苔黄腻、脉洪数均为肺胃热盛之象。

本证以发热不退,口渴多饮,乳蛾明显红肿,或者有黄白色脓点,易剥离,口臭,大便秘结,舌质红,苔黄腻,脉洪数为辨证要点。

治法:泄热解毒,利咽消肿。

方药:牛蒡甘桔汤加减。

方中荆芥、防风、薄荷疏风散邪;金银花、连翘、栀子、黄芩、黄连泻火解毒;桔梗、牛蒡子、玄参、甘草利咽消肿止痛。

若咳嗽、痰黄稠,颌下有臖核,可加射干、瓜蒌、贝母以清化热痰而散结;持续高热者,加石膏、天竺黄以清热泻火,除痰利咽;若喉核腐脓成片,加入马勃、蒲公英等以祛腐解毒;如肿痛甚者,可含服六神丸。

3. 肺肾阴虚

证候:咽喉干燥灼热、异物感,疼痛不甚,吭喀不利,午后症状加重;或可兼见唇赤颧红,潮热盗汗,手足心热,失眠多梦,耳鸣眼花,腰膝酸软;舌质干红少苔,脉细数或指纹淡紫。

证候分析:反复发作,迁延日久,邪毒滞留,客于喉核;邪热暗耗阴液,损及肺肾,阴虚咽喉失养,无力托毒,阴虚虚火上炎,熏灼喉核,故见咽喉干燥灼热、异物感、微痛,吭喀不利,午后症状加重。午后唇赤颧红、潮热盗汗、手足心热、失眠多梦、耳鸣眼花、腰膝酸软、舌质干红少苔、脉细数等均为阴虚火旺之征。

本证多以午后发热,咽部发干,乳蛾暗红肿大且表面不平,精神疲惫,干咳少痰,手足心热,舌质红,苔少,脉细而数为辨证要点。

治法:滋养肺肾,软坚咽喉。

方药:养阴清肺汤加减。

方中百合、生地、熟地、麦冬、玄参滋养肺肾,清热利咽生津;当归、芍药养血和阴;贝母、桔梗清肺利咽;甘草调和诸药。合而用之使肺肾得养,阴液充足,虚火自降。偏于肺阴虚者,宜用养阴清肺汤加减。偏于肾阴虚者,宜用六味地黄丸加减。

(四)其他治疗

1. 经验方

(1)野菊花、白花蛇舌草、地胆草、崩大碗、白茅根各15g。水煎服,每日1剂。用于风热外侵证。

(2)蒲公英、土牛膝根、板蓝根各15g,七叶一枝花12g。任选用其中1~2味,水煎服,每日1剂。用于胃火炽盛证。

(3)牛蒡子、昆布各6g,海藻9g。水煎服,每日1剂。用于虚火乳蛾。

2. 中成药

(1)银黄口服液:用于风热外侵证。

(2)小儿热速清口服液:用于发热重者。

（3）抗病毒口服液：用于急性乳蛾初起。

（4）双黄连口服液：用于火毒炽烈者。

（5）金果饮：用于肺阴伤证。

（6）六神丸：用治咽喉肿痛严重者。

3. 外治

（1）冰硼散：外吹。适用于咽喉红肿、疼痛较轻者。

（2）珠黄散：外吹。适用于咽喉红肿较甚，疼痛较剧，或喉核有脓点者。

（3）锡类散：外吹。适用于乳蛾溃烂。

（4）复方冬凌草含片：含化，每日4～6次。适用于乳蛾未化脓者。

（5）双黄连粉针剂：每次1支，加水6ml溶化后，超声雾化吸入，每日1次。对各期乳蛾均适用。

4. 针灸

（1）实热乳蛾者，主穴有合谷、内庭、少商，配穴有天突、少泽、鱼际，少商点刺出血；高热配合谷、曲池。每次选其中2～3个穴，中强刺激，每日1次。

（2）虚火乳蛾者，主穴有大杼、风门、百劳、身柱、肝俞，配穴有合谷、曲池、足三里、颊车。每次选其中2～3个穴，中度刺激，每日1次。

5. 刮痧　以金属汤匙光滑的边缘蘸麻油于患儿脊柱两旁轻轻由上向下顺刮，以出现红瘀点为度。用治风热外侵之乳蛾。

【预防与调护】

1. 注意口腔卫生，患儿可用银花甘草水漱口，每日3～6次。

2. 注意随气温变化为小儿增减衣被，积极防治感冒。

3. 患儿的饮食宜清爽，忌荤腥发物，以防助长邪势。

4. 及时治愈本病，防止迁延成慢性或变生他病。

病案分析

患儿，男，2岁。发热2天，体温39℃，鼻塞，稍有咳嗽，口干而渴，咽部红肿，吞咽困难，咽黏膜充血，扁桃体红肿，未成脓，舌红，苔黄，指纹浮紫达气关，脉浮数。

①请给出诊断分型、病机分析、治法方药。②如不能确切诊断，还要做什么体格检查？

第三节　咳　　嗽

咳嗽是以咳嗽症状命名的肺系病证，有声无痰为咳，有痰无声为嗽，有声有痰谓之咳嗽。本病证四季均可发生，而以冬春季节多见。任何年龄小儿皆可发病，以婴幼儿发病率较高，大多预后良好，部分可反复发作，经久不愈。

《黄帝内经》早有咳嗽的记载。明代张景岳将咳嗽分为外感、内伤两大类，《景岳全书·杂证谟·咳嗽》："咳嗽之要，止惟二证。何为二证？一曰外感，一曰内伤而尽之矣。"而《幼幼集成》所言"因痰而嗽者，痰为重，主治在脾；因咳而动痰者，咳为重，主治在肺"，对咳嗽的辨证和治疗都有临床意义。

西医学的小儿支气管炎以及其他急慢性疾病以咳嗽为主症者可参照本节治疗。

知识链接

顿咳

顿咳,中医学定义为因感染顿咳时邪,以阵发性痉挛性咳嗽,咳后有特殊的吸气性吼声,咯出痰涎而暂停为特征的儿科时行病。西医学百日咳属于顿咳范畴,是小儿常见的急性呼吸道传染病,百日咳鲍特菌是本病的致病菌。其特征为阵发性痉挛性咳嗽,咳嗽末伴有特殊的吸气吼声,病程较长,可达数周甚至3个月左右,故有百日咳之称。幼婴患本病时易有窒息、肺炎、脑病等并发症,病死率高。现百日咳疫苗的使用,已有效减少了本病的发生。

【病因病机】

肺为娇脏,外合皮毛,小儿肌肤柔弱,卫外功能不足,冷暖不能自调,易为外邪侵袭,故小儿以外感咳嗽为多,而内伤咳嗽者少。虽"五脏六腑皆令人咳,非独肺也",但"咳为气逆,嗽为有痰,内伤外感之因甚多,确不离乎肺脏为患也"(《临证指南医案》)。故小儿咳嗽,虽多涉及他脏,但以肺脏为主。咳嗽病位主要在肺,由肺失宣降所致,分外感、内伤两大类。临床上小儿外感咳嗽多于内伤咳嗽。

1. 外邪犯肺 风邪从皮毛或口鼻而入,首犯肺卫,致肺失宣降,肺气上逆而为咳嗽。风邪为百病之长,其他外邪多随风而侵袭人体,故在外感咳嗽中,寒或热邪,均以风邪为先导。风为阳邪,化热最速,故小儿风寒咳嗽,大多为时短暂,可化热传里,出现痰热蕴肺之证。

2. 痰热蕴肺 小儿素有食积内热,或感受外邪化热传里,灼津成痰,痰热互结,阻于气道,肺失清肃,宣降失常而致咳嗽。

3. 痰浊内生 小儿脾常不足,若喂养不当或饮食不节,致脾失健运,水湿内停,聚湿成痰,上渍于肺,肺失宣降而为咳嗽。此所谓"脾为生痰之源,肺为贮痰之器"。

4. 肺阴不足 由于久病不愈,或热病之后,耗伤肺阴,肺阴虚则肺失清润,宣降失常,肺气上逆,导致咳嗽。

此外,其他脏腑功能失常,也可导致咳嗽的发生,如肝火亢盛,木火刑金,累及于肺而为咳嗽。

总之,咳嗽有外邪犯肺、痰热蕴肺、痰浊内生及肺阴不足之别,而肺失宣降,肺气上逆是本病证的基本病机。

【诊断要点】

1. 症状 以咳嗽,或伴咳痰为主症,可伴有咽痒或咽痛、发热、烦躁、胸痛等。

2. 体征 大多有咽部充血,双肺呼吸音粗糙,肺部可闻及不固定的、散在干湿啰音。外感咳嗽者舌苔薄白或薄黄,脉浮紧或浮数;内伤咳嗽者舌苔腻,脉滑,或见舌红少苔,脉细数。

3. 辅助检查 白细胞计数及分类大多在正常范围。采集鼻咽拭子或分泌物使用免疫荧光技术、酶标抗体染色法等可明确病原体。冷凝集试验可用于肺炎支原体感染的过筛试验。X线检查可见肺纹理增粗。

【鉴别诊断】

1. 肺炎喘嗽 以发热、咳嗽、气急、鼻翼煽动为主症,肺部可闻及固定的细湿啰音。胸部X线检查可见斑片状阴影。

2. 顿咳 以阵发性痉挛性咳嗽为主症,咳毕伴有鸡鸣样吼声,呕吐痰涎。有与类似病证患者的接触史。痰培养可找到百日咳鲍特菌。

【辨证论治】

（一）辨证要点

1. 辨外感、内伤 从病程的长短和表证的有无辨别。若外感咳嗽,则多起病急,病程短,常有发热恶寒、鼻塞、流涕等症；内伤咳嗽，则起病多缓，病程较长，可有其他脏腑功能失调的证候，但无表证。

2. 辨寒热、虚实　外感咳嗽属实证；内伤咳嗽多属虚证或虚中夹实；痰色白而稀，舌淡红，苔白腻或薄白，多属寒证；痰色黄黏稠，舌红苔黄或花剥，多属热证。

（二）治疗原则

咳嗽的治疗原则是宣通肺气，化痰止咳。外感咳嗽，佐以疏风解表；内伤咳嗽，则应辨清由何脏累及所致，随证立法，或佐以燥湿，或清热化痰，或养阴润肺等法。

（三）分证施治

1. 外感咳嗽

（1）风寒咳嗽

证候：咳嗽频作，痰色白而稀，咽痒声重，鼻塞流清涕，或恶寒无汗，头身疼痛，舌淡红，苔薄白，脉浮紧或指纹浮红。

证候分析：感受风寒，邪客于肺，肺失宣降，则见咳嗽频作，痰稀色白，鼻塞，流清涕，咽痒声重。风寒外束，腠理闭塞，则有恶寒无汗，头身疼痛。舌淡红、苔薄白、脉浮紧，为风寒在表之征。

本证以咳嗽，痰白清稀，鼻流清涕，舌淡红，苔薄白，脉浮紧为辨证要点。

治法：疏风散寒，宣肺止咳。

方药：金沸草散加减。

方中金沸草祛风化痰止咳，前胡、细辛、荆芥辛温疏散风寒，半夏、茯苓肃肺降气化痰，生姜、大枣、甘草调和营卫。

若恶寒头痛甚，加白芷、防风、川芎解表散寒；咳甚，加紫菀、款冬花、杏仁宣肺止咳；痰多，加用三子养亲汤；咽喉肿痛，声音嘶哑，口干口渴，外寒里热甚者，加鱼腥草、黄芩、桑白皮清肺泄热。

（2）风热咳嗽

证候：咳嗽不爽，痰黄黏稠，不易咯出，咽喉疼痛，鼻流黄涕，或有发热口渴，舌红，苔薄黄，脉浮数或指纹浮紫。

证候分析：风热犯肺，肺失宣降，肺气上逆，故见咳嗽，咽喉疼痛，鼻流黄涕。热邪炼液成痰，故咳嗽不爽，痰黄黏稠，不易咯出，发热口渴。舌红、苔薄黄、脉浮数，为风热在表之征。

本证以咳嗽，痰黄黏稠，兼有风热表证为辨证要点。

治法：疏风清热，宣肺止咳。

方药：桑菊饮加减。

方中桑叶、菊花、薄荷疏风宣肺；连翘、甘草清热解毒；桔梗、杏仁宣肺止咳；芦根清热生津。

咳重，加炙枇杷叶、前胡清肺止咳；发热甚，加石膏、鱼腥草、黄芩清热解毒；咳甚痰多，加前胡、瓜蒌皮等清热化痰；咽喉肿痛，加牛蒡子、射干解毒利咽；烦躁，夜间哭闹，加黄连、淡竹叶清心安神。

（3）风燥咳嗽

证候：咳嗽痰少，或痰黏难咯，或干咳无痰，鼻燥咽干，口干欲饮，咽痒咽痛，皮肤干燥，或伴发热、鼻塞、咽痛等表证，大便干，舌质红，苔少乏津，脉浮数或指纹浮紫。

证候分析：风燥伤肺，肺失清润，故见咳嗽痰少，干咳无痰，连声作呛，咳声嘶哑；燥热伤津，则鼻燥咽干，痰黏难咯，口渴，皮肤干燥；燥热扰心，则心烦；风燥外客，卫表不和，则见发热、微恶风寒、鼻塞、咽痛等表证；舌偏红、苔少乏津、脉略数或指纹紫，均属燥热之征。

本证以干咳无痰，连声作呛，鼻燥咽干，舌干红少津为辨证要点。

治法：疏风清肺，润燥止咳。

方药：清燥救肺汤或桑杏汤加减。

清燥救肺汤中桑叶轻宣肺燥，透邪外出；石膏清泄肺热；杏仁、枇杷叶苦降肺气；麦冬、胡麻仁、阿胶养阴润肺；人参益气生津，合甘草以培土生金。桑杏汤中桑叶清宣燥热，透邪外出；杏仁宣利肺气，润燥止咳；豆豉辛凉透散，助桑叶轻宣透热；贝母清化热痰止咳；沙参养阴生津，润肺止咳；栀子清泄肺热；梨皮清热润燥，止咳化痰。

热象明显，证属温燥，加桑白皮、菊花；痰黏难咯，加黛蛤散、冬瓜子、桃仁；干咳无痰，连声作呛，加蝉蜕、钩藤、百合；痰中带血丝，加白茅根、牡丹皮、生地黄；口渴咽干，加芦根、石膏、石斛。

若见鼻流清涕、咳嗽重浊、舌不红少津，辨证属凉燥者，宜用杏苏散加减治疗。

2. 内伤咳嗽

（1）痰热咳嗽

证候：咳嗽痰多，色黄黏稠难咯，或伴发热口渴，烦躁不宁，尿少色黄，大便干燥，舌红，苔黄腻，脉滑数或指纹青紫。

证候分析：素体痰盛，郁而化热，痰热犯肺，肺失宣降，气逆于上，痰随气升，则见咳嗽痰多，色黄黏稠难咯，发热口渴。热扰心神，故烦躁不宁，尿少色黄。肺失清肃，大肠传导失司，故大便干燥。舌红、苔黄腻、脉滑数，为里热之征。

本证以咳嗽痰多色黄，舌红，苔黄腻，脉滑数为辨证要点。

治法：清热化痰，肃肺止咳。

方药：清金化痰汤加减。

本方中栀子、黄芩、知母清热泻肺；瓜蒌、桑白皮、浙贝母、橘红化痰降气；茯苓健脾化痰；麦冬、桔梗、甘草润肺化痰。

痰多色黄黏稠难咯，酌加竹沥、葶苈子、天竺黄清肺涤痰；烦躁易怒，加黛蛤散、郁金疏肝泻火；大便干结，加全瓜蒌、大黄，或一捻金清热通腑；舌红少苔，加沙参、地骨皮养阴清热；鼻衄，加牡丹皮、白茅根、藕节凉血止血。

（2）痰湿咳嗽

证候：咳嗽痰白量多，胸闷纳呆，困倦乏力，舌淡，苔白滑，脉滑。

证候分析：脾失健运，痰浊内生，上渍于肺，肺失宣降，则咳嗽痰白量多。湿浊困脾，故胸闷纳呆，困倦乏力。舌淡、苔白滑、脉滑，为痰浊之象。

本证以咳嗽痰白量多，纳呆，舌淡，苔白滑，脉滑为辨证要点。

治法：燥湿化痰，肃肺止咳。

方药：二陈汤加减。

方中半夏燥湿化痰，和胃止呕；陈皮理气健脾，燥湿化痰；茯苓健脾利湿；甘草和中。

湿盛，加苍术、厚朴燥湿健脾理气；胸闷不适，咳嗽不爽，加枳壳、桔梗宽胸化痰；寒湿较重，痰白清稀，舌苔白滑甚，加干姜、细辛温肺化痰；久病脾虚甚，神疲乏力，加白术益气健脾；食少腹胀，可加山楂、神曲理脾消食。

（3）阴虚咳嗽

证候：干咳少痰或痰黏难咯，口鼻咽干燥，声音嘶哑，手足心热，或痰中带血，或潮热盗汗，唇红舌红，苔少或花剥，脉细数或指纹紫。

证候分析：阴虚生燥，肺失清润，宣降失常，故咳嗽少痰或痰黏难咯，口咽干燥，声音嘶哑。热伤肺络，则痰中带血。阴虚则内热，故手足心热或潮热盗汗。唇红舌红、苔少或花剥、脉细数，为阴虚内热之象。

本证以干咳痰少而黏，舌红苔少或花剥，脉细数为辨证要点。

治法：养阴清热，润肺止咳。

方药：沙参麦冬汤加减。

方中沙参、麦冬、玉竹养阴润肺，桑叶、天花粉、扁豆清热止咳。

低热不退，加地骨皮、胡黄连退虚热；久咳痰黏，重用麦冬，合泻白散养阴清热；咳嗽痰中带血，加白茅根、蛤粉、炒阿胶保肺止血；兼胃阴不足，食少纳差，加山楂、石斛生津养胃。

（4）气虚咳嗽

证候：咳嗽反复不已，痰白清稀，面白无华，气短懒言，语声低微，自汗畏寒，平素易感冒，舌淡嫩，苔白，边有齿痕，脉细无力。

证候分析：肺气不足，余邪未解。肺为气之主，肺虚则气无所主而咳嗽无力，气短懒言，语声低微；肺气虚弱，卫外不固，见喜温畏寒自汗；肺虚及脾，水湿不能运化，故痰白清稀；舌淡嫩、苔白、脉细无力为气虚之象。

本证以咳而无力，痰白清稀，气短懒言，舌淡嫩，脉细无力为辨证要点。

治法：健脾补肺，益气化痰。

方药：六君子汤加减。

方中人参补气益胃，白术、茯苓健脾化湿，甘草和中养胃，陈皮、半夏燥湿化痰。

气虚甚者，加黄芪、黄精；汗出形寒，加生姜、大枣；咳甚痰多，加杏仁、川贝母、炙枇杷叶；纳呆，加焦山楂、神曲。

（四）其他治疗

1. 经验方　王烈治疗小儿咳嗽经验：①偏实热，方用川贝母、桃仁、杏仁、白前、前胡、桑皮、地骨皮、知母等。②咳嗽日久，耗气伤阴，痰留不去之咳嗽偏虚型，方用百部、百合、沙参、白芥子、莱菔子、旋覆花、款冬花、党参等。

2. 中成药

（1）急支糖浆：适用于风热咳嗽。

（2）川贝枇杷糖浆：适用于阴虚咳嗽。

3. 外治

敷脐疗法：风热咳嗽可用鱼腥草、青黛、海蛤壳、葱白、冰片等；风寒咳嗽可用白芥子、半夏、细辛、麻黄、肉桂、丁香等。

4. 推拿　取穴天突、膻中、中府、风门、肺俞、丰隆等，主要使用揉、推和按法治疗。

【预防与调护】

1. 保持室内空气流通，加强体格锻炼，防寒保暖，避免外感。

2. 避免煤气、烟尘等刺激；避免患儿过多哭闹、喊叫。

3. 饮食宜清淡，勿食辛辣、香燥、油腻及过咸、过甜之品。

4. 经常变换体位及拍打背部，以利痰液排出。

病案分析

患儿，3岁。初起症见咳嗽流涕，三天后咳嗽加剧，痰稀白量不多，或痰稠不易咯出，咳声不扬，入睡咳重，舌质淡红，苔薄白，脉浮紧。

请给出诊断分型、病机分析、治法方药。

第四节　肺炎喘嗽

肺炎喘嗽是小儿时期常见的肺系病证之一，临床以发热、咳嗽、气急、鼻煽为特征。好发于婴幼儿，四季皆可罹患，冬春两季多见。若能早期发现、及时治疗，预后良好。病情较重，或失治误治者,可发生心阳虚衰或内陷厥阴的变证,甚至死亡。本病多继发于感冒、麻疹、顿咳等急性热病。年龄越小,发病率越高,病情越重。年龄幼小,体质虚弱者,常反复发作,迁延难愈。

唐宋以前对肺炎喘嗽的描述,大多以"喘鸣""肺胀"定名。张仲景《金匮要略·肺痿肺痈咳嗽上气病脉证治》中有"上气喘而躁者属肺胀"的记载,制订的麻杏石甘汤是治疗肺炎喘嗽的重要方剂。金元时期朱震亨在《幼科全书》中有"胸高气促肺家炎"的记载。明代万全提出了"马脾风"的病名。清《医宗金鉴·幼科心法要诀》对"火热喘急"做了较详细的描述。而肺炎喘嗽的命名首见于清代谢玉琼《麻科活人全书·气促发喘鼻煽胸高》,该书在叙述麻疹出现"喘而无涕,兼之鼻煽"时,称为"肺炎喘嗽",是对麻疹病程中出现咳嗽、喘息、鼻煽等肺气闭塞证的命名。这里的"炎"是对热邪炽盛病机的描述。

西医学的支气管肺炎、间质性肺炎、毛细支气管肺炎等可参照本节治疗。

知识链接

马脾风

马脾风是指因风热犯于肺脾,热痰壅盛而发的暴喘,以小儿多见,其起病急,病势重。以喘为主,迅速出现胸高气急,撷肚抬肩,痰壅如潮,面唇指甲青紫,闷乱烦躁,便秘溲赤,苔黄厚腻或呈焦黄,脉滑数,甚至发生惊厥。西医学小儿喘憋型肺炎,多见此临床表现。中医治当通腑泻肺,导痰下行,方用牛黄夺命散。明代万全《幼科发挥》认为:"午属马,为少阴君火。心主热,脾主湿,心火乘肺,脾之痰升,故肺胀而喘,谓之马脾风也。"其在《万氏家藏育婴秘诀·喘》中云:"有小儿胸膈积热大喘者,此肺胀也,名马脾风,用牛黄夺命散主之。"

【病因病机】

肺炎喘嗽之外因责之于感受外邪,邪从皮毛或口鼻而入,外邪犯肺;或因其他外感热病,如麻疹、顿咳等,热邪犯肺;或在病变过程中复感外邪,邪气闭肺所致。内因责之于小儿肺脏娇嫩,卫外功能不固。

1. 风邪闭肺 感受外邪,邪气闭肺,肺失宣发,清肃之令不行,即可导致肺炎喘嗽。因风邪夹寒或热之不同,而有风寒闭肺或风热闭肺之证。由于小儿的体质特点,临床以风热闭肺常见,而风寒闭肺较少或为时短暂。

2. 痰热闭肺 外邪闭肺初期失治,或邪热太盛,或素体虚弱,均可致热邪不解,热邪炽盛,闭阻于肺;或热灼津液,炼液成痰,痰热胶结,闭阻于肺,致热、咳、痰、喘、煽的典型临床表现。若病情进一步发展,可出现以下常见变证。

(1)心阳虚衰:肺主气而朝百脉,热邪闭肺,肺气郁闭,百脉运行不畅,血脉瘀阻,累及于心;又因热邪炽盛,壮火食气,致宗气生成不足,行血乏力,血脉瘀滞亦可累及于心。故轻者致心气不足,重者心阳虚衰。而心气不足或心阳虚衰,无力推动血行,又会加重血瘀和肺气闭阻,终可致心阳虚脱,出现面色苍白、口唇青紫、心悸不宁等症。

(2)邪陷厥阴:热邪炽盛,正不胜邪,内陷心包,或痰热蒙蔽心包,则出现神志昏迷;热邪炽盛,化火动风,则见牙关紧闭、四肢抽搐等邪陷厥阴证。

3. 正虚邪恋 肺炎喘嗽经治疗后,发热渐退,喘嗽渐平,病邪已去大半或已完全解除,但因壮热久咳,耗伤肺阴,导致低热不退、干咳少痰等阴虚肺热之象。或素体脾虚,肺气耗伤太过,导致肺脾气虚,而见咳嗽有痰、低热、汗出、纳呆、大便溏薄等症。

总之,肺炎喘嗽有外邪闭肺、热毒闭肺或痰热闭肺及正虚邪恋等不同阶段,其病位主要在肺,但若邪气壅盛或正气虚弱,病情进一步发展,常累及心、肝、脾。肺气郁闭是本病证的病机关键,痰热是主要的病理产物。

【诊断要点】

1. 症状 发热,咳嗽,气促,鼻翼扇动,可伴有呕吐、纳呆、烦躁不安或神昏等。

2. 体征 满面红赤或面色苍白,呼吸喘促,口周发绀,肺部可闻及较固定的湿啰音。热重者,舌红,苔黄燥;痰重者,舌苔厚腻。重症者可见四肢厥冷,肝脏增大,舌紫黯,脉微急促;或见高热不退、抽搐等症。

3. 辅助检查 血常规检查细菌感染所致者白细胞计数升高,中性粒细胞增多;病毒感染引起者白细胞计数正常或偏低,淋巴细胞百分比增高或出现非典型淋巴细胞。病原学检查可明确病因。X 线检查早期肺纹理增粗,以后出现小斑片状阴影,以双肺下野、中内带及心膈区居多,或融合成片状阴影,可伴肺不张或肺气肿。细菌培养、病毒学检查、肺炎支原体检测等可获得相应的病原学诊断。

【鉴别诊断】

1. 哮喘 以咳嗽、哮鸣、气喘、呼气延长为特征,可无发热,多反复发作,肺部听诊以哮鸣音为主。

2. 咳嗽 以咳嗽为主症,可有发热,无气急和鼻煽,肺部听诊呼吸音粗糙或有不固定的、散在的干湿啰音。

【辨证论治】

(一)辨证要点

本病辨证,重在辨常证和变证,常证重在辨表里、寒热、虚实及痰重热重。

1. 辨常证、变证 常证为病位在肺,可有轻重之分,以发热、咳嗽、气急、鼻煽为主症。风寒或风热闭肺者多为轻症,热毒闭肺或痰热闭肺者为重症。变证为正虚邪盛的危重证候,若在发热、咳嗽、气急、鼻煽的同时,兼见喘促严重,面色苍白,发绀,四肢厥冷,脉微欲绝者,为心阳虚衰;兼见高热不退,神昏,抽搐者,为邪陷厥阴。

2. 辨热重、痰重 高热不退,烦躁,口渴,舌红,苔黄糙,属里热炽盛,即为热重。喉间痰鸣,呼吸喘急,舌苔厚腻,属痰气交阻,即为痰重。

(二)治疗原则

肺炎喘嗽的治疗原则是以宣肺开闭为主。风热闭肺,佐以辛凉清热;热毒炽盛,佐以清热解毒;痰浊壅肺,佐以涤痰降气;气滞血瘀,佐以行气活血;久病气阴两虚,佐以益气养阴,扶正祛邪;若出现变证,应随证救治,病情危笃则应采取中西医结合治疗。

(三)分证施治

1. 常证

(1)风寒闭肺

证候:恶寒发热,头身痛,无汗,鼻塞流清涕,呛咳频作,呼吸气急,痰稀色白,咽不红,口不渴,面色淡白,纳呆,舌淡红,苔薄白,脉浮紧,指纹浮红。

证候分析:此证多见于本病的早期,或严寒季节,年长儿常自诉恶寒体痛。同时需注意到风寒之邪易于化热,临证时要注意化热的程度。

辨证要点:对本病初起时出现的寒战应具体分析,不能一概归属于风寒证。属风寒者,恶寒重无汗,并伴有其他风寒表证。若是温热病邪为患,寒战同时见体温急速上升。

治法:辛温宣肺,化痰止咳。

方药:华盖散加减

方中麻黄宣肺化痰,解表发汗;杏仁、苏子降气消痰,宣肺止咳;陈皮理气燥湿;桑白皮泻肺利水;茯苓渗湿行水;甘草调和诸药。

恶寒身痛重者,加桂枝、白芷;痰多,苔白腻者,加莱菔子。如寒邪外束,内有郁热,证见呛咳痰白、发热口渴、面赤心烦、苔白、脉数者,则宜用大青龙汤表里双解。

（2）风热闭肺

证候:发热重,恶寒轻,咳嗽,喘急,鼻煽,鼻塞流涕,咽喉红肿,舌质红,苔薄黄,脉浮数或指纹青紫。

证候分析:风热犯肺,肺气失宣,则发热重,恶寒轻,鼻塞流涕。邪热循经,上熏咽喉,则咽喉红肿。邪热重,闭塞于肺,则咳嗽、喘急、鼻煽并见。风热在表,故舌红,苔薄白或黄,脉浮数或指纹青紫。

本证以咳嗽,气喘,发热,微恶寒,脉浮数等风热表证为辨证要点。

治法:疏风清热,宣肺开闭。

方药:麻杏石甘汤合银翘散加减。

方中以麻黄宣肺开闭,石膏清泄肺热,杏仁降气化痰,甘草生津和中。合银翘散疏风清热。

发热甚,重用石膏,加鱼腥草、黄芩、栀子清热解毒;咳甚痰多,加前胡、瓜蒌、竹沥清热化痰;咽喉红肿甚,加牛蒡子、射干解毒利咽。

（3）热毒闭肺

证候:壮热不退,咳嗽剧烈,喘急鼻煽,溲赤便秘,烦躁口渴,唇红咽红,舌红,苔黄,脉数或指纹青紫。

证候分析:热邪炽盛,闭阻于肺,故见壮热不退,咳嗽剧烈,喘急鼻煽。热邪伤津,热扰心神,则溲赤、烦躁、口渴。肺与大肠相表里,肺气闭塞,大肠传导失司,故便秘。唇红咽红、舌红苔黄、脉数或指纹青紫,均为里热炽盛之象。

本证以壮热,咳喘并重,舌红苔黄,脉数或指纹青紫而无表证为辨证要点。

治法:清热解毒,宣肺开闭。

方药:三黄石膏汤加减。

方中以石膏、黄连、黄芩、黄柏、栀子清热解毒,麻黄宣肺开闭,加鱼腥草、虎杖增强清热解毒之力。

咳痰多,加瓜蒌、竹沥、天竺黄清热化痰;咳甚气急,加车前子、葶苈子、桑白皮泻肺涤痰;大便干结,加大黄、玄明粉通腑泄热。

（4）痰热闭肺

证候:壮热,咳嗽咳痰,呼吸急促,鼻翼扇动,喉间痰鸣,胸闷胀满,泛吐痰涎,或口唇青紫,舌红,苔黄厚,脉滑数或指纹青紫。

证候分析:热邪炽盛,灼津为痰,痰热闭肺,故壮热,咳嗽痰多,喉间痰鸣,呼吸急促,鼻翼扇动。痰浊中阻,胃气上逆,故胸闷胀满,泛吐痰涎。舌苔黄厚、脉滑数或指纹青紫,为痰热内盛之象。

本证以壮热,咳嗽痰多,气急鼻煽,喉间痰鸣,舌苔黄厚,脉滑数为辨证要点。

治法:清热涤痰,宣肺开闭。

方药:葶苈大枣泻肺汤合五虎汤加减。

方中葶苈子泻肺涤痰,麻黄宣肺开闭,石膏清泄肺热,杏仁止咳化痰,细茶肃肺化痰。

咳嗽痰多,喉间痰鸣,加天竺黄、胆南星以清热涤痰;便秘、腹胀,加大黄、芒硝通腑泄热;发热甚,加黄芩、栀子清热泻火;喘甚痰壅、便秘而病情较急者可用牛黄夺命散涤痰泻火。

（5）正虚邪恋

1）阴虚肺热

证候:病程较长,低热不退,干咳少痰,面色潮红,盗汗,口渴,唇红,舌红,苔少而干,或舌苔花剥,脉细数或指纹紫。

证候分析:病之后期,因久热久咳,邪热未尽,耗伤肺阴,导致低热不退,口渴,面色潮红,盗汗。阴津耗伤，肺失滋养，故干咳少痰。唇红、舌红、苔少而干，或舌苔花剥，脉细数，为阴虚有热之象。

本证以病程较长，干咳少痰，舌红，苔少或花剥，脉细数为辨证要点。

治法：养阴清肺。

方药：沙参麦冬汤加减。

方中沙参、麦冬、天花粉、玉竹滋养肺胃津液，扁豆、甘草养胃健脾，桑叶清解余热。

低热不退，加青蒿、地骨皮、胡黄连清退虚热；久咳痰黏，重用麦冬，加桑白皮、地骨皮养阴清肺；偏胃阴不足，食少纳差，加山楂、石斛生津养胃。

2）肺脾气虚

证候：咳嗽无力，喉间痰鸣，神疲倦怠，面色少华，自汗食少，大便稀溏，唇舌淡红，脉细弱无力或指纹淡红。

证候分析：久病不愈，损伤肺脾，肺气虚弱，则咳嗽痰多；脾虚不运，则食少纳差，大便稀溏；肺脾气虚，表卫不固，故自汗。

本证以咳嗽无力，痰多，自汗纳差，便溏，唇舌淡红，脉细弱无力为辨证要点。

治法：健脾益气。

方药：人参五味子汤加减。

方中人参、白术、茯苓、甘草健脾益气，培土生金；五味子养阴敛肺。

咳嗽痰多，加法半夏、陈皮、前胡燥湿化痰宣肺；大便稀溏，加山药、扁豆健脾止泻；食欲不振，腹部胀满，加山楂、神曲消食和胃；汗多易感冒，加黄芪、防风、浮小麦益气固表。

2. 变证

（1）心阳虚衰

证候：突然面色苍白，口唇发绀，呼吸急促，心悸不宁，烦躁不安，汗出不温，四肢厥冷，肝脏增大，舌紫黯，苔白，脉微弱急促。

证候分析：肺气闭阻严重，血行无力，累及于心，心肺互相影响，宗气生成不足，故突然呼吸急促，心悸，烦躁。血脉瘀阻，则口唇发绀。心阳虚衰，不能温养颜面四肢，则面色苍白，四肢厥冷，汗出不温。肝藏血，血郁于肝，则见肝脏增大。舌紫黯、苔白、脉微弱急促，为心阳虚衰之象。

🌐 **知识链接**

肺炎合并心力衰竭的诊断　①心率突然加快，超过 180 次/min。②呼吸突然加快，超过 60 次/min。③突然发生极度烦躁不安。④面色明显发绀，皮肤苍白、发灰、发花、发凉，指（趾）甲微血管再充盈时间延长，尿少或无尿。⑤心音低钝，有奔马律，颈静脉怒张，X 线检查示心脏扩大。⑥肝脏迅速扩大。⑦颜面、眼睑或下肢水肿。具有前 5 项者即可诊断心力衰竭。

本证以突然呼吸急促，心悸，烦躁，肝大，唇舌紫黯为辨证要点。

治法：益气温阳，救逆固脱。

方药：参附龙牡救逆汤加减。

方中人参大补元气；附子回阳救逆；白芍、甘草酸甘化阴，敛阴护液；龙骨、牡蛎潜阳固脱。

若神疲乏力，唇红舌红，少苔，为气阴两虚，加生脉散益气养阴；口唇发绀，肝脏增大，加红花、丹参、当归活血化瘀。

（2）邪陷厥阴

证候：壮热神昏，烦躁谵语，四肢抽搐，颈项强直，两目上视，舌红绛，苔黄，脉数。

证候分析：邪热炽盛，正不胜邪，内陷心包，或痰热蒙蔽心包，则出现壮热不退，烦躁谵语，甚则神志昏迷。热邪炽盛，引动肝风，则四肢抽搐，颈项强直，两目上视。舌红绛、苔黄、脉数，为邪热炽盛之征。

本证以壮热，神昏，抽搐为辨证要点。

治法：清热泻火，平肝息风。

方药：羚角钩藤汤合牛黄清心丸加减。

方中羚羊角粉、钩藤、菊花、白芍、僵蚕平肝息风；黄芩、栀子、石菖蒲、竹茹、川贝母、茯神、胆南星清心豁痰开窍。合牛黄清心丸清心化痰，镇惊安神。

壮热不退，加石膏、黄芩、栀子清热解毒；四肢抽搐，加僵蚕、全蝎息风止痉；高热神昏，合紫雪丹清热开窍；神昏痰多，加胆南星、竹沥、天竺黄清热化痰开窍；大便干结，加大黄或合一捻金清热通腑。

（四）其他治疗

1. 经验方

（1）刘弼臣治疗小儿肺炎经验：症见高热，喉中痰鸣，咳逆喘急，胸满腹胀，痰壅泛吐，舌苔白腻，脉弦滑者，方用苦降辛开汤，组成为黄连（或用马尾连）、黄芩、干姜、半夏、枳壳、郁金、莱菔子等。

（2）马莲湘治疗小儿肺炎经验：方用肺炎痰喘汤，组成为生麻黄、生石膏、金银花、连翘、杏仁、炒葶苈子、天竺黄、瓜蒌皮、玄参、生甘草等。

2. 中成药

（1）双黄连口服液：用于风热闭肺证。

（2）穿琥宁注射液：用于痰热闭肺证。

3. 外治

（1）白芥子、丁香研细末，用蛋清调敷天突、膻中、肺俞穴。有减轻胸闷和促进啰音消失的作用。

（2）肉桂、丁香、川乌、草乌、乳香、没药、当归、红花、川芎、赤芍、透骨草，制成10%油膏，敷背部湿啰音显著处。使用时防止发疱，以皮肤发赤为度。

4. 拔罐 取双侧肩胛骨下部，用拔罐法每次5～10分钟，每日1次，5日为1个疗程。用于肺部湿啰音长期不消者，多用于年长儿。

【预防与调护】

1. 加强锻炼，合理营养；保持室内清洁和空气流通。

2. 保持安静，定时翻身拍背，必要时吸痰。

3. 发热时以流质、半流质饮食为宜，给予富有营养的清淡食品，忌食油腻及刺激食品，以防助热生痰。

4. 及时巡视重症肺炎患儿，密切观察呼吸、心率、面色及神志的变化。

病案分析

患儿，男，2岁。咳嗽伴喘发热1天，体温39℃，面色红赤，鼻煽气急，喉中痰鸣，声如拽锯，烦躁，口渴，大便2日未行，小便黄少，舌红，苔黄，指纹浮紫达气关，脉浮数。

①请给出诊断分型、病机分析、治法方药。②如不能确切诊断，还要做什么相关检查？

第五节　哮　喘

哮喘是小儿时期常见的肺系病证，临床以发作性的哮鸣气促，呼气延长，不能平卧为特征。《医学正传》指出："哮以声响名，喘以气息言。"哮必兼喘，故称哮喘。本病各年龄阶段均可发生，初发年龄以 1～6 岁多见，大多在 3 岁以内起病。哮喘发作有感触外邪或冷热刺激等明显的诱因，以冬春季节气候变化时发作为多。本病经积极治疗，随着年龄的增长，可获痊愈。但若失于防治，可反复发作，甚至遗患终身。

古代医籍对哮喘记载甚多，金元之前，多列入喘门。元代朱震亨在《丹溪心法·喘论》中首先记载了哮喘的病名，谓"哮喘专主于痰"，并提出哮喘的治疗病未发时以扶正气为主，既发则以攻邪气为急。《幼科发挥》指出哮喘"发则连绵不已，发过如常，有时复发。此为宿疾，不可除也"，认识到本病反复发作，难以治愈的特点。

西医学的支气管哮喘、喘息性支气管炎均可参照本节治疗。

【病因病机】

小儿哮喘的发病原因是外有诱因，内有伏痰。体内伏痰的产生与肺、脾、肾三脏功能不足有关；诱因多为感受外邪，接触异物，饮食失调。

1. 内因　素体肺、脾、肾功能不足，导致痰饮内伏是哮喘发作的主要因素。小儿时期，若素体肺气不足，不能正常宣散敷布津液，留滞肺络则为痰；脾气不足，运化失司，则聚湿为痰；肾气不足，不能温煦气化水液，同时命门火衰，不能温煦脾土，土虚不运，皆致水湿停聚，凝而成痰。因此，素体肺、脾、肾不足，导致水液代谢失常，水湿停聚而为痰，痰饮内伏，形成哮喘反复发作的夙根。

2. 诱因　感受外邪，接触异物，饮食失调，是哮喘发作的诱发因素。气候骤变，小儿衣着不慎，寒暖不能自调，感受外邪，肺失宣降，其气上逆与痰搏结；或过食肥甘厚味、辛辣酸咸，或接触花粉、尘埃、油漆、绒毛、煤气等异物，刺激气道，引动伏痰，诱发哮喘；或小儿情志不遂，肝失疏泄，或过度劳累，均可使气机升降失常，引动伏痰，诱发本病。

3. 发病　感触诱因，引动伏痰，痰随气升，气因痰阻，痰气交阻，阻塞气道，肺失宣肃而发病。出现喉间痰鸣、呼吸急促等症。重则可致血脉瘀阻，累及于心，导致口唇、肢端发绀，甚则面色苍白、头额冷汗、肢冷脉微等心阳欲脱的危象。若外感风寒，内伤生冷，或素体阳虚，则寒痰内伏，发为寒性哮喘；若外感风热，或风寒化热，或素体阴虚，则痰热内伏，发为热性哮喘。

总之，哮喘主因是素体肺、脾、肾功能不足，导致痰饮内生，感触诱因，致痰气交阻，阻塞气道，反复发作不已。

【诊断要点】

1. 病史　常有婴儿期湿疹史、过敏史、家族哮喘史。

2. 症状　病情反复发作。常突然发病，发作多与某些诱发因素有关，发作前往往有喷嚏、流涕、咳嗽、鼻痒等症状。发作时以哮鸣气促，呼气延长，不能平卧为特征。寒性哮喘多痰白清稀；热性哮喘多咳痰黄稠。病情缓解期，可无特殊症状，或可见肺、脾、肾之虚证。

3. 体征　发作时喉间痰鸣，肺部可闻及哮鸣音，严重者烦躁不安，出现三凹征、发绀。寒性哮喘见舌淡、苔白、脉浮紧；热性哮喘见舌红、苔黄干、脉滑数。缓解期可无阳性体征，或可见肺、脾、肾之虚证。

4. 辅助检查　发作时可有嗜酸性粒细胞计数增高，并发感染可有白细胞计数增高、中性粒细胞比例增高。胸部 X 线检查在哮喘发作时可见两肺透亮度增加，呈过度充气状态，在缓解期多无明显异常。缓解期可做皮肤过敏试验判断相关的过敏原，以明确诊断。

【鉴别诊断】

1. 咳嗽 以咳嗽为主症，无哮鸣气促、呼气延长等呼吸困难的症状。

2. 肺炎喘嗽 以发热、咳嗽、气急、鼻煽为临床特征。肺部听诊可闻及细湿啰音，一般无哮鸣音。胸部 X 线检查可见斑点状或片状阴影。

【辨证论治】

（一）辨证要点

1. 辨发作期和缓解期 出现哮鸣气促，呼气延长，不能平卧，喉间痰鸣，肺部可闻及哮鸣音，甚则出现三凹征、发绀，则为发作期；上述症状消失即为缓解期。

2. 发作期重点辨寒热 根据喉间痰鸣声的高低、面唇咽的颜色、舌脉，并结合二便等进行辨别。若喉间痰声低沉，咯白色泡沫痰，形寒肢冷，大便溏薄，小便清长，唇、舌、咽色淡，苔白，属寒证；若喉间痰声高亢，咯黄色泡沫痰，大便干燥，小便黄少，面、唇、咽、舌红，脉数，属热证。

3. 缓解期重点辨脏腑 根据缓解期的临床表现，辨在肺、在脾、在肾或肺脾同病、脾肾同病、肺脾肾同病。哮喘缓解后，若自汗出，面白少华，常因感冒诱发哮喘，属肺气虚；若痰多，纳少便溏，面色少华，属脾气虚；若动则气短，尿床或夜尿增多，生长发育迟缓，属肾气虚；若自汗出，反复感冒，痰多，纳少便溏，属肺脾气虚；若纳少便溏，动则气短，面色白，夜尿增多，生长发育迟缓，则属脾肾两虚；若汗出易感，纳少便溏，动则气短，生长发育迟缓，属肺脾肾同病。

（二）治疗原则

哮喘应按发作期和缓解期分别施治。发作期多属于实证，应以攻邪气为先，辨其寒热而治。如寒则热之，热则清之。若发作期，正虚痰阻，则扶正祛邪，标本兼治。缓解期多属虚证，以补益肺、脾、肾为主，治以补肺固表、健脾化痰或补肾纳气。

（三）分证施治

1. 发作期

（1）寒性哮喘

证候：咳嗽气促，喉间痰鸣，痰白清稀，鼻流清涕，形寒肢冷，无汗，面色淡白，舌淡，苔白，脉浮紧。

证候分析：风寒袭肺引动伏痰，痰气交阻，阻塞气道，故见喉间痰鸣，呼吸急促，痰白清稀等。风寒犯肺，肺气失宣，则见鼻流清涕，形寒无汗。面白肢冷、舌淡、苔白、脉浮紧，为风寒之征。

本证以咳喘，痰白清稀，舌淡苔白，脉浮紧为辨证要点。

治法：温肺化痰，降气平喘。

方药：小青龙汤加减。

方中麻黄发汗解表，宣肺平喘；桂枝辛温散寒；干姜、细辛温肺化饮；半夏燥湿化痰，和胃降逆；五味子敛肺止咳；芍药敛阴和营；炙甘草调和诸药。

若喘促较甚，表寒不显，可选射干麻黄汤加减。痰白量多，可加苏子、白芥子、莱菔子涤痰平喘；口渴，舌红干，有化热之象，加石膏、黄芩清泄里热。

（2）热性哮喘

证候：喘促气粗，喉间痰鸣，咳痰黄稠，发热口渴，面红，烦躁不安，大便干结，小便黄少，舌红，苔黄而干，脉滑数。

证候分析：外感风热，风热犯肺，或其他诱因，化热化火，引动伏痰，痰气交阻，阻塞气道，故见喘促气粗，咳痰黄稠。热甚伤津，内扰心神，则见发热口渴，面红，烦躁。大便干结、小便黄少、舌红苔黄干、脉滑数，为里热之象。

本证以发热，喘促，咳痰黄稠，舌红，苔黄干，脉滑数为辨证要点。

治法：清肺化痰，降气平喘。

方药：麻杏石甘汤加减。

方中麻黄宣肺开闭，石膏清泄肺热，两者相制为用，既宣肺又清热；杏仁降气化痰，杏仁佐麻黄止咳平喘，配甘草化痰止咳；甘草生津和中。

麻杏石甘汤辛凉宣肺，清热化痰，用于热性哮喘兼有风热表证者。若无表证，则可选定喘汤加减治疗。发热甚，重用石膏，加鱼腥草、黄芩、栀子清热解毒；痰多，加天竺黄、竹沥豁痰降气；大便干燥者，加全瓜蒌、大黄通腑泄热。

（3）外寒内热

证候：气喘，喉间哮鸣，咳嗽痰黏，色黄难咯，胸闷，喷嚏，鼻塞，流清涕，恶寒，发热，面色红赤，夜卧不安，无汗，口渴，小便黄赤，大便干，咽红，舌质红，苔薄白或黄，脉浮紧或滑数，指纹浮红或沉紫。

证候分析：表寒未清，内已化热。风寒在表，故见恶寒发热，打喷嚏，流清涕；口渴引饮、痰黏稠色黄、便秘，为里有痰热之象。

治法：解表清里，定喘止咳。

方药：大青龙汤加减。

方中麻黄、桂枝、生姜温肺平喘，生石膏清里热，生甘草和中，白芍、五味子敛肺。

热重者，加黄芩、鱼腥草；咳喘哮吼甚者，加射干、桑白皮；痰热明显者，加地龙、僵蚕、黛蛤散、竹沥。

（4）肺实肾虚

证候：气喘，喉间哮鸣，持续较久，喘促胸满，动则喘甚，咳嗽，痰稀色白易咯，形寒肢冷，面色苍白或晦滞少华，神疲倦怠，小便清长，舌质淡，苔薄白或白腻，脉细弱或沉迟，指纹淡滞。

证候分析：正虚邪恋，虚实夹杂。痰热阻肺，肺气失宣，故咳嗽，喉间痰吼；肾虚不纳，故病程迁延，哮喘反复，动则喘甚。

治法：泻肺平喘，补肾纳气。

方药：偏于肺实者，用苏子降气汤。偏于肾虚者，用都气丸合射干麻黄汤。

苏子降气汤中紫苏子、半夏、厚朴、前胡降气平喘，祛痰止咳；肉桂温肾纳气平喘；当归润燥止咳；生姜、苏叶散寒宣肺；甘草、大枣和中调药。都气丸合射干麻黄汤中麻黄、射干平喘化痰，半夏、款冬花、紫菀清肺化痰，细辛、五味子敛汗平喘，山茱萸、熟地黄益肾，怀山药、茯苓健脾化痰。

动则气短难续，加胡桃肉、紫石英、诃子；畏寒肢冷，加补骨脂、附子；痰多色白，屡吐不绝者，加白果、芡实；发热，咳痰黄稠，加黄芩、冬瓜子、金荞麦。

2. 缓解期

（1）肺脾气虚

证候：气短多汗，咳嗽无力，常见感冒，神疲乏力，形瘦纳差，面色苍白，便溏，舌淡，苔薄白，脉细软。

证候分析：肺卫不固，脾运失调。肺主表，卫表不固，故多汗，易感冒。肺主气，肺虚则气短，咳嗽无力。脾主运化，脾虚运化失健，故纳差，便溏，失于充养则形瘦。

治法：健脾益气，补肺固表。

方药：人参五味子汤合玉屏风散加减。

方中人参、五味子补气敛肺，茯苓、白术健脾补气，黄芪、防风益气固表，百部、橘红化痰止咳。

汗出甚，加煅龙骨、煅牡蛎固涩止汗；痰多，加半夏、天竺黄化痰；纳谷不香，加神曲、谷芽消食助运；腹胀，加木香、枳壳理气；便溏，加山药、扁豆健脾。

（2）脾肾阳虚

证候：面色㿠白，形寒肢冷，脚软无力，动则气短心悸，腹胀纳差，大便溏泻，舌淡，苔薄白，脉细弱。

证候分析：脾肾两虚，摄纳无权。脾虚失运则见腹胀纳差，大便溏泻。肾虚失纳，见面色㿠白，形寒肢冷，脚软无力，动则气短。

治法：健脾温肾，固摄纳气。

方药：肾气丸加减。

虚喘明显，加蛤蚧、冬虫夏草补肾敛气；咳甚，加款冬花、紫菀止咳化痰；夜尿多者，加益智仁、菟丝子补肾固摄。

（3）肺肾阴虚

证候：面色潮红，咳嗽时作，甚而咯血，夜间盗汗，消瘦气短，手足心热，夜尿多，舌红，苔花剥，脉细数。

证候分析：肺肾两亏，阴虚内热。久病肺肾两亏，故消瘦气短，咳嗽时作，夜尿多。阴虚内热，故面色潮红，夜间盗汗，手足心热。

治法：养阴清热，补益肺肾。

方药：麦味地黄丸加减。

盗汗甚，加知母、黄柏、瘪桃干清热敛汗；夜间呛咳，加百部、北沙参养阴止咳；咳痰带血，加阿胶养阴止血；潮热，加青蒿清虚热。

（四）其他治疗

1. 经验方

（1）刘韵远治疗小儿哮喘经验：①寒性哮喘，治以辛温散寒，宣肺平喘，方用炙麻黄、银杏、桃仁、杏仁、干姜、细辛，此六味为基本方，随证加减；②热性哮喘，治以辛凉清热平喘，方用炙麻黄、银杏、桃仁、杏仁、地龙、生石膏、沙参，此七味为基本方，随证加减。

（2）王烈治疗小儿哮喘经验：痰热壅盛，肺络瘀阻证，治以活血化瘀，理气除痰。方用苏子、地龙、射干、黄芩、侧柏叶、僵蚕、白鲜皮、刘寄奴、川芎、露蜂房。

2. 中成药

（1）小青龙口服液：用于寒性哮喘。

（2）哮喘宁颗粒：用于热性哮喘。

3. 外治　白芥子、延胡索、白芷、细辛、甘遂研细末，加生姜汁调成糊状，置于专制的贴敷纸上，贴敷双侧肺俞、膏肓、定喘穴。夏季三伏时节使用。每伏贴1次，连贴3年。如贴后皮肤无烧灼感，则贴4～6小时后取下；烧灼感明显则终止敷贴，避免损伤皮肤。哮喘发作期、缓解期各证型均可使用。

4. 针灸

（1）体针：哮喘发作时可取定喘、天突、大杼、膻中、丰隆，每日1次。缓解期，取大椎、肺俞、脾俞、肾俞、关元、足三里，每次选3～4个穴，轻刺加灸，隔日1次，在高发季节前作预防性治疗。

（2）耳针：可选喘点、内分泌、平喘等穴位治疗。

【预防与调护】

1. 保持室内空气清新，避免接触特殊气体、情绪激动、活动过度以及感冒诱发哮喘。

2. 饮食宜清淡易消化，勿食生冷、肥甘厚腻、辛辣以及海腥发物。

3. 发作时应保持安静，注意心率、脉象变化，警惕喘脱和哮喘大发作的发生。

4. 在哮喘缓解期，可采用穴位贴敷疗法，减缓和预防哮喘的发作。

病案分析

患儿，女，6岁。反复咳嗽发作2年多，昨天突然咳嗽气促，喉间有哮鸣声，咳痰清稀色白呈泡沫状，形寒无汗，口中不渴，面色晦滞带青，四肢不温，苔薄白，脉浮滑。

请给出诊断分型、病机分析、治法方药。

（马 芸 胡钰颖）

? 复习思考题

1. 为何小儿感冒易出现夹痰、夹滞、夹惊的兼证？如何辨证治疗？
2. 简述咳嗽的病因病机、辨证要点及分证施治。
3. 小儿哮喘发病的主因和诱因有哪些？其病因病机和治疗原则是什么？试述其发作期的辨证治疗。
4. 患儿孙某，男，1岁。因发热1天伴轻咳、纳呆1天来诊。患儿昨日饮食过多，后洗浴着凉，今晨起发热，测体温为38℃，喜人怀抱和厚衣，无汗，流清涕，轻咳，无痰，不喘，纳呆，腹胀，大便干。查体：神清，精神反应尚可，咽不红，心肺未闻及异常。舌淡红，苔白厚，指纹淡红在风关。请给出诊断分型、治法方药。

ER-5-4

扫一扫，测一测

第六章 脾系病证

学习目标

掌握口疮、鹅口疮、呕吐、厌食、积滞、疳证、胃脘痛、腹痛、泄泻、便秘的临床特征、辨证论治；熟悉以上各病的定义、病因病机及与类似病证的鉴别；了解以上各病的辅助检查、其他疗法及预防与调护。

脾胃为水谷之海，气血化生之源。脾胃相连，互为表里，同居中焦。脾为阴土，喜燥恶湿，胃为阳土，喜润恶燥；脾主运化，胃主受纳；脾气主升，胃气主降。脾胃阴阳相合，燥湿相济，纳运相助，尤其是脾升胃降，相反相成，则水谷之糟粕得以下行，而水谷之精微得以上输心肺，化生气血，滋养全身。脾开窍于口，呕吐、泄泻、便秘、厌食、积滞、疳证、胃脘痛、腹痛、鹅口疮、口疮等病证皆可从脾胃考虑。小儿"脾常不足""胃小且脆，容物不多"，运化功能尚未健全，而生长发育所需水谷之精气，却较成人相对为多，小儿脾胃的功能状态与快速生长发育的需求不相适应，故儿科临床呕吐、泄泻、厌食等脾系病证多见。

小儿脾胃有病，必然影响化源，进而病及全身，影响生长发育，故调治脾胃对于小儿尤其重要。治疗小儿脾胃病，在运脾和胃的基础上，注意燥湿醒脾，消食导滞，健脾益胃；重视外治、推拿及饮食疗法的临床应用；用药宜平和，注意顾护脾胃之气，忌"痛击、大下、蛮补"。诊治小儿脾胃病应注意结合应用现代诊疗手段，如大便常规、血常规、血淀粉酶、尿淀粉酶、大便病原学检查、腹部 X 线检查、腹部 B 超等，有助于小儿脾系病证的诊断与辨证论治。

第一节 口 疮

口疮是指以齿龈、舌体、两颊、上腭等处发生黄白色溃疡，疼痛流涎，或伴发热为特征的一种小儿常见的口腔疾患。溃疡只发生在口唇两侧者，称为燕口疮；若满口糜烂，色红作痛者，称为口糜。本病可单独发生，也可伴发于其他疾病之中。任何年龄小儿均可发病，但以 2～4 岁的婴幼儿多见。无明显季节性，预后大多良好。若体质虚弱，则口疮可反复出现，迁延难愈。

口疮之名，首见于《素问·气交变大论》，其曰："岁金不及，炎火乃行……民病口疮。"后世医家进一步阐明口疮有虚实之分，指出口疮的病因与感受风毒湿热之邪有关。

西医学的口角炎、单纯疱疹性口炎、溃疡性口炎、复发性口腔溃疡等疾病可参照本节治疗。

【病因病机】

小儿口疮，多由外感风热乘脾，或心火上炎，或心脾积热，或阴虚虚火上浮所致。

1. 风热乘脾 外感风热之邪，由肌表侵入，内乘于脾胃，引动心火，上熏口舌，则发为口疮。

2. 心火上炎 外感风热，传里化火，或饮食不当，阳热内生，心火循经上炎，熏灼口舌，发为口疮。

3. 心脾积热 调护失宜，喂养不当，恣食肥甘厚味，蕴而生热，或喜啖煎烤炙煿，内热偏盛，邪热积于心脾，循经上行，熏灼口舌，发为口疮。

4. 虚火上浮　先天不足，素体虚弱，或病后体虚，久病久泻，津液大伤，阴亏液耗，水不制火，虚火上浮而致口舌生疮。

口疮的实证多由风热乘脾或心脾积热所致；虚证则由体质虚弱，虚火上浮而成。

【诊断要点】

1. 症状　齿龈、舌体、两颊、上腭出现黄白色溃疡点，大小不等，甚则满口糜烂，疼痛流涎。

2. 体征　可有体温升高，烦躁，颌下淋巴结肿大。风热乘脾者，舌红，苔薄黄，脉浮数，指纹浮紫；心火上炎者，见舌尖红赤，苔薄黄，脉数，指纹色紫；心脾积热者，舌红，苔黄，脉数，指纹紫滞；虚火上炎者，则舌红，苔少或花剥，脉细数，指纹淡紫。

3. 辅助检查　血常规检查可见白细胞计数及中性粒细胞计数偏高或正常。

【鉴别诊断】

1. 鹅口疮　多发生于新生儿或1岁以内的乳婴儿，口腔及舌面满布白屑，疼痛不明显。

2. 手足口病　多见于4岁以下小儿，春夏季节流行。除口腔黏膜溃疡之外，伴手、足、臀部皮肤斑丘疹或疱疹。

【辨证论治】

（一）辨证要点

1. 辨虚实　起病急，病程短，口腔溃疡及疼痛较重，局部有灼热感，或伴发热者，多为实证；起病缓，病程长，口腔溃疡及疼痛较轻者，多为虚证。

2. 辨脏腑　口腔溃疡见于口颊部、上腭、齿龈、口角等处，多属脾胃；若见于舌面、舌边、舌尖等处，多属心。

3. 辨轻重　口疮轻症，一般无发热，或低热，纳食稍差，精神尚可，口疮浅、小、少，愈合快。重症者，高热烦躁，或神萎，进食困难，口疮深、大，遍布口舌，愈合迟。严重者，热毒内陷，可发生神昏抽搐的变证。

👥 课堂讨论

临床上手足口病、鹅口疮、口疮均有口腔症状，诊断时从哪些方面进行鉴别？

（二）治疗原则

口疮实证，治以清热解毒，清心泻脾；虚证则以滋阴降火，引火归原为主。应配合外治。

（三）分证施治

1. 风热乘脾

证候：唇、舌、口颊、上腭、齿龈、口角溃烂，也可先见疱疹，继则形成溃烂，周围焮红，流涎拒食，伴发热，咽喉红肿疼痛，小便短赤，大便秘结，舌红，苔薄黄，脉浮数，指纹浮紫。

证候分析：此证多由外感引起。风热邪毒，内乘脾胃，上熏口舌，故发为口疮、口糜。火热熏灼，故疼痛拒食。热灼肠胃，津液被劫，故大便秘结，小便短赤。

本证以起病急，多为外感引起，疱疹溃烂，灼热疼痛，流涎拒食，或伴发热，指纹浮紫，脉浮数为辨证要点。

治法：疏风清热解毒。

方药：银翘散加减。

本方以金银花、连翘辛凉解表，清热解毒；薄荷、牛蒡子疏散风热，解毒利咽；荆芥穗、淡豆豉发散表邪；淡竹叶清热除烦；芦根清热生津；桔梗宣肺；甘草调和诸药。

发热不退，加柴胡、生石膏、黄芩清肺胃之火；便秘，加大黄、玄明粉。

2. 心火上炎

证候：舌面、舌边尖溃烂，色赤疼痛，饮食困难，心烦不安，口干欲饮，小便短黄，舌尖红赤，苔薄黄，脉数，指纹色紫。

证候分析：本证以口腔局部病变为主，一般无发热，主要由心火炽盛，循经上炎所致。心火炽盛，故舌面、舌边尖溃烂，色赤疼痛，饮食困难，心烦不安，口渴欲饮，小便短黄。

本证以无发热，舌面、舌边尖溃烂，舌尖红赤为辨证要点。

治法：清心泻火解毒。

方药：泻心导赤散加减。

本方以黄连泻心火，生地黄凉血，淡竹叶清心热，木通导热下行，甘草调和诸药。

尿少，加车前子、滑石利尿泄热；口渴甚，加芦根、天花粉清热生津。

3. 心脾积热

证候：唇、口颊、上腭、齿龈溃疡糜烂，溃疡较深，有的融合成片，甚则满口糜烂，边缘鲜红，疼痛拒食，口臭，流涎，或伴发热，面赤口渴，大便秘结，小便短赤，舌红，苔黄，脉数，指纹紫滞。

证候分析：脾胃实火上攻，故溃疡以唇、口颊、上腭、齿龈处居多；心脾积热，故见边缘鲜红，疼痛拒食；火热伤津，则小便短赤，大便秘结；舌红、苔黄、脉数、指纹紫滞均为实热之征。

本证以口腔内溃疡较多，红肿疼痛，口臭流涎，大便秘结为辨证要点。

治法：清热解毒，通腑泻火。

方药：凉膈散加减。

本方以黄芩、连翘、栀子清热解毒，大黄、芒硝通腑泻火，淡竹叶清热除烦，薄荷升散郁火，甘草解毒。

溃疡渗出物色黄者，加金银花、蒲公英；尿少者，加车前子、淡竹叶；疼痛较甚者，加地黄、牡丹皮。

4. 虚火上炎

证候：口腔溃烂，周围色不红或微红，疼痛不甚，反复发作或迁延不愈，神疲颧红，口干不渴，舌红，苔少或花剥，脉细数，指纹淡紫。

证候分析：虚证口疮多见于素体虚弱，由肝肾不足，水不制火，虚火上浮而致。虚火内炽，故见神疲颧红，口干不渴。舌红、苔少或花剥、脉细数，为阴虚火旺之象。

本证以病程较长，口舌溃疡稀疏色淡或微红，疼痛不甚为辨证要点。

治法：滋阴降火，引火归原。

方药：六味地黄丸加肉桂。

方中熟地黄、山茱萸滋阴补肾，山药、茯苓补脾渗湿，牡丹皮、泽泻清肝肾之虚火，加少量肉桂引火归原。

若久泻或吐泻之后患口疮，治宜气阴双补，可服七味白术散，重用葛根，加乌梅、儿茶。

（四）其他治疗

1. 经验方 王静安治疗小儿口疮经验：各种口疮，治以清心脾之热，利湿醒脾。方用淡竹叶9g，木通6g，生地9g，麦冬9g，藿香6g，佩兰4.5g，栀子3g，生甘草3g。随证加减运用，水煎服。

2. 中成药

（1）牛黄解毒片：用于实火口疮。

（2）知柏地黄丸：用于虚火口疮。

3. 外治

（1）冰硼散、青黛散：少许，涂敷患处，每日3次。用于实证。

（2）蛋黄油：新鲜鸡蛋煮熟取黄，文火煎出油，外敷溃面上。可用于以上各证。

（3）开喉剑喷雾剂：适量喷敷患处。用于心火上炎证或心脾积热证。

【预防与调护】

1. 养成食后漱口的习惯，用金银花、甘草煎汤，频频漱口；给初生儿、小婴儿清洁口腔时，动作宜轻，避免损伤口腔黏膜。

2. 餐具应经常消毒；饮食宜清淡，忌辛辣刺激、粗硬及过咸食品。

3. 注意观察病情，如患儿高热烦躁，应及时处理，防止病情恶化。

第二节　鹅　口　疮

鹅口疮是以口腔、舌上散在或满布白屑，状如鹅口为特征的疾病。因其色白如雪片，故又名"雪口"。本病多见于早产儿、新生儿，久病久泻、体质虚弱的婴儿及长期应用抗生素及糖皮质激素的患儿。一般情况良好，常只有局部症状，或有轻微全身症状。但个别重症患儿，白屑可蔓延至鼻腔、咽喉及气道，影响进食及呼吸，预后较差。

"鹅口"之名首见于《诸病源候论·小儿杂病诸候》，其曰："小儿初生，口里白屑起，乃至舌上生疮，如鹅口里，世谓之鹅口。"并明确指出鹅口疮是由心脾积热所致。之后，《外科正宗》进一步阐明了鹅口疮的病因及临床表现，并提出"以冰硼散搽之"的治疗方法，一直沿用至今。

西医学也称本病为鹅口疮，属白念珠菌感染性口炎。

【病因病机】

鹅口疮有虚实之分。实证多由胎热内蕴，口腔不洁，感受秽毒之邪所致；虚证则为胎禀不足，或久病久泻之后虚火上浮而成。

1. **心脾积热**　孕母喜食辛辣炙煿之品，热毒内蕴，遗患胎儿，蕴积心脾，或出生之后，口腔不洁，黏膜破损，为秽毒之邪所侵。脾开窍于口，脉络于舌，舌为心之苗，心脾积热，循经上攻，熏灼口舌，故口腔舌上满布白屑。

2. **虚火上浮**　小儿先天禀赋不足，肾阴亏虚，或因后天乳食喂养不当，或因久病久泻，肾阴亏损，水不制火，虚火循经上浮，熏灼口舌，故口腔满布白屑。

【诊断要点】

1. **症状**　舌上、颊内、牙龈或上腭散布白屑，可融合成片。重者可向咽喉处蔓延，影响吮乳与呼吸。可伴发热、烦躁、拒食等症状。

2. **体征**　口腔、舌上乳凝块样白屑不易擦去，强行擦去后局部黏膜潮红粗糙。心脾积热者，见舌质红，苔黄厚，指纹紫滞，脉滑数；虚火上炎者，见舌嫩红少苔，脉细，指纹淡。

3. **辅助检查**　取白屑少许涂片镜检，可见白念珠菌芽孢及菌丝。

【鉴别诊断】

白喉　多见于2～6岁的儿童。其假膜多起于扁桃体，逐渐蔓延到鼻腔等处，其色灰白，不易剥离，强行剥离易致出血，多有发热、咽痛、精神萎靡等全身症状，病情严重。

【辨证论治】

（一）辨证要点

1. **辨虚实**　凡病程短，口腔白屑堆积，周围焮红，伴发热、面赤、唇红者，多属实证；病程较长，口腔白屑稀散，周围不红，伴形体怯弱者，多属虚证。

2. **辨轻重**　凡口腔、舌上出现白屑而无其他明显症状者，为轻症；若口腔白屑蔓延至鼻道、咽喉，甚则白屑叠叠，壅塞气道，致呼吸急促，吞咽困难者，为重症。

（二）治疗原则

根据临床证候，本病分为心脾积热和虚火上浮两证。前者治以清泻心脾积热，后者治以滋阴降火。可采用内服和外治结合的方法。

（三）分证施治

1. 心脾积热

证候：口腔、舌面满布白屑，周围焮红较甚，面赤唇红，烦躁多啼，口干或渴，或伴发热，大便秘结，小便黄赤，舌质红，苔黄厚，脉滑数，指纹紫滞。

证候分析：胎热内蕴，或感受秽毒之邪，蕴积心脾，热毒循经上行，熏灼口舌，见口腔白屑满布。心火内炽，灼伤阴津，故烦躁多啼，口干或渴，大便干结。心热移于小肠则小便黄赤。

本证以口腔、舌面满布白屑，周围焮红较重，面赤唇红，舌质红为辨证要点。

治法：清心泻脾。

方药：清热泻脾散加减。

本方以黄连、栀子清心泄热，黄芩、石膏散脾经之郁热，生地黄清热凉血，茯苓、灯心草导热下行。

大便秘结，加大黄通腑泄热；口干喜饮，加石斛、玉竹养阴生津。

2. 虚火上浮

证候：口腔、舌面白屑稀散，周围红晕不著，形体怯弱，面白颧红，口干不渴，或低热盗汗，或神疲困乏，大便或干或溏，舌嫩红少苔，脉细，指纹淡紫。

证候分析：先天不足，后天失养，或久病久泻，脾肾不足，肾阴亏损，水不制火，虚火上浮，故口腔白屑稀疏，周围红晕不著，口干不渴，面白颧红，舌嫩红少苔。

本证以口腔白屑散在，周围焮红不著，形体怯弱，舌嫩红少苔为辨证要点。

治法：滋阴降火。

方药：知柏地黄丸加减。

本方以知母、黄柏滋阴降火，熟地黄、山茱萸滋补肝肾，山药、茯苓健脾助运，牡丹皮、泽泻清肝肾之虚火。

虚火上浮明显，加肉桂引火归原；精神倦怠，加黄芪健脾益气；食少纳呆，加乌梅、麦芽开胃醒脾；便秘，加火麻仁润肠通便。

（四）其他治疗

1. 经验方

王静安治疗小儿鹅口疮经验：虚火上浮证，治以清热解毒，养阴除湿。方用栀子6g，黄连2g，生甘草3g，细生地黄6g，麦冬9g，鲜石斛6g，藿香6g，佩兰叶6g，木通2g，儿茶3g。以上为1～3岁小儿量，水煎服，每日1剂。

2. 中成药

（1）牛黄上清丸：用于心脾积热证。

（2）知柏地黄丸：用于虚火上浮证。

3. 外治

（1）冰硼散、蜂蜜适量，调成糊状，涂敷患处，每日3次。用于心脾积热证。

（2）吴茱萸10g，研为细末，以陈醋适量调成糊状，敷于两足涌泉穴，每日换药1次。用于虚火上浮证。

（3）开喉剑喷雾剂：适量喷敷患处。用于心脾积热证。

4. 针灸

心脾积热证，取廉泉、少冲、曲池、合谷、阴陵泉等穴；虚火上浮证，取廉泉、合谷、太溪、三阴交等穴。中等刺激，不留针。

【预防与调护】

1. 患儿饮食应清淡、易消化、富营养，尤其应多食用含维生素 B 族及维生素 C 丰富的食物。勤喝水，避免过烫、过硬或刺激性食物。乳母应避免辛辣炙煿，宜平衡膳食。

2. 乳母注意个人卫生，喂奶前后均要用温水清洗乳头。小儿食具、奶具应清洗消毒后使用。

3. 注意保护口腔，防止黏膜破损；喂奶后给以少量温开水以清洁口腔；用金银花、甘草煮水轻轻擦洗患儿口腔,每日3次。

4. 注意观察病情变化,如见口腔白屑堆积,呼吸急促,吞咽困难,应立即处理。

5. 避免长期使用抗生素及糖皮质激素。

病案分析

张某,女,9天。患儿出生后3天,口内散布白屑,始于两颊内侧,逐渐蔓延,现口腔、齿龈、两颊黏膜及咽部满布白色乳凝块样物,融合成片,不易拭去。烦躁不宁,小便短赤,大便干,苔黄厚,指纹紫滞。

请给出诊断分型、病机分析、治法方药。

第三节 呕 吐

呕吐是因胃失和降,气逆于上,以致乳食由胃中上逆经口而出的一种常见病证。古人称有声有物谓之呕,有物无声谓之吐,有声无物谓之哕。因呕与吐常同时发生,故称呕吐。本病证发病无年龄和季节限制,但以婴幼儿及夏秋季易发。呕吐日久,易损伤胃气,使胃纳失常,津液耗损,气血亏虚。

早在《黄帝内经》中就有呕吐的记载。《素问·举痛论》曰:"寒气客于肠胃,厥逆上出,故痛而呕也。"《素问·至真要大论》曰:"诸呕吐酸,暴注下迫,皆属于热。"《素问·脉解》曰:"食则呕者,物盛满而上溢,故呕也。"以上论述阐明了寒热、伤食是主要病因,病位在胃肠。清代陈复正谓:"盖小儿呕吐,有寒有热有伤食,然寒吐热吐,未有不因于伤食者,其病总属于胃。"进一步指出了伤食是引起小儿呕吐的主要病因。

西医学的消化功能紊乱、胃炎、消化性溃疡、胆囊炎、胰腺炎等疾病以呕吐为主症者,可参照本节治疗。

【病因病机】

小儿呕吐,以乳食积滞、外邪犯胃、胃中积热、脾胃虚寒、肝气犯胃所致者为多见。病位主要在胃,涉及肝脾。基本病机为胃失和降,胃气上逆。

1. 乳食积滞 多因喂养不当,乳食过多,或进食过急,较大儿童因恣食生冷油腻等不易消化的食物,蓄积胃中,中焦壅塞,致脾胃气机升降失调,胃失和降,胃气上逆而呕吐。

2. 感受外邪 因护理不当,感受外邪,尤以冬春之风寒、夏秋之暑湿邪气直接侵犯胃腑,使胃失和降,气逆于上而发生呕吐。

3. 胃中积热 因乳母过食炙煿辛辣之物,蕴热于乳,婴儿食其乳,以致热积于胃;或幼儿过食辛热之品,热积胃中,脾胃升降失职,胃气上逆而致呕吐。

4. 脾胃虚寒 先天不足,脾胃素虚;或乳母喜食寒凉生冷之品,乳汁寒薄,儿食其乳,脾胃受寒;或小儿恣食瓜果生冷之品,因冷生寒;或病中过服苦寒攻伐之剂,损伤脾胃,皆可致脾胃虚寒,中阳不运,胃气上逆而呕吐。

5. 肝气犯胃 小儿神气怯弱,如目睹异物,耳闻异声,突然跌仆,暴受惊恐,惊则气乱,横逆犯胃,胃失和降,气逆于上,发生呕吐。较大儿童情志失和,如环境不适、所欲不遂,或被打骂,可致肝气不舒,横逆犯胃,气逆于上,亦可发生呕吐。

【诊断要点】

1. 症状 以呕吐为主症,常伴嗳腐矢臭、恶心纳呆、胃脘胀闷等症。

2. 体征 上腹胀满、压痛。呕吐严重者,可见形体消瘦、精神萎靡、皮肤干瘪、囟门凹陷、目眶下陷、啼哭无泪、口唇樱红等。伤食者,舌红,苔厚腻或黄腻,脉弦滑有力,指纹紫滞。胃热者,面赤唇红,舌红苔黄,脉数,指纹紫滞。

3. 辅助检查

（1）血、尿、大便常规检查,疑有中枢神经系统感染的应进行脑脊液常规检查。

（2）呕吐剧烈或反复发作时,应做消化道钡餐、腹部 X 线检查或腹部 B 超、头颅 CT 等检查,以助诊断及鉴别诊断。

【鉴别诊断】

1. 溢乳　又称漾乳。为婴儿哺乳后,乳汁自口角溢出。多由哺乳过量或过急所致。以正确的方法哺乳,即可好转。

2. 注意排除急腹症、颅脑疾病、药物中毒等引起的呕吐。

【辨证论治】

（一）辨证要点

1. 辨伤食外感　呕吐酸馊,有饮食不节或不洁,暴饮暴食史,多为伤食;呕吐伴寒热表证,多因外感。

2. 辨寒热虚实　有受凉或过食生冷史,食久方吐,吐出清稀痰水,夹不消化食物残渣,多为寒证;食入即吐,吐物酸臭腐败,伴面红唇赤,多为热证;若呕吐物量少而气短者,多属虚证;若食入即吐,以吐出为快者,多属实证。

（二）治疗原则

以和胃降逆,标本兼顾,结合审因论治为基本原则。伤食呕吐宜消食导滞,外感呕吐宜疏邪解表,胃热呕吐宜清热和胃,胃寒呕吐宜温中散寒,惊恐呕吐宜平肝镇惊,情志刺激者则疏肝理气。

（三）分证施治

1. 乳食积滞

证候:呕吐物多为酸臭乳块或不消化食物残渣,以吐为快,口气臭秽,不思乳食,脘腹胀满,大便秘结或泻下酸臭,小便黄,舌红,苔厚腻或黄腻,脉弦滑有力,指纹紫滞。

证候分析:乳食不节,停滞中脘,脾胃升降失调,胃气上逆而致呕吐。宿食郁积发腐,则吐物酸臭,口气臭秽。气机不畅,故脘腹胀满,不思乳食,以吐为快。舌红苔黄、脉弦滑,皆食积化热之象。

本证以吐物酸臭,以吐为快,有伤乳、伤食病史为辨证要点。

治法:消食导滞,和胃降逆。

方药:伤乳者用消乳丸,伤食者用保和丸。

消乳丸以神曲、麦芽消乳化积,香附、砂仁、陈皮行气和胃,炙甘草调中。保和丸以神曲、山楂、莱菔子消食导滞,半夏、陈皮、茯苓和胃止呕,连翘清解积热。

若便秘,加大黄泻热通便;口渴,加天花粉清热生津;因伤肉食而吐,重用山楂消食化积。

2. 寒邪犯胃

证候:猝然呕吐,伴流涕、喷嚏,恶寒发热,头身不适,脘腹满闷,舌苔薄白或白腻,脉浮,指纹浮。

证候分析:感受外邪,客于肌表,营卫失和,故见流涕、喷嚏、恶寒发热、头身不适。外邪犯胃,胃失和降,气逆于上,则猝然呕吐。

本证以猝然呕吐,伴恶寒发热为辨证要点。

治法:疏风解表,和胃降逆。

方药:藿香正气散加减。

本方以藿香芳香化湿,和中解表;苏叶、白芷解表散寒而理湿滞;陈皮、姜半夏、厚朴理气燥湿,和胃降逆;茯苓、苍术、炙甘草和中健脾化湿。

若舌苔厚腻，加香薷、豆蔻芳香化湿；发热、咽红，去白芷，加黄芩、薄荷清热利咽。

3. 胃热气逆

证候：食入即吐，呕吐频繁，吐物酸臭，口渴多饮，面赤唇红，大便臭秽或秘结，小便短黄，舌红，苔黄，脉滑数，指纹紫滞。

证候分析：热蕴胃中，郁而生火，胃火上冲，故食入即吐，吐物酸臭。胃中积热，耗伤津液，故见口渴多饮，大便秘结，小便短黄。面赤唇红、舌红苔黄、脉数、指纹紫，皆为胃热之候。

本证以食入即吐，呕吐频繁，伴全身实热症状为辨证要点。

治法：清热和胃，降逆止呕。

方药：黄连温胆汤加减。

本方以黄连清胃泻火，陈皮、枳实理气导滞，半夏、竹茹降逆止呕，茯苓、甘草和胃。

兼食积，加神曲、山楂、麦芽消食化积；大便秘结，加生大黄通腑泄热；久吐伤阴，时时干呕，口燥咽干，舌红少津，治宜滋养胃阴，降逆止呕，以麦门冬汤加石斛、天花粉等生津养胃。

4. 脾胃虚寒

证候：食久方吐，或朝食暮吐，暮食朝吐，吐物多为清稀痰水或不消化乳食残渣，不甚酸臭，时作时止，神倦面白，肢冷畏寒，腹痛绵绵，食少便溏，小便清长，舌淡苔白，脉细无力，指纹色淡。

证候分析：脾胃虚寒，升降失调，纳运失司，则乳食停积，食久方吐，吐物不化。寒邪凝滞，气机不畅，故腹痛绵绵，面白肢冷等。舌淡苔白、脉细、指纹淡，皆为脾胃虚寒之候。

本证以食久方吐，吐物不化，伴全身虚寒症状为辨证要点。

治法：温中散寒，和胃降逆。

方药：丁萸理中汤加减。

本方以丁香、吴茱萸、干姜温中散寒，降逆止呕；党参、白术、甘草健脾益胃，补中益气。

若纳呆，加山楂、鸡内金消食化积；腹痛，加白芍、肉桂温中缓急止痛；便溏，加山药、茯苓健脾渗湿。

5. 肝气犯胃

证候：暴受惊恐后呕吐清涎，面色忽青忽白，心烦不安，睡卧不宁，或惊惕哭闹，脉弦，指纹色青。或呕吐酸苦，嗳气频频，每因情志刺激加重，胸胁胀痛，精神郁闷，易怒易哭，舌边红，苔薄腻，脉弦，指纹紫。

证候分析：小儿神怯胆虚，暴受惊恐，心气受损，故心烦不安，睡卧不宁，面色青白。惊则气乱，恐则气下，气机逆乱，心神不宁，故惊惕哭闹。肝气犯胃，胃失和降，则呕吐清涎。

本证以呕吐清涎，有跌仆惊恐病史；或呕吐酸苦，每因情志刺激加重为辨证要点。

治法：暴受惊恐者镇惊安神，和胃降逆；情志刺激者疏肝理气，和胃降逆。

方药：暴受惊恐者定吐丸，情志刺激者解肝煎加减。

定吐丸以全蝎镇惊为主，丁香、半夏和胃降逆。解肝煎以陈皮理气；茯苓治胸胁逆气、脘腹胀满；厚朴除滞气；半夏味辛以散气结；芍药质润以柔肝；砂仁行气，增强散结之功；生姜以助本方疏散条达之力。

若头晕目眩，可加菊花、天麻平肝息风；惊惕不安，加磁石、琥珀宁心安神。

（四）其他治疗

1. 经验方　王静安治疗小儿呕吐经验：各型呕吐，治以和胃降逆。方用苏梗 9g，陈皮 6g，姜汁竹茹 9g，豆蔻 6g，黄连 3g，吴茱萸 3g，藿香 6g，姜半夏 3g，旋覆花 10g，代赭石 15～30g，木通 9g，炒谷芽 15g，炒麦芽 15g，另加生姜汁 1 滴。随证加减，加糖少许频服。

2. 中成药

（1）藿香正气口服液：用于外感风寒呕吐。

（2）香砂养胃丸：用于脾胃虚寒呕吐。

（3）保和丸：用于乳食积滞证。

3. 针灸

（1）针法：主穴为内关、中脘、足三里，配穴为太冲、内庭。每日1次。

（2）灸法：取天枢、关元、气海。隔姜灸或艾条温和灸。每日1次。用于胃寒呕吐。

4. 推拿　寒吐补脾经，横纹推向板门，揉外劳宫，推三关，推天柱骨，揉中脘；热吐清胃、补脾土、清大肠、退六腑，运内八卦，挤揉天突，推下七节骨；伤食吐清板门，逆运内八卦，清补脾土，分腹阴阳，揉小天心，摩腹。

【预防与调护】

1. 专人护理，保持安静，呕吐时令患儿侧卧，防止呕吐物呛入气管。

2. 呕吐较轻者，可进少量流质或半流质素食；较重者应禁食4～6小时，可适当饮生姜水和米汤，必要时静脉补液。

3. 药液宜浓缩，服药宜缓，少量频服。药液冷热要适中，热性呕吐者药液宜冷服，寒性呕吐者药液宜热服。

4. 哺乳时不宜过急，哺乳后，将小儿竖抱，轻拍背部，及时排出吸入的空气。

第四节　厌　食

厌食是指小儿较长时期见食不贪，食欲不振，甚至拒食的一种常见病证。本病的发生无明显季节特点，但夏季暑湿当令，易于困遏脾阳，常使症状加重。各年龄儿童均可发病，以1～6岁为多见，城市儿童发病率较高。患儿除食欲不振外，一般无其他明显不适，预后良好；但若长期不愈，可使气血生化乏源，抗病能力下降，容易罹患他病，甚则影响生长发育而转为疳证。

古代文献对厌食的专门记载不多，但《灵枢·脉度》中"脾气通于口，脾和则口能知五谷"的论述，为后世认识此类病证奠定了基础。此外，文献尚有"恶食""不思饮食""不嗜食"等与本病相关的记载。

西医学的厌食症、食欲缺乏等可参照本节治疗。

【病因病机】

小儿脾常不足，若喂养不当、病后失调、先天不足、情志失调，均可影响脾胃的正常纳运功能，胃不思纳而发生厌食。

1. 喂养不当　小儿乳食不知自节，若父母及保育人员缺乏科学的育儿知识，婴儿期添加辅食不当；或任意嗜食肥甘厚味食品；或溺爱，纵其所好，贪吃零食，一味偏食；或饮食无节制，饥饱无度，进食杂乱，均可损伤脾胃，发生厌食。

2. 病后失调　小儿为稚阴稚阳之体，抗病能力较差，容易发生疾病。若病时用药不当，或过于寒凉损伤脾阳，或过于温燥耗伤胃阴，病后调理不当，脾运胃纳失健而致厌食。

3. 先天不足　先天禀赋不足，脾胃薄弱之儿，往往出生之初即表现食欲低下，不思吮乳。若后天失于调养，则脾胃虚弱，乳食难以增进而致长期厌食。

4. 情志失调　小儿神气怯弱，易受惊恐。若失于调护，猝受惊吓或打骂，或所欲不遂，或环境变更等，均可致情志抑郁，肝失条达，气机不畅，乘脾犯胃，形成厌食。

厌食的病因是多方面的，病位主要在脾胃，基本病机是脾胃失和，纳运失职。

【诊断要点】

1. 多见于1～6岁小儿，起病多较缓慢，病程较长，一般连续2个月以上。

2.症状 长期食欲不振,厌恶进食,食量明显少于同龄正常儿童,甚至不食。

3.体征 面色少华,形体消瘦,但精神尚好,活动如常。

4.辅助检查 可进行微量锌元素含量的检测,有助于本病的诊断与治疗。还应做肝功能检查以排除肝脏疾病。

【鉴别诊断】

1.积滞 有伤乳伤食病史,除不思乳食外,伴有脘腹胀满、嗳腐吞酸、大便酸臭等乳食停聚,积而不消,气滞不行之症。

2.疰夏 为季节性疾病,具有"春夏剧秋冬瘥"的发病特点,临床表现除食欲不振外,同时可见精神倦怠、大便不调,或有发热等症。

【辨证论治】

（一）辨证要点

辨虚实 实证仅见厌恶饮食,食而乏味,其他症状不明显。虚证在厌食的同时,若伴神倦乏力,面色萎黄,大便不实者,为脾胃气虚;若伴食少饮多,口舌干燥,大便偏干,舌红苔少或花剥苔者,为脾胃阴虚。

（二）治疗原则

厌食的治疗,以开胃运脾为基本原则。根据脾失健运、脾胃气虚、脾胃阴虚的不同证候,分别治以运脾和胃、健脾益气、养胃育阴。

（三）分证施治

1.脾失健运

证候:不思进食,食而无味,多食或强迫进食后则脘腹饱胀,嗳气泛恶,面色欠华,形体略瘦,精神良好,舌质淡红,苔薄白或薄腻,脉尚有力。

证候分析:脾运失职,胃纳不佳,故不思进食,食而无味。多食则积滞中焦,故脘腹胀满,嗳气泛恶。生化乏源,气血不足,故面色欠华,形体略瘦。病尚轻浅,故精神状态及舌脉无明显异常。

本证以不思进食,食而无味,精神良好为辨证要点。

治法:运脾和胃。

方药:不换金正气散加减。

本方以苍术、厚朴、陈皮、炙甘草、生姜、大枣,即平胃散,燥湿运脾,行气和胃;藿香芳香化湿,和胃止呕;半夏燥湿化痰,降逆止呕。

腹胀明显,加木香、莱菔子理气消积;大便偏稀,加山药、薏苡仁健脾除湿。

2.脾胃气虚

证候:不思进食,神倦乏力,面色萎黄,形体瘦弱,大便不实,夹有不消化食物残渣,舌质淡,苔薄白,脉缓无力,指纹淡红。

证候分析:脾胃虚弱,中气不足,故纳呆食少,神倦乏力。气血精微化生不足,不能濡养全身,故面色萎黄,形体瘦弱。脾虚失运,故大便溏薄,夹不消化食物残渣。舌淡脉虚、指纹淡红,为脾胃气虚之外候。

本证以厌恶饮食,神倦乏力,大便不实为辨证要点。

治法:健脾益气。

方药:异功散加减。

本方以党参益气补中;白术健脾燥湿,陈皮行气健脾,使中焦气滞得除,二药合党参以益气行气健脾;茯苓渗湿健脾;炙甘草甘缓和中。

腹胀,去炙甘草,加木香理气宽中;口吐清涎,大便稀溏,加煨姜、益智仁温运脾阳;多汗,易于感冒,加黄芪、防风、牡蛎固表护卫;苔腻,白术易苍术以燥湿运脾。

3. 脾胃阴虚

证候：不思进食，口干喜饮，面色无华，皮肤干燥，大便干结，小便黄短，舌红少津，苔少或花剥，脉细数，指纹淡紫。

证候分析：素体阴虚或热病伤阴，胃阴不足，受纳失职，故不思进食。胃阴虚，故口干舌燥，小便短黄。舌红苔少、脉细数，为阴虚内热之象。

本证以食少饮多，大便干结，舌红少津，苔少或花剥为辨证要点。

治法：滋养胃阴。

方药：养胃增液汤加减。

本方以北沙参、石斛清养胃阴；乌梅、白芍、甘草酸甘化阴，养胃生津。

口渴引饮，加芦根、天花粉生津止渴；大便干结，加火麻仁、郁李仁润肠通便；食少不化，加山楂、谷芽开胃助运；夜寐不宁，手足心热，加胡黄连、百合、莲子心清热养阴，宁心安神。

4. 肝脾不和

证候：厌恶进食，嗳气频繁，胸胁痞满，性情急躁，面色少华，神疲肢倦，大便不调，舌淡，苔薄白，脉弦细。

证候分析：多有情志失调史。木横侮土，脾失运化，故厌恶进食，嗳气频繁，胸胁痞满，大便不调；肝失疏泄，则性情急躁；气血生化乏源，失于濡养，则面色少华，神疲肢倦；舌淡、苔薄白、脉弦细为肝脾不和之征。

本证以厌恶进食，嗳气频繁，胸胁痞满，性情急躁，面色少华，神疲肢倦，脉弦细，有情志失调史为辨证要点。

治法：疏肝健脾。

方药：逍遥散加减。

本方以柴胡疏肝解郁；当归、白芍养血柔肝；白术、茯苓健脾去湿；炙甘草益气补中，缓肝之急；生姜温胃和中；薄荷少许，助柴胡疏肝郁而生之热。全方补肝体，又助肝用，气血兼顾，肝脾并治。

烦躁不宁者，加连翘、钩藤清热平肝；夜寐不安者，加莲子心、栀子清心安神；口苦泛酸者，加黄连、吴茱萸清肝和胃；嗳气呃逆者，加旋覆花、代赭石下气降逆。

（四）其他治疗

1. 经验方　蒲辅周治疗小儿厌食经验：各种厌食，治以健脾消食，方用焦三仙（山楂、神曲、麦芽）、鸡内金、山药（用量1∶2∶3），共为细末，每次用2.5～5g，红糖水送服，每日2次。

2. 中成药　保和丸：用于脾失健运证。

3. 针灸　脾失健运：取脾俞、足三里、阴陵泉、三阴交，用平补平泻法。脾胃气虚：取脾俞、胃俞、足三里、三阴交，用补法。脾胃阴虚：取足三里、三阴交、阴陵泉、中脘、内关，用补法。均用中等刺激，不留针，每日1次。

4. 推拿　脾失健运推补脾经5分钟，揉一窝风3分钟，分阴阳2分钟，逆运内八卦3分钟，推四横纹4分钟，推天河水1分钟；脾胃气虚推补脾经5分钟，推补肾水5分钟，推板门5分钟，逆运内八卦3分钟，推四横纹2分钟，推天河水1分钟；脾胃阴虚顺运内八卦3分钟，补胃经3分钟，清天河水1分钟，运水入土5分钟。均为每日1次，14日为1个疗程。

ER-6-3

小儿厌食捏脊
（视频）

【预防与调护】

1. 饮食定时适量，婴儿添加辅食要适当；荤素搭配，根据不同年龄给予易于消化且富含营养的食品。

2. 加强精神调护，营造良好的进食环境，饭菜品种多样化，以增进小儿食欲。

3. 遵照"胃以喜为补"的原则，先从小儿喜欢的食物着手，诱导开胃，待其食欲增进后，再按营养需要补给。

4.病后胃气刚刚恢复者,饮食量要逐渐增加,勿滥服补品、补药。

第五节　积　　滞

积滞是指内伤饮食,停聚中焦,积而不化,气滞不行所形成的一种脾系病证。临床以不思乳食,食而不化,脘腹胀满,嗳气酸腐,大便溏薄或秘结酸臭为主要特征。本病一年四季均可发生,尤以夏秋季节暑湿当令之时发病率较高。各年龄阶段皆可发病,以婴幼儿多见。

积滞病名,首见于明代鲁伯嗣《婴童百问·第四十九问》,将积滞分为乳积、食积和气积3种类型。积滞的治疗,《万氏家藏育婴秘诀·伤食证治》提出本病的治法:"伤之轻者,损谷自愈也。损之不减,则以胃苓丸以调之。调之者,调其脾胃,使乳谷自消化也。调之不减,则用保和丸以导之。导之者,谓腐化乳食,导之使去,勿留胃中也。"

西医学的消化功能紊乱、功能性消化不良可参考本节治疗。

【病因病机】

引起本病的主要原因是乳食不节,喂养不当,乳食内积不化,损伤脾胃,或脾胃虚弱,腐熟运化不及,乳食停滞不化。其病位在脾胃,基本病机为乳食停聚中脘,气机阻滞不行。

1.乳食内积　小儿脾常不足,乳食不知自节,若喂养不当,则易为乳食所伤。伤于乳者,多因哺乳不节,过急过量,冷热不调;伤于食者,多因饮食不节,饱食无度,杂食乱投,或过食肥甘厚腻之品,或贪吃生冷坚硬之物。由于乳食内积,脾胃失和,运化呆滞,形成积滞。

2.脾虚夹积　小儿先天不足,脾胃素虚;或病后失调,脾胃虚弱;或过用寒凉攻伐之品,脾胃虚寒,腐熟运化力弱。乳食稍有不当,易于停积不化,形成积滞。

积久不消,迁延失治,进一步损伤脾胃,气血化源不足,导致小儿营养和生长发育障碍,形体日渐消瘦,可转成疳证。

【诊断要点】

1.病史　有饮食不节伤乳、伤食史,或久病损伤脾胃。

2.症状　以不思乳食,食而不化,嗳腐吞酸,大便不调而酸臭为主症。

3.体征　脘腹胀满,烦躁不安。乳食内积者,舌红苔腻,脉弦滑,指纹紫滞;脾虚夹积者,舌淡苔白腻,脉细滑,指纹淡滞。

4.辅助检查　大便检查可见不消化食物残渣、脂肪滴。

【鉴别诊断】

厌食　以长期食欲不振,厌恶进食为主要特征,一般无脘腹胀满、嗳气酸腐、大便酸臭等症。

【辨证论治】

(一)辨证要点

辨虚实　脘腹胀痛拒按,食入即吐,吐物酸腐,大便秘结或臭秽,便后胀痛减轻,舌红苔厚腻,脉弦滑者,为实证;脘腹胀而不痛,喜按,面色苍白,神疲乏力,大便溏薄或完谷不化,小便清长,舌淡苔白腻,脉细滑者,为虚中夹实证。

(二)治疗原则

积滞的治疗以消食导滞配合饮食调护为基本原则。实证以消食导滞为主,积滞化热者,佐以清解积热;积滞轻者,只需节制饮食,或辅以食疗,病可自愈;积滞重者,宜通腑导滞,但应中病即止。虚实夹杂者,宜消补兼施,积重而脾虚轻者宜消中兼补,积轻而脾虚重者宜补中兼消。

(三)分证施治

1.乳食内积

证候:乳积者不欲吮乳,呕吐乳片,口中有乳酸味,腹满胀痛,大便酸臭或便秘;食积者则呕吐酸馊食物残渣,腹部胀痛拒按,夜卧不安,烦躁多啼,小便短黄,或伴低热,舌红苔腻,脉弦滑,指纹紫滞。

证候分析:乳食过量,停积于中,气机壅滞,故脘腹胀痛拒按。胃不和则夜卧不宁,烦躁哭闹。胃失和降则呕吐酸馊。食积化热则低热。舌红苔腻、脉弦滑,为乳食内积之征。

本证以脘腹胀满,嗳吐酸腐,不思乳食,大便酸臭,有乳食不节史为辨证要点。

治法:消乳化食,导滞和中。

方药:消乳丸或保和丸加减。

乳积者用消乳丸。方中神曲、麦芽消乳化食,陈皮、香附、砂仁理气消滞,甘草和中。

食积者用保和丸。方中山楂、神曲、莱菔子消食化积,半夏、陈皮、茯苓和胃渗湿,连翘清解积热。

腹胀明显,加枳实、厚朴行气除满;大便秘结,加大黄、槟榔下积导滞;呕吐甚,加生姜、竹茹和胃止呕;大便稀溏,加扁豆、薏苡仁健脾利湿。

2. 食积化热

证候:不思饮食,口干,脘腹胀满,腹部灼热,手足心热,心烦易怒,夜寐不安,小便黄,大便臭秽或便秘,舌红,苔黄腻,脉滑数,指纹紫。

证候分析:饮食积滞,脾失健运,气机不畅,故不思饮食,脘腹胀满;食积化热,耗伤津液,则口干,腹部灼热,手足心热,小便黄,大便臭秽或便秘;内扰心神,故心烦易怒,夜寐不安;舌红、苔黄腻、脉滑数、指纹紫均为食积化热之征。

本证以脘腹胀满,口干心烦,腹部灼热或手足心热,夜寐不安为辨证要点。

治法:清热导滞,消积和中

方药:枳实导滞丸加减。

本方以大黄苦寒,攻积泄热;枳实行气导滞,消积除胀满;神曲消食化滞和胃,助大黄攻积导滞;黄芩、黄连清热燥湿;茯苓、泽泻利水渗湿;白术燥湿健脾,攻积而不伤正。

盗汗者,加煅龙骨、煅牡蛎敛汗;潮热不退者,加白薇、地骨皮退虚热;腹部胀痛甚者,加木香、槟榔行气止痛。

3. 脾虚夹积

证候:面色萎黄,形体消瘦,体倦乏力,夜卧不安,不思乳食,食则饱胀,腹满喜按,大便稀溏酸腥,夹有乳片或不消化食物残渣,舌淡苔白腻,脉细滑,指纹淡滞。

证候分析:脾气虚弱,化源不足,故面黄消瘦,体倦乏力。脾虚不运,食积不化,故不思乳食,食则饱胀,大便稀溏酸腥,夹不消化食物残渣。脾虚气滞,则腹满喜按,夜卧不安。舌淡苔白腻、脉细滑、指纹淡滞,皆虚中夹实之候。

本证以面黄,不思乳食,腹满喜按,便溏酸腥,夹不消化食物残渣为辨证要点。

治法:健脾助运,消食化积。

方药:健脾丸加减。

本方以党参、白术扶脾益气,山楂、神曲、麦芽消食化积,陈皮、枳实理气导滞。

呕吐,加生姜、半夏、丁香温中和胃,降逆止呕;大便稀溏,加山药、薏苡仁、苍术健脾化湿;腹痛喜温喜按,加干姜、木香、白芍温中散寒,缓急止痛;舌苔厚腻,加藿香、佩兰芳香醒脾化湿。

(四)其他治疗

1. 经验方 张介安治疗小儿积滞经验:乳食内积证,治以消食导滞,行气和胃。方用厚朴200g,鸡内金、陈皮各60g,建神曲、谷芽、麦芽、槟榔、茯苓各100g。以上药按质分炒,共研细末,装瓶备用,开水冲服。1岁以内,每次5g;1~3岁,每次10g;4~7岁,每次15g;7岁以上,每次20g,每日2~3次。或者以上药取常量,水煎服,每日1剂。

2. 中成药

（1）保和丸：用于乳食内积证。

（2）小儿健脾丸：用于脾虚夹积证。

3. 针灸 取足三里、中脘、梁门。乳食内积加内庭、天枢，积滞化热加曲池、大椎，脾虚夹积加四缝、脾俞、胃俞、气海。每次取3～5个穴，中等刺激，不留针。实证用泻法为主，辅以补法；虚证以补法为主，辅以泻法。

4. 推拿 乳食内积推板门，清大肠，揉板门，揉按中脘，揉脐，按揉足三里，各50次，下推七节骨50次，配合捏脊。每日1次。脾虚夹积补脾土，运水入土，下推七节，揉板门，揉中脘，揉外劳宫，揉足三里，各50次，配合捏脊。每日1次。

【预防与调护】

1. 乳食内积患儿应暂时控制饮食，给予药物调理，积滞消除后，逐步恢复正常饮食。

2. 注意病情变化，给予适当调理。呕吐者，给予生姜汁数滴，加少许糖水饮服；腹胀痛者，可揉摩腹部；3天以上未大便者，可用甘油栓或开塞露通便；脾虚者常灸足三里。

3. 提倡母乳喂养，定时定量，合理喂养。

第六节 疳 证

疳证是由于喂养不当，或多种疾病的影响，使脾胃受损，气液耗伤而形成的一种慢性疾病。临床以形体消瘦，饮食异常，面黄发枯，精神萎靡或烦躁不安为特征。本病的发生无明显季节性，各年龄阶段均可罹患，尤以5岁以下小儿多见。因其起病缓慢，病程缠绵，迁延难愈，不但影响小儿生长发育，严重者还可导致阴竭阳脱，危及生命，故被古人视为恶候，列为儿科四大要证之一。近年来，随着人民生活不断改善和儿童保健工作的深入开展，其发病率明显下降，尤其是重症患儿显著减少。

疳之含义有二，其一为"疳者，甘也"，是指小儿饮食不节，恣食肥甘厚腻，损伤脾胃，形成疳证；其二为"疳者，干也"，是指津液干涸，气血亏耗，形体干瘪羸瘦。前者言其病因，后者述其病机及临床表现。

疳证的命名，首见于隋代巢元方《诸病源候论·虚劳骨蒸候》。至宋代，钱乙进一步认识到疳证的病位、病机变化主要在脾胃，指出："疳皆脾胃病，亡津液之所作也。"疳证的分类，古人有以五脏分类的，如脾疳、肝疳、心疳、肺疳、肾疳；有以病因分类的，如蛔疳、食疳、哺乳疳；有以患病部位分类的，如眼疳、鼻疳、口疳等。目前临床一般按病程及证候特点，分为疳气、疳积、干疳三大证候。

西医学的小儿营养不良及多种维生素缺乏症可参照本节治疗。

【病因病机】

引起疳证的病因主要是饮食不节、喂养不当、营养失调、其他疾病影响，以及先天禀赋不足等，其病变部位主要在脾胃，常涉及肝、心、肺、肾多脏。脾胃为后天之本，气血生化之源，脾健胃和，则气血化生有源，全身得以滋养。若脾胃失健，生化乏源，则气血不足，津液亏耗，全身上下内外失养，日久则形成疳证。

1. 喂养不当 饮食不节，喂养不当是其最常见病因。小儿"脾常不足"，乳食不知自节，如喂养不当，乳食太过或不及，均可损伤脾胃，引起疳证。太过指乳食无度，过食肥甘厚腻、生冷坚硬，或妄投滋补食品，致食积不化，积久成疳，故前人有"积为疳之母，无积不成疳"之说。不及指母乳不足，或过早断乳，或婴儿期未能按时添加辅食，或偏食、挑食等，可致乳食摄取不足，脾胃生化乏源，小儿机体失于濡养，日渐消瘦而成疳证。

2. 疾病影响　多因久病吐泻，或反复外感，或肠道虫证等失于调治，均可导致脾胃受损，气血不足，阴液亏虚，形体失养，日渐消瘦而形成疳证。

3. 禀赋不足　先天禀赋不足，如早产、双胎、多胎，或孕期胎儿受损，均可致先天发育不良，加之出生后喂养调护失宜，脾胃不健，乳食摄入不足，气血化生乏源，脏腑肌肤失于濡养而形成疳证。

总之，疳证的病因繁多，但病位主要在脾胃，其主要病机是脾胃受损，气液耗伤。病初是以脾胃失和，运化不健的证候为主，属于病情轻浅，正虚不著的疳气阶段；继而脾胃虚损，运化不及，积滞内停，则为虚中夹实的疳积证候；病久失治，则脾胃衰败，气血津液消亡，导致干疳。

疳证病久，脾胃虚衰，气血亏耗，必累及他脏，诸脏失养而出现各种证候。如脾病及肝，肝血不足，目失所养，见目翳遮睛者，称为"眼疳"；脾病及心，心火上炎，见口舌生疮者，称为"口疳"；脾病及肺，土不生金，肺气受损，而见咳喘者，称为"肺疳"；脾病及肾，肾精不足，骨失所养，骨骼畸形者，称为"骨疳"。脾虚不运，水湿泛滥，全身水肿者，称为"疳肿胀"。脾虚气不摄血，可见皮肤紫斑瘀点等，甚则虚极致脱，突然死亡。

【诊断要点】

1. 症状　以形体消瘦，饮食异常，精神萎靡或烦躁不宁，大便不调为主症。可现口舌生疮，眼角赤烂，甚则白翳遮睛。

2. 体征　体重低于正常同龄儿平均值 15% 以上，面色不华，毛发枯萎，肚腹膨胀或腹凹如舟，肌肤干瘪或肢体水肿，舌红少津或舌淡，脉细等。

3. 辅助检查　血红蛋白及红细胞比率低于正常，血浆蛋白水平降低，血清中多种酶的活力降低，维生素、微量元素以及电解质水平降低。

【鉴别诊断】

1. 厌食　长期食欲不振，但精神状态尚可，无明显形体消瘦和其他病症。

2. 积滞　以不思乳食、食而不化、脘腹胀满、大便酸臭为特征，与疳证以形体消瘦为特征有明显区别。但两者在病变机制上有互为因果的关系。

知识链接

伤食、积滞、疳证的关系

伤食、积滞、疳证之间有密切的关系。一般伤于乳食，经久不愈，病情增进，可变成积滞。积久不消，迁延失治，可转化成疳证。三者名虽异而病源一，唯病情有轻重深浅之不同。积滞是疳证的前奏，以实为主；疳证是积滞发展的结果。故有"积为疳之母，无积不成疳"之说。

【辨证论治】

（一）辨证要点

1. 辨主证　主证按病程长短、病情轻重及虚实分为疳气、疳积、干疳三大类。初起病情较轻，正虚不著，见形体消瘦，面黄发疏，食欲及精神欠佳，大便不调，为疳气证；病情进展，形体明显消瘦，面黄发枯，肚腹膨胀，烦躁易怒，食欲不振或嗜食异物，为虚中夹实，病情较重的疳积证；病久失治，病情严重，形体极度消瘦，貌似老人，腹凹如舟，精神萎靡，不思饮食，为气液消亡的干疳证。

2. 辨兼证　疳积发展，出现脾病延及他脏与全身的证候。若兼见目生云翳，干涩夜盲者，为眼疳；见口舌生疮者，为口疳；见潮热、咳喘者，为肺疳；见鸡胸、龟背者，为骨疳；见肌肤浮肿者，为疳肿胀。

（二）治疗原则

疳证的治疗原则以顾护脾胃为本，根据疳气、疳积、干疳的不同阶段，采取不同的治法。疳气以和胃健脾为主；疳积以消食化积为主，或消补兼施；干疳以补益气血为主。

（三）分证施治

1. 常证

（1）疳气

证候：形体偏瘦，面色少华，毛发稀疏，不思饮食，或善食易饥，精神欠佳，性急易怒，大便干稀不调，舌质淡，苔薄微腻，脉细。

证候分析：本证多为病之初起，脾胃失和，纳化不健，则不思饮食，精神欠佳，大便不调。胃热内伏，则善食易饥。饮食不化精微，肌肤失于濡养，则形体偏瘦，面黄发稀。脾虚肝旺，则性急易怒。

本证以形体偏瘦，毛发稀疏，大便不调为辨证要点。

治法：和胃健脾。

方药：资生健脾丸加减。

本方以党参、白术、山药益气健脾，茯苓、薏苡仁、泽泻健脾渗湿，藿香、砂仁、扁豆醒脾开胃，麦芽、神曲、山楂消食助运。

腹胀嗳气，舌苔厚腻，去党参、白术，加苍术、厚朴、鸡内金运脾化湿，消积除胀；性急易怒，夜卧不宁，加钩藤、胡黄连抑木除烦；大便干结，加炒决明子润肠通便。

（2）疳积

证候：形体消瘦明显，面色萎黄，肚腹膨胀，甚则青筋暴露，毛发稀疏结穗，精神不振或烦躁易怒，夜卧不宁，或见揉眉挖鼻，吮指磨牙，动作异常，食欲不振或多食多便，或嗜食异物，舌淡苔腻，脉沉细而滑。

证候分析：本证多由疳气发展而来，积滞内停，壅塞气机，阻滞肠胃，或夹有虫积，导致脾胃虚损，虚实夹杂。病久脾虚日甚，气血化生乏源，故发稀结穗，形瘦面黄。心肝之火内扰，则夜卧不安，性情急躁。积滞内停，络脉瘀阻，则腹膨如鼓，青筋暴露。

本证以形体消瘦明显，肚腹膨胀，精神不振或烦躁易怒为辨证要点。

治法：消积醒脾。

方药：肥儿丸加减。

本方以党参、白术健脾益气；茯苓健脾渗湿；神曲、麦芽、山楂消食和胃；使君子杀虫消积；黄连、胡黄连清心平肝，泄热除烦；甘草调和诸药。

腹胀疼痛，加木香、陈皮宽中行气；口渴多饮，去黄连，加石斛、天花粉生津养胃；大便稀溏，加山药、薏苡仁健脾渗湿；大便下虫，加苦楝皮杀虫消积；舌红苔剥，口干，加生地黄、麦冬养阴生津。

（3）干疳

证候：极度消瘦，皮肤干瘪起皱，面呈老人貌，大肉已脱，皮包骨头，精神萎靡，目光无彩，啼哭无力，毛发干枯，腹凹如舟，杳不思食，大便溏或清稀，时有低热，口唇干燥，舌淡嫩，苔少，脉细弱。

证候分析：本证为疳证后期，气血俱虚，脾胃衰败，气阴衰竭，气血精微化源濒绝，无以滋养肌肉，故形体极度消瘦，毛发枯焦，腹凹如舟。脾虚气弱，故精神萎靡，目光无彩，啼哭无力。脾阳极虚，故饮食懒进，大便溏或清稀。舌淡嫩、苔少、脉细弱，为气血俱虚之象。

本证以极度消瘦，精神萎靡，杳不思食为辨证要点。

治法：补益气血。

方药：八珍汤加减。

本方以人参、白术、茯苓、甘草补脾益气，熟地黄、当归、白芍、川芎养血滋阴，加陈皮、砂仁醒脾开胃。

四肢欠温,大便稀溏,去熟地黄、当归,加肉桂、炮姜温补脾肾;舌干红无苔,加乌梅、石斛酸甘化阴。若突然面色苍白,四肢厥冷,呼吸微弱,脉细欲绝,急予独参汤或参附龙牡救逆汤,以益气固脱,回阳救逆。

2. 兼证

(1)眼疳

证候:两目干涩,畏光羞明,眼角赤烂,甚则白翳遮睛,或有夜盲,舌红,苔薄白,脉细。

证候分析:脾病及肝,肝阴不足,精血耗损,不能上荣于目,故两目干涩,目翳夜盲。

本证以形体消瘦,兼见上述眼部症状为辨证要点。

治法:养血柔肝,滋阴明目。

方药:石斛夜光丸加减。

本方以石斛、天冬、生地黄滋补肝肾,羚羊角、青葙子、黄连清热泻火明目,菟丝子、肉苁蓉养肝益肾,党参健脾,川芎、枳壳行气活血。

夜盲,加服羊肝丸。

(2)口疳

证候:口舌生疮,甚则满口糜烂,秽臭难闻,面赤唇红,烦躁哭闹,夜卧不安,舌红,苔薄黄,脉细数。

证候分析:脾病及心,心失所养,心火上炎,熏蒸口舌,故口舌生疮,甚则口糜。心火内炽,故烦躁哭闹,夜卧不安。

本证以形体消瘦,兼见口舌生疮,甚则糜烂为辨证要点。

治法:清心泻火,养阴生津。

方药:泻心导赤散加减。

本方以黄连、木通清心泻火;生地黄、麦冬养阴生津;灯心草、淡竹叶清心利尿,引火下行;甘草调和诸药。

(3)疳肿胀

证候:足踝浮肿,甚则颜面四肢浮肿,面色无华,四肢欠温,小便不利,大便溏薄,舌淡嫩,苔薄白,脉沉迟无力。

证候分析:疳证日久,脾阳不振,脾病及肾,气不化水,水湿泛溢肌肤,故足踝浮肿,四肢欠温,小便不利。

本证以形体消瘦,兼见浮肿、小便不利为辨证要点。

治法:健脾温阳,利水消肿。

方药:防己黄芪汤合五苓散加减。

防己黄芪汤益气健脾利水;五苓散利水渗湿,温阳化气。两方合用,具有健脾温肾,行水消肿之功。

浮肿明显,腰以下为甚,四肢欠温,偏于肾阳虚者,可用真武汤加减。

(四)其他治疗

1. 经验方 董廷瑶治疗小儿疳积经验:①疳积初期,治以消法,方用三棱、莪术、蟾蜍皮、青皮、陈皮、木香、五谷虫、胡黄连、佛手、焦山楂、莱菔子;②疳积已久,治以消补并施,方用党参、白术、茯苓、甘草、陈皮、山药、扁豆、五谷虫、神曲。水煎服。

2. 中成药

(1)肥儿丸:用于疳积证。

(2)十全大补丸:用于干疳证。

(3)明目地黄丸:用于眼疳证。

3. 针灸 主穴取合谷、足三里、三阴交、中脘。配穴:烦躁不安,夜寐不宁,加神门、内关;

脾虚夹积,脘腹胀满,加刺四缝;大便稀溏,加天枢、气海。中等刺激,不留针。每日1次,7日为1个疗程。用于疳气证、疳积轻症。

4. 推拿

(1)补脾经,补肾经,运八卦,揉板门、足三里,捏脊。用于疳气证。

(2)补脾经,清胃经、心经、肝经,捣小天心,分手阴阳、腹阴阳。用于疳积证。

5. 捏脊 采用常规捏脊方法,重提大椎、脾俞、胃俞。极度消瘦者不可应用。

【预防与调护】

1. 加强饮食调护,以食物富有营养、易于消化为原则,给予高蛋白、高热能、高维生素的低脂饮食。少食多餐,由少到多。

2. 注意监测体重,应每周测量体重1～2次,每月测身高1次,了解病情的变化。

3. 加强口腔、眼睛及全身护理,防止口疮、眼疳、褥疮等并发症的发生。

4. 恢复期及症状较轻的患儿,应适当户外活动,多晒太阳。

5. 积极治疗各种肠道传染病、寄生虫病和其他慢性疾病。用药不过用苦寒之品,病后注意顾护脾胃;发现小儿体重不增或减轻,食欲减退时,应尽快查明原因,及时治疗。

第七节　胃　脘　痛

胃脘痛是指以上腹部胃脘处疼痛为主要表现的病证,俗称"胃痛"。是小儿脾胃系主要疾病之一。临床以胃脘部疼痛为主要症状,可伴有腹胀、恶心呕吐、厌食、泛酸等症。本病一年四季均可发病,尤以学龄儿童多见,预后大多良好。

《素问》称"胃脘当心而痛",《寿世保元》称"心胃痛"。历代医家又有"心腹痛""心痛""心下痛"等。

西医学的急慢性胃炎、胃及十二指肠溃疡、胃黏膜脱垂、胃痉挛、胃神经症可参照本节治疗。

【病因病机】

小儿脾胃薄弱,经脉未盛,易为各种病邪所侵扰。若乳食积滞,或寒邪犯胃,或湿热中阻,或肝气犯胃,或脾胃虚寒,或胃阴不足,均可导致胃失和降,气机壅滞而致胃脘疼痛。

1. 乳食积滞 小儿脾常不足,乳食又不知自节,若饮食喂养不当,或暴饮暴食,饮食过量,损伤脾胃,致食积不化,停滞胃脘,胃络受阻,气机不利,食滞气壅,发为胃脘痛。

2. 寒凝气滞 小儿寒温不知自调,若护理不当,衣被单薄,腹部为风冷寒气所侵,客于胃肠之间,寒性收引,气机不利;或过食生冷,寒邪凝聚于胃,寒伤阳气,久则中阳不振,气机凝滞,胃气失和,而致胃脘作痛。

3. 湿热中阻 过食肥甘辛辣炙煿之品或夹有湿热邪毒的食物,或夏秋季节冒暑受湿,暑湿秽浊之气内犯脾胃,致湿热阻滞中焦,灼扰胃腑,则脘闷灼痛。

4. 肝气犯胃 小儿肝常有余,神气怯弱,易受惊吓。若情志违和,忧思恼怒,暴受惊恐,则气郁伤肝,肝失疏泄,横逆犯胃,致胃纳受制,气机阻滞而引起胃脘胀痛。日久还可导致瘀血内停,壅滞胃络,而致胃脘反复疼痛。

5. 脾胃虚寒 小儿脾胃薄弱,若先天禀赋不足,或后天调护失宜,脾阳素虚,或寒湿内停,脾阳受损,或过用寒凉药物,损伤脾阳,致阳气不振,胃络失于温养,气机不畅,则胃脘隐隐作痛。

6. 胃阴不足 胃喜润恶燥。小儿阴常不足,若患儿素体胃阴不足,或热病伤阴,胃阴受损,或经常食用辛辣炙煿消铄胃阴,均可致胃阴虚而脉络失于濡养,则胃脘隐隐作痛。

【诊断要点】

1. 症状 以胃脘部疼痛为主症。常伴痞闷或胀满、嗳气、泛酸、嘈杂、恶心呕吐等症。

2. 体征 乳食积滞者，胃脘痛而拒按，舌苔厚腻，脉滑，指纹紫滞；寒凝气滞者，舌淡，苔白，脉弦紧或弦迟，指纹淡红；湿热中阻者，小便黄，舌红，苔黄腻，脉滑数，指纹紫滞；肝气犯胃者，舌苔薄白，脉弦，指纹紫滞；气滞血瘀者，舌质紫黯或有瘀斑，脉涩，指纹滞；脾胃虚寒者，舌质淡，边有齿痕，苔薄白，脉沉缓，指纹淡；胃阴不足者，大便干，舌红少苔或剥苔，脉细数，指纹淡紫。

3. 辅助检查 根据病情可做消化道钡餐、纤维胃镜、胃液分析、幽门螺杆菌、大便常规及隐血试验等检查。

【鉴别诊断】

腹痛 胃脘痛与腹痛的鉴别，主要是病位不同。胃脘痛痛在胃脘部位；腹痛的病位在胃脘以下、脐之四旁，或耻骨以上的整个腹部，包括大腹痛、脐腹痛、小腹痛和少腹痛。

【辨证论治】

（一）辨证要点

1. 辨虚实 实证多由小儿风寒外感、湿热邪毒、饮食不节、情志失调引起，起病急，病程短，痛而拒按；虚证多由脾胃虚弱所致，起病缓，病程长，隐隐作痛而喜按。

2. 辨寒热 热证多为灼痛，畏热喜冷；寒证多为冷痛，畏寒喜暖，得温痛减，遇寒痛甚。

（二）治疗原则

治疗原则以理气和胃为主。具体治法：应根据不同病因分别采用温中散寒、消食导滞、清热利湿、疏肝和胃、温中补虚、养阴益胃等法。

（三）分证施治

1. 乳食积滞

证候：胃脘胀痛，拒按，嗳腐吞酸，或呕吐不消化食物，吐后痛减，不思饮食，大便不爽，舌苔厚腻，脉实或滑，指纹紫滞。

证候分析：饮食积滞，腑气不通，胃失和降，则胃脘胀痛拒按，嗳腐吞酸，或呕吐不消化食物，大便不爽；吐后腑气通，故吐后痛减；舌苔厚腻、脉实或滑、指纹紫滞均为乳食积滞之征。

本证以有伤食或伤乳史，胃脘胀痛拒按，嗳腐吞酸，或呕吐不消化食物，吐后痛减为辨证要点。

治法：消积导滞，行气止痛。

方药：保和丸加减。

本方以山楂、神曲、莱菔子消食化积，陈皮、半夏理气降逆，茯苓渗湿运脾，连翘清解郁热。

痛剧，加木香理气止痛；呕吐，加藿香、生姜和胃止呕；低热，苔黄腻，加黄连清热燥湿。

2. 寒凝气滞

证候：常有受凉饮冷史。胃脘疼痛暴作而剧烈，以绞痛为主，畏寒喜暖，得温痛减，遇寒痛甚，口不渴，喜热饮，舌淡，苔白，脉弦紧或弦迟，指纹淡红。

证候分析：寒邪内侵，客于胃肠，凝滞气机，寒性收引，故胃脘疼痛暴作而剧烈，以绞痛为主，畏寒喜暖，得温痛减，遇寒痛甚；喜热饮、舌淡、苔白、脉弦紧或弦迟、指纹淡红，均为寒邪阻滞之征。

本证以有受凉饮冷史，胃脘疼痛暴作而剧烈，畏寒喜暖，得温痛减，遇寒痛甚为辨证要点。

治法：温中散寒，理气止痛。

方药：良附丸加减。

本方以高良姜温中暖胃，散寒止痛；香附疏肝开郁，行气止痛。两药配合使用，可以散寒止痛，行气宽中。

腹泻者，加炮姜、豆蔻驱寒止泻；恶心呕吐者，加半夏、干姜散寒和胃止呕。

3. 湿热中阻

证候：痛势急迫，胃脘灼热拒按，畏热喜冷，嘈杂，口干口苦，口渴不欲饮，大便不畅，小便黄,舌红,苔黄腻,脉滑数,指纹紫滞。

证候分析:湿热阻滞中焦,灼扰胃腑,故胃脘灼痛拒按,畏热喜冷;口干口苦、口渴不欲饮、大便不畅、小便黄、舌红、苔黄腻、脉滑数、指纹紫滞,均为湿热中阻之征。

本证以胃脘灼痛拒按,畏热喜冷,口干口苦,口渴不欲饮,小便黄,苔黄腻为辨证要点。

治法:清热利湿,调中理气。

方药:清中汤加减。

本方以黄连、栀子清热化湿;半夏、陈皮、茯苓、草豆蔻燥湿健脾,理气和胃;甘草和中缓急,调和诸药。

疼痛剧烈者,加川楝子、延胡索行气止痛;食欲不振者,加佩兰、焦山楂、焦麦芽消食和胃。

4. 肝气犯胃

证候:胃脘胀满,攻撑作痛,痛连两胁,嗳气频作,得嗳气或矢气则舒,每因情绪变化而增减,舌苔薄白,脉弦,指纹紫滞。

证候分析:气郁伤肝,肝失疏泄,横逆犯胃,致胃纳受制,气机阻滞,则胃脘胀满,攻撑作痛,痛连两胁,嗳气频作,得嗳气或失气则舒,每因情绪变化而增减;脉弦、指纹紫滞均为肝胃不和之征。

本证以胃脘胀满,攻撑作痛,痛连两胁,嗳气频作,得嗳气或失气则舒,每因情绪变化而增减为辨证要点。

治法:疏肝理气,和胃止痛。

方药:柴胡疏肝散加减。

本方以柴胡疏肝解郁;香附疏肝理气,助柴胡疏肝解郁;川芎行气活血,祛风止痛,与柴胡相伍,增强行气止痛之功;枳壳、陈皮理气行滞;白芍、甘草养血柔肝,缓急止痛;甘草调和诸药。

5. 气滞血瘀

证候:胃脘疼痛,如针刺,似刀割,痛有定处,按之痛甚,痛时持久,食后加剧,入夜尤甚,或见吐血黑便,舌质紫黯或有瘀斑,脉涩,指纹滞。

证候分析:肝气不舒,气滞导致瘀血内停,胃络不通,胃脘疼痛,如针刺,似刀割,痛有定处,按之痛甚;瘀血阻络,血不循经,故见吐血或黑便;舌质紫黯或有瘀斑、脉涩、指纹滞均为瘀血阻滞之征。

本证以胃脘疼痛,痛有定处,按之痛甚,或见吐血黑便,舌质紫黯或有瘀斑,脉涩为辨证要点。

治法:活血化瘀,理气止痛。

方药:失笑散合丹参饮加减。

失笑散活血祛瘀,散结止痛;丹参饮活血祛瘀,行气止痛。两方合用,能更好地发挥活血化瘀,理气止痛的功效。

气滞甚者,加木香、川楝子理气止痛;血瘀甚者,加桃仁、红花活血化瘀;吐血黑便者,加三七、白及化瘀止血。

6. 脾胃虚寒

证候:胃痛隐隐,喜暖喜按,空腹痛甚,得食则减,时呕清水,纳少,神疲,手足欠温,大便溏薄,舌质淡,边有齿痕,苔薄白,脉沉缓,指纹淡。

证候分析:脾阳素虚,或寒湿内停,脾阳受损,或过用寒凉药物,损伤脾阳,致阳气不振,胃络失于温养,气机不利,故胃痛隐隐,喜暖喜按,空腹痛甚,得食则减;阳虚失于温养,故神疲,手足欠温;大便溏薄、舌质淡、边有齿痕、苔薄白、脉沉缓、指纹淡,均为脾胃虚寒之征。

本证以胃痛隐隐,喜暖喜按,空腹痛甚,得食则减,手足欠温,大便溏薄,舌质淡,边有齿痕为辨证要点。

治法:温中补虚,缓急止痛。

方药:黄芪建中汤加减。

本方以黄芪、大枣、甘草补脾益气,桂枝、生姜温阳散寒,白芍缓急止痛,饴糖补脾缓急。

若泛酸者,可去饴糖,加吴茱萸暖肝温胃以制酸;阳虚寒甚而痛甚,可用大建中汤温中止痛,或理中丸温中散寒。

7. 胃阴不足

证候:胃脘隐隐灼痛,空腹时加重,烦渴思饮,口燥咽干,食少,大便干,舌红少苔或剥苔,脉细数,指纹淡紫。

证候分析:胃阴虚虚热内生,胃络失于濡养,故胃脘隐隐灼痛,烦渴;胃阴不足,受纳失职,故食少;阴虚失润,故口燥咽干,大便干;舌红少苔或剥苔、脉细数、指纹淡紫,均为胃阴不足之征。

本证以胃脘隐隐灼痛,空腹时加重,口燥咽干,大便干,舌红少苔或剥苔,脉细数为辨证要点。

治法:养阴益胃,缓急止痛。

方药:益胃汤合芍药甘草汤加减。

益胃汤养阴益胃,芍药甘草汤缓急止痛。

大便干结甚者,加火麻仁、郁李仁润肠通便;口干心烦者,加玄参、牡丹皮、栀子泻火除烦。

(四)其他治疗

1. 经验方　王鹏飞治疗小儿胃脘痛经验:脾胃虚寒证,治以温中散寒,行气止痛。方用温胃汤加减,组成为丁香1.5g,茴香6g,藿香9g。虚证明显者加黄精;脾胃虚弱者加建神曲、黄精;兼便血加乳香、白及等;痛剧加乌药、沉香等。水煎服,每日1剂。

2. 中成药

(1)良附丸:用于寒凝气滞证。

(2)保和丸:用于乳食积滞证。

(3)附子理中丸:用于脾胃虚寒证。

3. 针灸　取中脘、足三里、内关,配以胃俞、脾俞、合谷、太冲、三阴交、上脘、建里等穴,均用平补平泻法。寒证与虚证急性胃脘痛可灸上脘、中脘、胃俞、脾俞、足三里、内关。

4. 推拿　寒痛:补脾经,揉外劳宫,推三关,摩腹,捏揉一窝风,拿肚角;伤食痛:补脾经,清大肠,揉板门,运内八卦,揉中脘,揉中枢,分腹阴阳,拿肚角;虚寒痛:补脾经,补肾经,推三关,揉外劳宫,揉中脘,按揉足三里。

【预防与调护】

1. 注意避免进粗糙、过冷、过热和刺激性大的食物及饮料,饮食适量,不要过饱或过饥。

2. 教育和劝慰患儿消除紧张和忧郁情绪,生活有规律,定时进食,避免疲劳。

3. 饮食根据病情而定,发病期进流质、软食。

4. 消化性溃疡大出血时禁食,缓解期进易消化的食物。使患儿保持心情舒畅,环境宜安静。对患儿进行认真细致地观察,注意病情变化,防止大出血的发生。

第八节　腹　痛

腹痛是指胃脘以下、脐之两旁及耻骨以上部位发生的疼痛。包括大腹痛、脐腹痛、少腹痛和小腹痛。胃脘以下、脐部以上的部位疼痛,称大腹痛;脐周部位疼痛,为脐腹痛;脐下腹部正中疼痛,为小腹痛;小腹两侧或一侧疼痛,为少腹痛。腹痛是临床常见证候,涉及的范围很广,本节指的是无外科急腹症指征的腹痛。

小儿腹痛的文献记载,首见于隋代巢元方《诸病源候论·小儿杂病诸候》,其曰:"小儿腹痛,多由冷热不调,冷热之气与脏腑相击,故痛也。"

西医学的功能性腹痛、器质性疾病引起的腹痛,应在明确病因诊断后酌情参照本节治疗。

【病因病机】

小儿脾胃薄弱,经脉未盛,易为各种病邪所干扰。六腑以通为用,经脉以流通为畅,若腹部受寒,或食积中脘,或胃肠积热,或脾胃虚寒,或跌仆损伤,均可使气机郁滞,经脉不畅,六腑不通,"不通则痛",故发生腹痛。

1. 感受寒邪 由于护理不当,腹部被风冷寒气所侵,或过食生冷瓜果,损伤脾阳,寒自内生。寒性收引,寒凝则气滞,以致经络不通,气血不行而突发腹痛。

2. 乳食积滞 小儿脾常不足,乳食又不知自节,若哺乳不当,饮食不节,或暴饮暴食,或过食肥甘厚味、坚硬瓜果,损伤脾胃,乳食不化,停积胃肠,气机壅滞,腹部胀满而痛。

3. 胃肠积热 乳食积滞,日久化热;恣食肥甘、辛热之品,胃肠积滞;或感受外邪,入里化热,均可致热结阳明,腑气不通而发腹痛。

4. 脾胃虚寒 素体脾阳虚弱,或病后体弱,中阳不足,脏腑虚冷,以致寒湿内停,气机不利,血脉凝滞,腹部绵绵作痛。

5. 气滞血瘀 因跌仆损伤,或术后腹内络脉受损,瘀血内留;或久病不愈,瘀血阻络,气机不畅,气血运行受阻而见腹痛。

【诊断要点】

1. 症状 以胃脘以下、脐之四旁以及耻骨以上部位发生疼痛为主症,可伴有呕吐、腹泻、便秘、发热等。

2. 体征 痛苦表情,哭闹或辗转不安;疼痛剧烈者,见面色苍白或发青,大汗淋漓,翻滚,腹胀等。腹部中寒,见唇舌紫黯,舌淡,苔多白滑;乳食积滞者,见舌苔厚腻,脉滑有力,指纹沉滞。

3. 辅助检查 根据病情可做末梢血常规、血与尿淀粉酶、腹部 X 线检查、腹部 B 超、大便常规及隐血等检查。

【鉴别诊断】

1. 胃痛 疼痛部位在胃脘近心窝处,常伴恶心、呕吐、泛酸、嗳气、呃逆等。

2. 胁痛 疼痛部位在两胁肋,常兼见胁肋胀满不适。

3. 注意检查腹部有无包块、肠形、肌紧张、压痛及反跳痛,有无排便排气等情况,以排除器质性疾病,尤其是外科急腹症引起的腹痛。

【辨证论治】

(一)辨证要点

1. 辨病因 腹痛阵发,得温则减,属寒;腹痛胀满拒按,口渴引饮,属热;腹部胀满疼痛,嗳气酸腐,属乳食积滞;腹痛绵绵,喜温喜按,为脾胃虚寒;痛如针刺,胀满不适,为气滞血瘀。

2. 辨部位 腹痛部位不同,常与不同的病因或病证相关,如虫积所致腹痛常绕脐周疼痛;食积所致腹痛多在脘腹;虚寒腹痛则以大腹为主;肠痈腹痛多在右侧少腹。

(二)治疗原则

治疗原则以调理气机,疏通经脉为主。具体治法:应根据不同病因分别采用温经散寒、消食导滞、通腑泄热、温中补虚、活血化瘀之法。

(三)分证施治

1. 腹部中寒

证候:常有受凉饮冷史。腹部疼痛,阵阵发作,得温痛减,面色苍白,痛甚则额冷汗出,唇舌紫黯,肢冷,或兼见吐泻,小便清长,舌淡红,苔多白滑,脉弦紧,指纹浮红。

证候分析:腹部中寒,凝滞气机,故腹部疼痛,得温痛稍缓。脾阳不振,升降失常,故见呕吐腹泻。面白唇黯、舌淡红、苔白滑、脉弦紧、指纹浮红,均为寒凝气滞之象。

本证以有受凉饮冷史,腹痛较剧,得温痛减为辨证要点。

治法:温中散寒,理气止痛。

方药:养脏汤加减。

腹胀,加砂仁、枳壳理气消胀;恶心呕吐,加姜半夏、藿香和胃止呕。

2. 乳食积滞

证候:腹部胀满疼痛,按之痛甚,不思乳食,嗳哕酸腐,矢气频转,大便秽臭,或腹痛欲泻,泻后痛减,夜卧不安,时时啼哭,舌苔多厚腻,脉滑有力,指纹沉滞。

证候分析:乳食停积胃肠,阻塞气机,故见腹胀痛,啼哭不安,嗳哕酸腐,大便秽臭。泻后肠胃壅塞暂减,气机稍畅,故泻后痛减。舌苔厚腻、脉滑有力,为积滞之候。

本证以腹部胀满拒按,嗳哕酸腐,有伤乳伤食史为辨证要点。

治法:消食导滞,行气止痛。

方药:香砂平胃散加减。

本方以山楂、神曲、麦芽消食化积,苍术、陈皮、厚朴、砂仁、枳壳理气行滞,白芍、甘草调中缓急止痛。

腹胀明显,大便不通,加槟榔、莱菔子通导积滞;若食积化热,大便秘结,去苍术、砂仁,加黄连、大黄泻热通腑。

3. 胃肠积热

证候:腹痛胀满,疼痛拒按,大便秘结,烦躁口渴,手足心热,口唇舌红,苔黄燥,脉滑数或沉实,指纹紫滞。

证候分析:湿热内结则腹痛胀满拒按;里热炽盛,灼伤津液,故烦躁口渴,手足心热;热结肠腑,津少肠燥,故大便秘结;口唇舌红、苔黄燥为热结胃肠之征。

本证以腹痛胀满,疼痛拒按,大便秘结,苔黄燥为辨证要点。

治法:通腑泄热,行气止痛

方药:大承气汤加减

本方以大黄泄热通便,荡涤肠胃;芒硝润燥通便,与大黄配伍,峻下热结之力更强;枳实、厚朴行气除满,散结消痞,助芒硝、大黄推荡之力。

口干、舌红少津,加玄参、麦冬、地黄养阴生津;因肝胆失于疏泄、肝热犯胃而腹痛者,可用大柴胡汤加减。

4. 脾胃虚寒

证候:腹痛绵绵,时作时止,痛处喜温喜按,得食则痛缓,面色苍白,精神倦怠,四肢清冷,乳食减少,或食后作胀,大便稀溏,舌淡苔白,脉沉细缓。

证候分析:中焦虚寒,失于温养,脉络凝滞,故腹痛绵绵,时作时止,喜温喜按。得食则借谷气之温养,故痛得暂缓。脾虚运化无力,故食少便溏。神倦肢冷、舌淡苔白、脉沉细缓为中焦虚寒之象。

本证以腹痛绵绵,喜温喜按为辨证要点。

治法:温中补虚,缓急止痛。

方药:小建中汤合理中汤加减。

本方以桂枝温经和营,白芍、甘草缓急止痛,饴糖、大枣、生姜、人参、白术甘温补中,干姜温中祛寒。

气血不足明显,加黄芪、当归补益气血;肾阳不足,加附子、肉桂温补元阳;腹寒痛甚伴呕吐清涎,加吴茱萸、丁香温中降逆。

5. 气滞血瘀

证候:脘腹胀闷,疼痛拒按,或痛如针刺,痛有定处,或触及包块,推之不移,按之痛剧,舌紫黯或有瘀点,脉涩。

证候分析:久病入络,结为癥块,或腹部受伤,瘀血停积,不通则痛,故腹部痛如针刺,痛有定处。瘀血未散,则可触及包块,推之不移,按之痛剧。舌紫黯或有瘀点、脉涩为气滞血瘀之象。

本证以腹部痛有定处,痛如针刺拒按,或有包块为辨证要点。

治法:活血化瘀,行气止痛。

方药:少腹逐瘀汤加减。

本方以肉桂、干姜、小茴香温通经脉;蒲黄、五灵脂、赤芍、当归、川芎活血散瘀;延胡索、没药行气活血,软坚止痛。

气滞胀痛,加川楝子、乌药理气止痛;有包块或手术、外伤史,加三棱、莪术散瘀消癥。

病案分析

张某,男,2岁。阵发性脐腹疼痛1天。突然发生阵发性脐腹疼痛,痛时面色苍白,热敷疼痛缓解,无恶心、呕吐、腹泻等症。某医院诊为肠痉挛,予"元胡止痛片"等药治疗,未见好转。患儿脐腹疼痛,喜温拒按,面色苍白,表情痛苦,舌苔薄白,脉沉紧。查:体温36.7℃,腹软,无明显压痛,无反跳痛,未触及包块。

请给出诊断分型、病机分析、治法方药。

(四)其他治疗

1. 经验方　周慕新治疗小儿腹痛经验:腹部中寒证,治以温中补虚,缓急止痛。方用桂枝3g,白芍6g,小茴香3g,生姜3g,当归6g,生甘草3g,木香3g,大枣15g。以上为1~3岁小儿量,水煎服,每日1剂。

2. 中成药

(1)藿香正气口服液:用于腹部中寒证。

(2)大山楂丸:用于乳食积滞证。

(3)元胡止痛片:用于气滞血瘀证。

(4)理中丸:用于脾胃虚寒证。

3. 针灸　取足三里、合谷、中脘。食积加内庭,呕吐加内关,寒邪内积加灸神阙。每日1次,年龄大的儿童留针15分钟。

4. 推拿　寒积腹痛:揉一窝风,揉外劳宫;食积腹痛:清脾胃,顺运八卦,推四横纹,清板门,清大肠;虚寒腹痛:揉外劳宫,补脾,顺运八卦。

【预防与调护】

1. 注意饮食卫生;避免感受风寒,注意腹部保暖;餐后稍事休息,勿做剧烈运动。

2. 根据不同病因,给予相应的饮食调护。如食积腹痛,宜控制饮食;虫积腹痛,忌甜食,适当给予酸味食品;虚寒腹痛者,宜给予甘温之品。

3. 腹痛剧烈或持续不止者应卧床休息,加强病情观察,随时检查腹部体征,并做必要的辅助检查,明确诊断,及时处理。

第九节　泄　泻

泄泻是以大便次数增多,粪质稀薄,甚则呈水样为特征的小儿常见病。本病一年四季均可发生,尤以夏秋季节发病较多,秋冬季节发生的泄泻,易引起流行。年龄愈小,发病率愈高,以6个月~2 岁的婴幼儿发病率最高。泄泻轻者预后良好,重者泻下无度,极易伤津耗液,气阴两伤,甚则阴竭阳脱;久泻迁延不愈者,易转为疳证或慢惊风。因此,小儿泄泻是影响小儿生长发育,甚至造成死亡的主要原因之一,有发病较容易,病情易变化,预后情况相对于成人而言更加严重等特点。

古代医籍对小儿泄泻论述较多,如《幼幼集成·泄泻证治》所言:"凡暴注下迫,属火;水液清澄,属寒。老黄色属心脾肺实热,宜清解;淡黄色属虚热,宜调补;青色属寒,宜温;白色属脾虚,宜补;酱色属湿气,宜燥湿;馊酸气属伤食,宜消。"较为系统而又切合实用的分类证治,则见于清代《医宗金鉴·幼科杂病心法要诀》,书中将小儿泄泻分类证治法则概括为"小儿泄泻须认清,伤乳停食冷热惊,脏寒脾虚飧水泻,分消温补治宜精"。

西医学的小儿腹泻病可参照本节治疗。

【病因病机】

引起小儿泄泻的病因主要是内伤乳食、感受外邪、脾胃虚弱等。泄泻病位主要在脾胃,脾虚湿困是其基本病机。

1. 内伤乳食 小儿脾常不足,运化力弱,乳食不知自节,若调护失宜,或哺乳不当,或饮食不节或不洁,过食生冷瓜果或油腻,皆能损伤脾胃。脾伤则运化失职,胃伤则腐熟不能,乳食内停,清浊不分,并走大肠而成泄泻。正如《素问·痹论》所说:"饮食自倍,肠胃乃伤。"

2. 感受外邪 小儿脏腑柔嫩,腠理疏松,卫外不固,冷暖不知自调,易为邪侵。外感风、热、寒、暑诸邪常与湿邪相合,内犯于脾,困阻脾阳,运化失职,发生泄泻,故前人有"无湿不成泻""湿多成五泻"之说。由于时令气候不同,长夏多湿,故外感泄泻以夏秋感受暑湿之邪引起者最为常见。

3. 脾胃虚弱 先天禀赋不足,后天调护失宜,或久病迁延不愈,皆可导致脾胃虚弱。脾虚健运失司,胃弱不能腐熟水谷,因而水反为湿,谷反为滞,清浊不分,合污而下,形成脾虚泄泻。

4. 脾肾阳虚 脾虚致泻者,大多先耗脾气,继伤脾阳,日久则脾损及肾,造成脾肾阳虚;或先天不足,脾肾素虚。肾阳不足,脾失温煦,阴寒内盛,水谷不化,清浊不分,并走大肠,而致澄澈清冷,洞泄不禁。

泄泻无度,最易伤阴耗气,甚则阴竭阳脱;若久泻不止,脾虚肝旺,可成慢惊风;泄泻迁延日久,水谷精微化生乏源,气血不足,可致疳证。

【诊断要点】

1. 症状 以大便次数增多,大便性状改变(便质稀溏呈水样或蛋花汤样)为主症,可伴有呕吐、腹痛、发热、口渴、尿少等症。

2. 体征 可有体温升高,神萎烦躁,皮肤干瘪,囟门、目眶下陷,啼哭少泪,口唇樱红,腹胀,腹部压痛,肠鸣音亢进等。伤食者,舌苔厚腻或微黄,脉滑有力,指纹沉滞;湿热者,舌质红,苔黄腻,脉滑数,指纹紫;脾虚者,舌淡苔白,脉细,指纹淡;若气阴两伤,则舌红少津,苔少或无苔,脉细数;阴竭阳脱,则舌淡无津,脉沉细欲绝,指纹淡白。

3. 辅助检查

(1)大便镜检:可有脂肪球或少量白细胞、红细胞。

(2)大便病原学检查:可有轮状病毒等病毒检测阳性,或致病性大肠埃希菌等细菌培养阳性。

课堂讨论

腹泻是儿科临床常见症状之一,婴幼儿出现腹泻症状是否都属病态?应当怎样判断?

【鉴别诊断】

1. 痢疾 大便呈黏液脓血便,次频量少,腹痛明显,里急后重。大便常规检查可见脓细胞、红细胞和吞噬细胞，大便培养有志贺菌属生长。

2. 生理性腹泻 多见于6个月以下婴儿，常有湿疹。生后不久即出现腹泻，除大便次数增加外，无其他症状，生长发育不受影响。添加辅食后，大便即逐渐正常。

【辨证论治】

（一）辨证要点

1. 辨病因 大便稀溏，夹乳片，色淡白，气酸臭者，属伤乳；大便稀溏，夹食物残渣，气味酸臭，或如败卵，腹部胀痛，泻后痛减，属伤食；大便稀水状，或如水注，色黄褐，气臭秽，夹黏液者，属湿热；大便清稀，臭气不甚，夹有泡沫，肠鸣腹痛者，属风寒；大便稀溏，色淡不臭，夹食物残渣，于食后作泻者属脾虚；大便清稀，完谷不化，或于五更作泻者，属脾肾阳虚。

2. 辨轻重 轻者大便日泻10次以内，精神尚好，小便量可，能够进食，少有呕恶，无明显津伤液脱症状，属常证；重者，大便日泻10余次，或泻下无度，伴尿少或无尿，皮肤干燥，眼眶、囟门凹陷，精神萎靡或烦躁不安，口渴不止等，多属变证。

3. 辨虚实 泻下来势急骤，腹胀痛拒按者，多为实证；泄泻日久，泻下势缓，腹胀喜按者多属虚证。

（二）治疗原则

泄泻的治疗原则以运脾除湿为主。常证当针对不同病因，分别运用消食导滞、疏风散寒、清热利湿、健脾益气、温补脾肾等法。变证当益气养阴或回阳固脱，结合液体疗法，以提高疗效。

（三）分证施治

1. 常证

（1）伤食泻

证候：大便稀溏，夹有乳片或不消化的食物残渣，气味酸臭，或如败卵，脘腹胀痛，哭闹即泻，泻后哭止，嗳气酸馊，不思乳食，夜卧不安，舌苔厚腻或微黄，脉滑有力，指纹沉滞。

证候分析：乳食不节，损伤脾胃，健运失司，食积中焦，故大便稀溏，夹乳片或不消化食物残渣，不思乳食。中焦气机不利，则脘腹胀痛，哭闹；泻后积滞消减，腹痛暂缓，则泻后哭止。胃失和降，浊气上逆，则嗳气酸馊。食积化热，上扰心神，则夜卧不安。舌苔厚腻、脉滑纹滞，皆为乳食停积之象。

本证以脘腹痛时欲泻，泻后痛减，大便稀溏，夹有乳片或不消化的食物残渣，大便酸臭或如败卵为辨证要点。

治法：消食化积，运脾止泻。

方药：保和丸加减。

本方以山楂、神曲、莱菔子消食化积，陈皮、半夏理气降逆，茯苓渗湿运脾，连翘清解郁热。

腹痛剧，加木香理气止痛；呕吐，加藿香、生姜和胃止呕；低热，苔黄腻，加黄连清热燥湿。

（2）风寒泻

证候：大便清稀，色淡夹泡沫，臭气不甚，肠鸣腹痛，或兼恶寒发热，鼻塞流涕，舌苔薄白或腻，脉浮紧，指纹色红。

证候分析：感受风寒，客于胃肠，中阳被困，运化失调，故泻下清稀，色淡夹泡沫。寒湿内阻，气机不利，则肠鸣腹痛。风寒束表，故见恶寒发热，鼻塞流涕，舌苔薄白，脉浮紧，指纹色红之象。

本证以大便清稀，夹有泡沫，肠鸣腹痛，伴风寒表证为辨证要点。

治法：疏风散寒，化湿止泻。

方药：藿香正气散加减。

本方以藿香、苏叶、白芷、生姜疏风散寒，兼理湿滞；大腹皮、厚朴、陈皮、半夏、桔梗理气宽中，化湿导滞；茯苓、白术、甘草健脾和胃除湿。

夹食滞，加神曲、山楂消食化湿；里寒重，腹痛甚，加干姜、砂仁、木香温中散寒，理气止痛。

（3）湿热泻

证候：大便水样，色黄褐，或如蛋花汤样，或夹黏液，泻下急迫，量多次频，气味秽臭，腹痛哭闹，食欲不振，神倦乏力，或发热，或呕恶，烦躁，口渴引饮，小便短黄，舌质红，苔黄腻，脉滑数，指纹紫。

证候分析：湿热蕴结肠胃，传化失司，故泻水样便，气味秽臭，泻下急迫，量多。气机不利则腹痛哭闹。湿热困脾，故食欲不振，神倦乏力。湿热交蒸，故发热，口渴引饮，小便短黄。舌质红、苔黄腻、脉滑数、指纹紫，皆为湿热蕴结之象。

本证以泻下急迫，量多次频，舌质红，苔黄腻为辨证要点。

治法：清热利湿止泻。

方药：葛根黄芩黄连汤加减。

本方以葛根升阳除湿，解肌达邪；黄芩、黄连清泄胃肠湿热；甘草和中。

热重于湿，加金银花、连翘、滑石清热利湿；湿重于热，加薏苡仁、扁豆、茯苓、车前子健脾利湿；腹胀满，加木香、厚朴行气除满；呕吐，加竹茹、半夏降逆止呕；食滞，加山楂、神曲消食化滞。

（4）脾虚泻

证候：大便稀溏，色淡不臭，多于食后作泻，时轻时重，面色萎黄，形体消瘦，神疲倦怠，食欲不振，舌淡苔白，脉细，指纹淡。

证候分析：脾胃虚弱，运化失职，故大便稀溏，色淡不臭，时轻时重。运纳无权，故食后作泻，食欲不振。脾虚不运，气血不足，故面色萎黄，精神倦怠，舌淡苔白，脉细，指纹淡。

本证以病程较长，食后作泻，伴脾气虚弱证为辨证要点。

治法：健脾益气，助运止泻。

方药：参苓白术散加减。

方中党参、茯苓、白术、甘草健脾益气，山药、莲子肉、扁豆、薏苡仁健脾化湿，砂仁、桔梗理气和胃。

湿盛苔腻，加藿香、佩兰芳香化湿；胃纳呆滞，加神曲、谷芽、麦芽消食助运；腹胀，加木香、厚朴行气除满；久泻不止，内无积滞，加石榴皮固涩止泻。

（5）脾肾阳虚泻

证候：久泻不止，大便清稀，完谷不化，色淡不臭，或见脱肛，形寒肢冷，面色苍白，精神萎靡，睡时露睛，舌淡苔白，脉细弱，指纹淡。

证候分析：久泻不止，脾肾阳虚，不能温煦，故大便清稀，完谷不化。脾虚气陷，则见脱肛。命门火衰，阴寒内生，故形寒肢冷，精神萎靡，面色苍白，睡时露睛。舌淡苔白、脉细弱、指纹淡，皆为脾肾阳虚之候。

本证以久泻不止，形寒肢冷，睡时露睛为辨证要点。

治法：温补脾肾，固涩止泻。

方药：附子理中汤合四神丸加减。

方中人参、白术、甘草健脾益气；干姜、吴茱萸温中散寒；附子、补骨脂、肉豆蔻、五味子温肾暖脾，固涩止泻。

脱肛，加黄芪、升麻升提中气；久泻滑脱不禁，加诃子、赤石脂、石榴皮收敛固涩。

2. 变证

（1）气阴两伤

证候：泻下无度，质稀如水，精神萎靡或心烦不安，四肢乏力，眼眶及囟门凹陷，皮肤干燥或枯瘪，啼哭无泪，口渴引饮，小便短少，甚则无尿，唇红而干，舌红少津，苔少或无苔，脉细数。

证候分析：暴泻或泻下日久，耗伤气阴，肌肤失养，故精神萎靡，四肢乏力，皮肤干燥，眼眶及囟门凹陷；无津上承，故口渴引饮，啼哭无泪。气阴不足，心失所养，故心烦不安。舌红少津、苔少或无苔，皆为气阴两伤之候。

本证以泻下无度，萎靡干瘪，尿少无泪为辨证要点。

治法：益气养阴。

方药：人参乌梅汤加减。

方中人参补气；乌梅、甘草酸甘化阴；莲子、山药、木瓜健脾和胃，除湿止泻。

久泻不止，加山楂炭、诃子、赤石脂固涩止泻；口渴引饮，加天花粉、石斛、玉竹养阴生津止渴；大便热臭，加黄连清解湿热。

（2）阴竭阳脱

证候：泻下不止，便稀如水，洞泄不禁，精神萎靡，表情淡漠，面色青灰或苍白，四肢厥冷，冷汗自出，气息低微，舌淡无津，脉沉细欲绝，指纹淡白。

证候分析：暴泻久泻不止，耗伤津液，阴损及阳，气随津脱，故洞泄不禁，神萎面白，息微汗出。阳气不能温养四肢，故四肢厥冷。舌淡无津、脉沉细欲绝、指纹淡白为阴竭阳脱之象。

本证以泻下不止，精神萎靡，四肢厥冷，冷汗自出为辨证要点。

治法：益气救阴，回阳固脱。

方药：生脉散合参附龙牡救逆汤加减。

方中人参大补元气；麦冬、五味子、白芍酸甘化阴，敛阴护液；附子回阳救逆；龙骨、牡蛎潜阳固脱。

泄泻不止，加干姜、白术温中扶脾。

上述变证，病情危重，必须及时救治。

病案分析

患儿，女，1岁7个月。其母代述：腹泻反复发作月余，复发2日。患儿1个月前因贪吃西瓜致腹泻，经西药治疗虽有好转，但时轻时重，反复不愈。2日前吃肉食少许后，腹泻再次发作，服黄连素未效来诊。现日泻4～5次，色淡黄不甚臭，食欲不佳，食后作泻，腹胀喜按，面色萎黄，睡时露睛，舌质淡，苔薄白，指纹淡红。大便常规检查：食物残渣（++），脂肪球（++）。

请给出诊断分型、病机分析、治法方药。

（四）其他治疗

1. 经验方　马莲湘治疗小儿泄泻经验：各种小儿泄泻，治以健脾燥湿，升清降浊。方用苍术180g，羌活120g，车前子90g，生熟大黄各30g，制川乌30g，生甘草30g。上药共为细末，过细筛，储瓶备用。患儿年龄6个月以内，每次1g；6个月～3岁，每次2g；3岁以上，每次3g。每日3次，口服。

2. 中成药

（1）藿香正气口服液：用于风寒泻。

（2）附子理中丸：用于脾肾阳虚泻。

（3）保和丸：用于伤食泻。

3. 针灸

（1）针法：主穴为足三里、中脘、天枢、脾俞。配穴：呕吐加内关、上脘，腹胀加下脘，发热加曲池。实证用泻法，虚证用补法。每日1次。

（2）灸法：取足三里、中脘、神阙。隔姜灸或艾条温和灸。每日1次。用于脾虚泻、脾肾阳虚泻。

4. 推拿　伤食泻揉外劳宫,清板门,清大肠,摩腹,揉足三里;风寒泻揉外劳宫,推三关,摩腹,揉脐,揉龟尾;湿热泻推天河水,推上三关,揉小天心,揉内、外劳宫,清大肠;脾虚泻推三关,补脾土,补大肠,揉足三里,摩腹,推上七节骨,捏脊,重按肺俞、脾俞、胃俞、大肠俞。以上操作手法,平均每穴5分钟,每日1次。

【预防与调护】

1. 适当控制饮食,减轻胃肠负担。饮食应清淡而富有营养,可给易消化的流质或半流质;婴儿应鼓励母乳喂养;对呕吐严重患儿,禁食(不禁水)4～6小时,待吐泻减轻后再逐渐恢复饮食。忌油腻、生冷及不易消化的食物。

2. 保持臀部皮肤清洁干燥,勤换尿布,每次大便后,用温水清洗臀部,擦干后扑上爽身粉,防止发生红臀。

3. 密切观察病情变化,及时用药,防止变证的发生。

4. 大力提倡母乳喂养,不宜在夏季及小儿有病时断奶,遵守添加辅食的原则,注意科学喂养;注意饮食卫生。

第十节　便　秘

便秘是指大便秘结不通,排便次数减少或间隔时间延长,或大便努挣难解的病证。是小儿常见的临床证候之一。本病可见于任何年龄,一年四季均可发病,可单独存在,也可继发于其他疾病的过程中。一般预后良好,但易并发肛裂,少数迁延不愈者可引起痔疮、脱肛等疾病。本节主要指的是未发现明显器质性病变而以功能性改变为特征的排便障碍。

西医学的功能性便秘可参照本节治疗。

【病因病机】

小儿脾常不足,乳食不知自节,又易感温热时邪,用药不当也易伤气血阴津。若乳食积滞,或邪热伤津,或气机郁滞,气血阴津亏虚,均可导致脾胃升降失常,大肠传导失司而形成便秘。

1. 乳食积滞　小儿脾常不足,乳食又不知自节,若饮食喂养不当,损伤脾胃,运化失常,停滞中焦,积久化热,耗伤津液,肠道失润,发为便秘。

2. 邪热伤津　小儿易感温热时邪,邪热稽留,或过食肥甘炙煿之品,灼津伤阴,肠道津少,大便干结,发为便秘。

3. 气机郁滞　小儿因生活环境、习惯改变,所欲不遂,情志不舒;或久坐少动,因排便困难,对排便恐惧,有便意而不愿排便,使气机郁滞,大便秘结。

4. 气血阴津亏虚　小儿素体气血阴津亏虚,或疾病损伤,或过用汗、吐、利、燥热之剂伤及气血阴津,均可导致气血阴津不足,气虚传导无力,血阴津亏虚则传导失润。若病及于肾,耗阴损阳,不能蒸化津液温润肠道,则肠道干涸,大便艰涩,排出不畅,发为便秘。

【诊断要点】

1. 症状　大便干结或秘结不通,次数减少,间隔时间延长,常二日以上方排便一次;或虽大便间隔时间如常,但排便艰涩,粪质坚硬;或便意频频,但难以排出或难以排净;持续时间达1个月以上。可伴有腹胀、腹痛、食欲不振、夜寐不安、生产发育迟缓。

2. 体征　部分患儿左下腹可触及粪块。食积便秘者,见舌红,苔黄厚,脉沉有力,指纹紫滞;燥热便秘者,见面赤,发热,舌红,苔黄燥,脉滑实,指纹紫滞;气滞便秘者,腹胀满疼痛,舌红,苔薄白,脉弦,指纹滞;气虚便秘者,神疲,面色少华,舌淡,苔薄,脉虚弱,指纹淡红;血虚便秘者,面白无华,唇甲色淡,舌淡嫩,苔薄白,脉细弱,指纹淡;阴虚便秘者,形体消瘦,舌红,少苔,脉细数,指纹紫滞。

3. 辅助检查　多无阳性发现。

【鉴别诊断】

1. 机械性肠梗阻　急性发作，阵发性剧烈腹痛腹胀，伴恶心呕吐，肠鸣音亢进。腹部 X 线检查显示多个扩张肠袢及较宽液平面，结肠远端及直肠无气。

2. 先天性巨结肠　顽固性便秘，新生儿胎便排出延迟，便秘进行性加重，伴严重腹胀、消瘦、生长发育落后等。钡剂灌肠检查显示近直肠-乙状结肠处狭窄，上段结肠异常扩大。

【辨证论治】

（一）辨证要点

1. 辨虚实　实证多因小儿素体阳盛、饮食不当、热病后期及情志不畅致燥热内结和气机郁滞，病程短，粪质多干燥坚硬，腹胀拒按。虚证多因小儿素体气血阴津亏虚，或疾病损伤等伤及气血阴津，致肠道失润，传导乏力，病程较长，病情顽固，大便虽不甚硬，但多欲便不出或便出艰难，腹胀喜按。

2. 辨寒热　热证多身热面赤，口渴尿黄，喜凉恶热；寒证多面白肢冷，小便清长，喜热恶凉。

（二）治疗原则

治疗原则以润肠通便为主。具体治法：应根据不同病因分别采用消食导滞、清热润肠、理气通便、益气养血滋阴等法。

（三）分证施治

1. 食积便秘

证候：大便秘结，脘腹胀满，不思饮食，或恶心呕吐，或有口臭，手足心热，小便黄少，舌红，苔黄厚，脉沉有力，指纹紫滞。

证候分析：饮食积滞，传导失职，则脘腹胀满，不思饮食，大便秘结；积久化热，则口臭，手足心热，小便黄少；舌红、苔黄厚、脉沉有力、指纹紫滞均为乳食积滞之征。

本证以有伤食或伤乳史，便秘同时兼见脘腹胀满，纳呆口臭，手足心热为辨证要点。

治法：消积导滞通便。

方药：枳实导滞丸加减。

本方以大黄苦寒，攻积泄热；枳实行气导滞，消积除胀满，神曲消食化滞和胃，共助大黄攻积导滞；黄芩、黄连清热燥湿；茯苓、泽泻利水渗湿；白术燥湿健脾，攻积而不伤正。

食积重者，加麦芽、谷芽、莱菔子、鸡内金消食导滞；积滞化热者，加连翘、胡黄连清热；大便干结甚者，加郁李仁、瓜蒌子润肠通便。

2. 燥热便秘

证候：大便干结，排便困难，甚则便秘不通，面赤身热，腹胀或痛，小便短赤，或口干口臭，或口舌生疮，舌红，苔黄燥，脉滑实，指纹紫滞。

证候分析：素体热盛或喜食辛辣炙煿之品，肠道积热，故大便干结，甚则排便困难；腑气不通，秽浊熏蒸于上，则口臭，口舌生疮；热移膀胱，故小便短赤；舌红、苔黄燥、脉滑实、指纹紫滞均为燥热内结之征。

本证以大便干结，面赤口臭，身热溲赤，苔黄燥为辨证要点。

治法：清热润肠通便。

方药：麻子仁丸加减。

本方以麻子仁润肠通便；杏仁上肃肺气，下润大肠；白芍养血敛阴，缓急止痛；大黄、枳实、厚朴，即小承气汤，以轻下热结，除胃肠燥热；蜂蜜甘缓，既助麻子仁润肠通便，又可缓和小承气汤攻下之力。

纳差口臭者，加莱菔子、山楂消食化积；口干者，加南沙参、玄参、天花粉养阴生津；腹胀痛者，加木香行气止痛；口舌生疮者，加黄连、栀子清心泻火。

3. 气滞便秘

证候：大便秘结，欲便不得，甚或胸胁痞满，嗳气频作，舌红，苔薄白，脉弦，指纹滞。

证候分析：情志不舒，或久坐少动，气机郁滞，则胸胁痞满，腹胀疼痛，嗳气频作；肝脾气滞，传导失职，则大便干结，欲便不得；舌红、苔薄白、脉弦、指纹滞均为气机郁滞之征。

本证以欲便不得，胸胁痞满，腹胀嗳气为辨证要点。

治法：理气导滞通便。

方药：六磨汤加减。

本方以木香、乌药行气止痛，沉香降逆调中，枳壳、槟榔、大黄导滞通便。

胸胁痞满甚者，加香附、瓜蒌宽胸理气；嗳气频繁者，加紫苏梗、旋覆花、青皮疏肝理气，和胃降逆。

4. 气虚便秘

证候：时有便意，大便不干，仍努挣难下，排便时汗出气短，便后神疲乏力，面色少华，舌淡，苔薄，脉虚弱，指纹淡红。

证候分析：气虚大肠传导无力，则时有便意，大便不干，仍努挣难下，排便时汗出气短；气虚化生乏源，故神疲乏力，面色少华；舌淡、苔薄、脉虚弱、指纹淡红均为气虚之征。

本证以时有便意，大便不干，努挣难下，神疲乏力为辨证要点。

治法：益气润肠通便。

方药：黄芪汤加减。

本方以黄芪补中益气；火麻仁润肠通便；白蜜补中气，润肠道；陈皮理气健脾。

汗多气短者，加麦冬、五味子养阴敛汗；气虚下陷脱肛者，重用黄芪，加升麻、柴胡益气升提；腹中冷痛，四肢欠温者，加党参、干姜、肉苁蓉温阳益气。

5. 血虚便秘

证候：大便干结，艰涩难下，面白无华，唇甲色淡，心悸目眩，舌淡嫩，苔薄白，脉细弱，指纹淡。

证候分析：血虚失养，肠道失润，则大便干结，艰涩难下；血虚失荣，则面白无华，唇甲色淡，心悸目眩；舌淡嫩、苔薄白、脉细弱、指纹淡为血虚之征。

本证以大便干结，艰涩难下，面白无华，唇甲色淡为辨证要点。

治法：养血润肠通便。

方药：润肠丸加减。

本方以麻子仁、桃仁润滑肠道；生地黄、当归滋阴养血，润燥通便；配入枳壳行气，促进肠道蠕动。合而用之，能奏润肠通便之功。

大便干燥者，加玄参、麦冬养阴生津；心悸者，加酸枣仁、柏子仁养心安神，润肠通便；口干心烦者，加玄参、牡丹皮、栀子泻火除烦。

6. 阴虚便秘

证候：大便干结，形体消瘦，口干渴，盗汗，五心烦热，舌红，少苔，脉细数，指纹紫滞。

证候分析：素体阴虚或病后伤阴，肾阴不足，肠道失濡，干涸艰涩，则大便干结，排出不畅；阴虚胃津匮乏，食纳不香，故形体消瘦；阴虚内热，蒸腾津液，则口干渴，盗汗，五心烦热；舌红、少苔、脉细数、指纹紫滞为阴虚之征。

本证以大便干结，形体消瘦，口干渴，盗汗，舌红少苔为辨证要点。

治法：增液润燥通便。

方药：增液汤合益胃汤加减。

增液汤增水行舟，益胃汤滋养胃阴，两方合用共奏增液养阴，润燥通便之功。

大便干硬如羊粪者，加大黄、芒硝泻下通腑；兼血虚者，加当归、鸡血藤养血；盗汗显著者，加鳖甲、煅龙骨、煅牡蛎养阴敛汗；兼气虚者，加黄芪、白术、太子参益气。

（四）其他治疗

1. 经验方　张珍玉治疗小儿便秘经验：气虚便秘证，治以健脾和胃，行气通便。方用人参6g，炒白术 4g，云茯苓 4g，陈皮 4g，生地黄 5g，生白芍 4g，香附 4g，广木香 4g，当归 4g，砂仁 4g，荷叶 5g，甘草 3g。水煎服，每日 1 剂。

2. 中成药

（1）麻仁丸：用于燥热便秘证。

（2）补中益气丸：用于气虚便秘证。

3. 针灸　取大肠俞、天枢、支沟、上巨虚，实证用泻法，虚证用补法。燥热便秘加合谷、曲池；气滞便秘加中脘、行间；气虚便秘加脾俞、胃俞、足三里，针后加灸。每日 1 次。

4. 推拿　实证：清大肠，退六腑，推下七节骨；食积便秘加清胃经，揉板门；燥热便秘加清天河水，揉膊阳池；气滞便秘加推肝经，揉膊阳池，推四横纹，推肺经。虚证：推下七节骨，补脾经，推上三关，点揉足三里；气虚加揉中脘、脾俞、肾俞，摩腹；血虚加推四横纹；阴虚加揉膊阳池，揉二人上马。

【预防与调护】

1. 注意合理饮食，适当进食蔬菜、水果，尤其是粗纤维类蔬菜，并注意适量饮水。

2. 经常参加体育活动，避免久坐少动。

3. 对患儿进行排便训练，养成定时、专注排便的习惯。

4. 大便干结临时对症处理，可用开塞露纳肛通便。

（廖运龙　田真真）

❓ 复习思考题

1. 小儿泄泻为什么容易发生"气阴两伤"甚则"阴竭阳脱"的变证？

2. 小儿泄泻与成人相比有何特点？

3. 如何理解"积为疳之母，无积不成疳"？

4. 小儿脾系病证的诊疗要点是什么？

ER-6-4

扫一扫，测一测

第七章 心肝系病证

ER-7-1
PPT 课件

学习目标

掌握汗证、惊风、痫病、惊啼、儿童注意缺陷多动障碍、抽动症、病毒性心肌炎、头痛的临床特征、辨证论治；熟悉以上各病的定义、病因病机及与类似病证的鉴别；了解以上各病的辅助检查、其他疗法及预防与调护。

ER-7-2
知识导览

心者，君主之官，主血脉，藏神。人体的血液运行以及精神意识思维活动，均由心所主。肝者，将军之官，主疏泄，藏血，为体阴用阳之脏。人体气机的调畅，气血的运行，精神情志的调节，均与肝密切相关。凡精神意识和气血运行方面的疾患，如惊风、癫痫、夜惊、脏躁、心悸等病证，均属心肝系病证的范畴。小儿为稚阴稚阳之体，阳常有余，阴常不足，心常有余，肝常有余，加之神气怯弱，感受外邪后，邪毒易化火生风，痰蒙心窍等，故治疗心肝系病证时，应在清心凉肝的基础上，注意镇惊安神，豁痰醒脑，息风开窍，并重视脏腑间的联系，及时调理气血和补益脾肾，同时应注意活血化瘀法的配合运用。

第一节 汗 证

汗证是指小儿在安静状态下和正常环境中，全身或局部出汗过多，甚至大汗淋漓的一种病证。本证多见于5岁以下小儿。汗证有自汗、盗汗之分，其中不分寤寐，无故出汗为自汗，多属阳虚；寐中汗出，醒时自止者，称为盗汗，亦称为寝汗，多属阴虚。《明医指掌·自汗盗汗心汗证》对自汗、盗汗的名称做了恰当的说明："夫自汗者，朝夕汗自出也。盗汗者，睡而出，觉而收，如寇盗然，故以名之。"临床上小儿常自汗、盗汗并见。

汗是人体五液之一，汗液能润泽肌肤，调和营卫。出汗既是人体的一种生理现象，同时又是人体排泄废物、驱除邪气的一个途径。小儿由于形气未充，腠理不密，加之生机旺盛，清阳发越，故较成人易出汗，且头汗最多。若天气炎热，或衣被过暖，或乳食过急，或活动剧烈的情况下汗多，而无其他异常，则不属病态。

《诸病源候论·小儿杂病诸候》指出："小儿有血气未实者，肤腠则疏，若厚衣温卧，脏腑生热，蒸发腠理，津液泄越，故令头身喜汗也。"《小儿药证直诀》也有对"喜汗""盗汗"等的论述，并制订了止汗散、香瓜丸等治疗方药。

自汗、盗汗作为症状，既可单独出现，也常伴见于其他疾病过程中，如小儿诸多温热病、佝偻病、亡阳虚脱证等。本节着重讨论单独出现的自汗盗汗，至于由其他疾病引起者，在治疗原发疾病的基础上，可参考本节辨证论治。

【病因病机】

"阳加于阴谓之汗"，汗为心液，为气血津液所化生，由人体阳气蒸腾气化而来。若阴阳失衡，或肺卫不固，或气阴两虚，腠理开合失司，则可导致汗出过多而为汗证。

1. 肺卫不固　因先天或后天多种原因致卫表阳气不足，腠理不固，津液外泄而多汗，以自汗为主。正如《景岳全书》所云："自汗者属阳虚，腠理不固，卫气之所司也。人以卫气固其表，卫气不固，则表虚自汗而津液为之发泄也。"

2. 营卫失调　素体表虚或病后正气未复，营卫失和，卫气不固，营阴不能内守，津液失其固敛，故汗出遍身。

3. 气阴两虚　小儿体禀"纯阳"，所患热证最多，热证频发或日久，必耗伤气阴，致气阴两虚，腠理开合失常而发为汗证。

4. 脾胃湿热　若因调护或饮食失宜，致脾失健运，湿热内生，湿热交蒸，迫津外泄而多汗。

总之，小儿汗证为阴阳失衡，营卫失和所致，有虚实之分，而以虚证居多。虚证中常见表虚不固、营卫失调、气阴两虚，实证为脾胃湿热，与五脏均有密切关系。

【诊断要点】

1. 症状　小儿在安静状态下，正常环境中，全身或局部出汗过多，甚至大汗淋漓。

2. 体征　皮肤潮湿或汗出渍衣，可伴面色少华，形体偏瘦。若表虚不固，可见舌淡少苔，脉细弱；若气阴两虚，可见舌淡少苔或见花剥苔，脉细弱而数。

3. 辅助检查　血常规、红细胞沉降率、抗链球菌溶血素O试验、血清钙磷测定、结核菌素试验、胸部及腕骨X线检查等辅助检查，以排除其他疾病。

【鉴别诊断】

1. 战汗　在恶寒发热时全身战栗，随之汗出淋漓，或但热不寒，或汗出身凉，常出现在各种热病过程中。

2. 黄汗　汗色发黄，染衣着色如黄柏色，多见于黄疸及湿热内蕴者。

此外，还应与风湿热、结核病等疾病引起的出汗相鉴别。

【辨证论治】

（一）辨证要点

重点应辨其虚实　若全身出汗，平时易反复感冒，纳呆乏力，精神萎靡不振，脉细，或见于久病之后，多属虚证；若以头汗为主，或四肢汗多，形体壮实，便干，尿黄少或短赤等，则为实证。

（二）治疗原则

调和阴阳为基本治则。表虚不固者益气固表；营卫不和者调和营卫；气阴两虚者益气养阴；湿热蒸迫者清热化湿。

（三）分证施治

1. 肺卫不固

证候：常自汗出，或伴盗汗，以头部、肩背部汗出明显，动则尤甚，神疲乏力，面色少华，纳呆，四肢末端欠温，平素体虚易感冒，舌淡苔薄白，脉细弱。

证候分析：素体肺脾气虚，肺外合皮毛，气虚不固，汗孔开泄，津液不藏，则自汗、盗汗；气虚不达肢末，失于温养而欠温；表虚不固，外邪易乘虚而入，故易患感冒；面色少华、神疲乏力、纳呆、舌淡、脉细弱，均为气虚之象。

本证以自汗，动则尤甚，平素体虚易感冒为辨证要点。

治法：益气固表敛汗。

方药：玉屏风散合牡蛎散加减。

方中重用黄芪益气固表，白术健脾益气，防风走表祛风，牡蛎、麻黄根、浮小麦敛汗固表。

汗出不止，每晚在睡前用龙骨、牡蛎粉外扑敛汗潜阳；纳差，加焦三仙、砂仁醒脾助运；心烦夜惊，加酸枣仁、柏子仁养心敛汗。

2. 营卫失调

证候：以自汗为主，可伴盗汗，汗出遍身，抚之不温，恶风畏寒，或伴有低热，精神疲倦，胃纳不振,舌淡红,苔薄白,脉缓。

证候分析:素体表虚或病后正气未复,营卫失和,表卫不固,营阴不能内守,津液失其固敛,故汗出遍身,恶风畏寒,或伴有低热;肺脾气虚,则精神疲倦,胃纳不振;舌淡红、苔薄白、脉缓,均为营卫失和之象。

本证以汗出遍身,抚之不温,恶风畏寒,脉缓为辨证要点。

治法:调和营卫。

方药:黄芪桂枝五物汤加减。

方中黄芪益气固表,桂枝温经通阳,芍药敛阴和营,生姜、大枣补益中气。

若汗出不止,加浮小麦、龙骨、牡蛎养心敛汗;神疲,面色少华,加党参、山药健脾益气;食欲不振,加鸡内金、炒谷芽健脾开胃。

3. 气阴两虚

证候:以盗汗为主,伴自汗,出汗遍及全身,五心烦热,心烦少眠,低热颧红,口渴喜饮,形体消瘦,神萎乏力,舌淡少苔或花剥苔,脉细弱而数。

证候分析:病后气阴两伤,气虚不能敛阴,阴虚而生内热,迫津外泄,故盗汗、自汗;虚热内扰心神,故心烦少眠;神萎乏力、口渴喜饮、舌淡少苔、脉细数,均为气阴亏虚之象。

本证以盗汗为主,神萎消瘦,手足心热,舌质淡,苔少或花剥苔为辨证要点。

治法:益气养阴。

方药:生脉散加减。

方中人参、麦冬益气养阴生津,五味子敛肺止汗而生津。

面色少华,去麦冬,加黄芪、白术健脾益气固表;夜热早凉,舌红少苔,加青蒿、鳖甲滋阴退热;低热颧红,加知母、黄柏、地骨皮滋阴降火;汗多不止,加麻黄根、浮小麦、煅龙骨、煅牡蛎固表敛汗;心烦少眠,加远志、酸枣仁、夜交藤养心安神。

4. 脾胃湿热

证候:自汗或盗汗,出汗以头部、四肢为主,汗出肤热,汗渍色黄,口气臭秽或见口舌生疮,面赤唇红,口干渴,烦躁少寐,大便干结,小便短赤,舌红,苔黄腻,脉滑数。

证候分析:脾胃湿热交蒸,迫津外泄,故汗出肤热,汗渍色黄,出汗以头部、四肢为主;湿热熏灼,故口舌生疮,口气臭秽,面赤唇红,口干渴;烦躁少寐、大便秘结、尿短赤、舌红、苔黄腻、脉滑数,均为湿热之象。

本证以汗出肤热,汗渍色黄,舌红,苔黄腻为辨证要点。

治法:清热泻脾除湿。

方药:泻黄散合导赤散加减。

方中生石膏、栀子泄脾胃积热,防风疏散伏热,藿香化湿和中,生地清热凉血,竹叶、木通、灯心草、甘草梢清心利湿。

尿黄少,苔黄腻,加滑石、车前草清热利湿;汗渍色黄酸臭重,加茵陈、佩兰清热化湿;烦躁少寐,加夜交藤、酸枣仁养心安神。

(四)其他治疗

1. 经验方 周百川治疗小儿汗证经验:暑伤元气证,治以益气养阴清暑。方用太子参 10g,麦冬 9g,五味子 3g,玉竹 10g,桑叶 6g,青蒿 6g,牡丹皮 4g,生谷芽 10g,大枣 6g,甘草 3g。水煎服,每日 1 剂。

2. 中成药

(1)玉屏风口服液:每次 5ml,每日 3 次。用于肺卫不固证。

(2)生脉饮口服液:每次 5ml,每日 3 次。用于气阴两虚证。

3. 外治

（1）五倍子粉2g,用陈醋调成糊状,每晚临睡前敷于脐中,再用胶布固定。有固表止汗之功效。

（2）煅龙骨、煅牡蛎、五倍子等份,共研细末,适量外扑。用于表虚自汗。

【预防与调护】

1. 合理喂养,及时添加辅食,宜进食易消化且营养丰富的食物,慎食辛辣香燥及肥甘厚腻之食物。

2. 多接受阳光照射,加强体格锻炼,增强体质。

3. 保持皮肤清洁和干爽,及时更换湿衣,避免感受外邪。

第二节 惊 风

惊风是以抽搐、神昏为主要临床特征的儿科常见的急重病证。本病一年四季皆可发生,发病率以1～5岁小儿为最高。惊风只是一个证候,可由多种疾病引起,病情多急重,甚至危及生命,故被列为古代儿科四大要证之一。

古代医家将惊风发作时的主要临床表现归纳为"搐、搦、颤、掣、反、引、窜、视"八候。根据其发病缓急及证候虚实,惊风可分为急惊风和慢惊风两大类。急惊风起病急骤,病性属阳属实;慢惊风起病缓慢,久病中虚,病性属阴属虚。慢惊风若出现纯阴无阳,阳气虚衰危象,则称为慢脾风。

西医学的小儿惊厥可参照本节治疗。

一、急 惊 风

急惊风起病急骤,以高热、抽搐、神昏为主要临床表现,病势急暴,形证有余,八候表现得急速强劲有力。临床多见于高热惊厥、颅内感染性疾病等。

【病因病机】

小儿急惊风之病因以感受时邪、痰热积滞、暴受惊恐为主。其病位主要在心肝两经。邪热化火,扰动心肝,而出现热、痰、惊、风四证。痰和热是直接引发急惊风的主要病理因素。

1. 感受风邪 小儿肌肤薄弱,腠理不密,加之寒暖不能自调,若稍有调节失宜,则邪易乘虚入侵。风为百病之长,又为阳邪,善行数变,易于化热,而小儿神志怯弱,风热化火,可犯扰心肝两经,故易见一过性高热惊厥,但热退后抽痉自止。

2. 温热疫毒 如原发麻疹、肺炎喘嗽、痄腮等温热疾病,温热时邪,未能及时外泄;或感受春温伏毒或暑热疫毒,致邪毒内闭,热伤心营,内陷厥阴,故昏迷抽搐;感受湿热疫毒,客于肠腑,内迫营血,直犯心肝,亦可出现昏迷抽痉。

3. 暴受惊恐 小儿神气怯弱,元气未充,若乍见异物或闻异声,或不慎跌仆,暴受惊恐,惊则气乱,恐则气下,气机逆乱,心神失守,轻者神志不宁,惊惕不安;重者心神失主,痰蒙清窍,引动肝风而致惊搐。

【诊断要点】

1. 病史 多有感受时邪或暴受惊恐史。有原发疾病,如感冒、肺炎喘嗽、疫毒痢、痄腮、流行性乙型脑炎、流行性脑膜炎等。

2. 症状 发病急骤,以四肢抽搐,颈项强直,角弓反张,神志昏迷为主症。

3. 体征 体温常超过39℃,神昏抽搐,舌红苔黄,脉数。中枢神经系统感染者,神经系统检查病理反射征阳性。

4. 辅助检查 三大常规检查,必要时行血培养、大便细菌培养、脑脊液检查。针对性地选择血糖、血钙、血镁、血钠及肝肾功能检查,脑电图、头颅CT、头颅MRI等检查均有重要诊断价值。

【鉴别诊断】

癫痫 多有反复发作史,一般无发热,年长儿多见。抽搐发作时口吐白沫,或作畜样叫声,抽搐停止后神志恢复正常,脑电图检查异常有助于诊断。

【辨证论治】

(一)辨证要点

1. 辨热、痰、惊、风 ①热:有表热与里热之分。若神昏抽搐为一过性,热退抽止为表热;持续高热,神昏抽搐反复不止为里热。②痰:有痰热、痰火与痰浊之别。若高热神昏,喉间痰鸣,则为痰热蒙窍;谵语狂躁则为痰火扰心;嗜睡,昏迷不醒,则为痰浊闭窍。③惊:以惊惕尖叫,睡卧不宁,恐惧不安为主。④风:有外风与内风之分。若高热惊厥为一过性证候,热退抽搐停止,则为外风;高热神昏,反复抽搐,喉间痰鸣,则为内风。急惊风发作时,往往热、痰、惊、风四证并见。

2. 辨病情 抽搐发作次数少(仅1次),持续时间短(5分钟以内),抽后即醒者,病情较轻。若抽搐频繁,反复不已,抽后神志不清者为重症,应积极查明原发病,及时治疗,否则危及生命。

(二)治疗原则

急惊风以热、痰、惊、风四证为主,故以清热、豁痰、镇惊、息风为基本治则。热甚者以清热解毒为先,痰壅者以豁痰为重,惊重者以镇惊为要,风盛者以息风止惊为急。临床常采取中西医结合的方法救治。

课堂讨论

惊厥的频繁发作或持续状态可影响小儿的智力发育和健康,或可使患儿遗留严重的后遗症,甚至危及患儿生命。试分析为什么小儿比成人更容易发生惊厥?

(三)分证施治

1. 感受风邪

证候:骤发高热,恶风,流涕,咳嗽,咽红,头痛,烦躁,随即神昏,抽搐,抽后即醒,舌红,苔薄黄,脉浮数,指纹色紫,显于风关。

证候分析:风热侵袭肺卫,肺卫失宣,邪正相争,故见发热恶风,流涕,咽红,咳嗽,头痛等肺卫表证;热极生风,扰动心肝,故见高热烦躁,神昏抽搐。舌红、苔薄黄、脉浮数、指纹色紫、显于风关,均为风热之象。

本证多见于5岁以下小儿,尤以3岁以下小儿更常见。以风热表证,一过性高热、神昏、抽搐为辨证要点。

治法:疏风清热,息风止惊。

方药:银翘散加减。

方中金银花、连翘、荆芥、薄荷、牛蒡子、板蓝根、淡豆豉疏风清热解毒,加石决明、钩藤、僵蚕、蝉蜕息风止惊。

壮热甚者,加生石膏、知母清热泻火;神昏痰鸣者,加石菖蒲、天竺黄豁痰开窍;高热便秘者,加生大黄釜底抽薪。

2. 温热疫毒

(1)邪陷心肝

证候:在原发温病过程中,持续高热,烦躁口渴,神昏谵语,反复抽搐,双目窜视,舌红,苔黄腻,脉数。

证候分析:感受温热时邪,邪热化火,内陷心肝,引动肝风,故症见高热烦躁,神昏谵语,反复抽搐等。

本证以急性温热病出现高热、神昏、反复抽搐为辨证要点。

治法：清心开窍，平肝息风。

方药：羚角钩藤汤加减。

方中羚羊角粉、钩藤、菊花、白芍、僵蚕平肝息风，黄芩、栀子、石菖蒲、竹茹、川贝母、茯神、胆南星清心豁痰开窍。

头痛烦躁者，加龙胆草、夏枯草、石决明平肝降火；大便秘结者，加生大黄通腑泄热；神昏抽搐重者，加天麻、全蝎或服紫雪丹清心开窍。

（2）气营两燔

证候：起病较急，持续高热，头痛项强，呕吐，烦躁嗜睡，反复抽搐，昏迷，皮肤可见斑疹，舌红，苔黄腻，脉弦数。

证候分析：多由春温伏邪或暑热疫邪引起。邪毒化火，深入气营，内陷心肝，故症见高热头痛，烦躁神昏，反复抽搐等。而舌红、苔黄腻、脉弦数为气营两燔之象。

本证以温病过程中出现高热、抽搐、神昏为辨证要点。

治法：清气凉营，息风止痉。

方药：清瘟败毒饮加减。

方中常重用生石膏配知母清气泻火；黄芩、黄连、栀子、犀角（现用水牛角代替）、牡丹皮、生地、赤芍清热解毒，凉营救阴。

神昏者，加石菖蒲、郁金，或用至宝丹、紫雪丹、安宫牛黄丸息风开窍；大便秘结者，加生大黄、芒硝通腑泄热；呕吐不止者，加半夏、玉枢丹降逆止吐；喉间痰多者，加鲜竹沥、天竺黄、猴枣散涤痰开窍。

（3）湿热疫毒

证候：高热持续，神昏谵妄，反复抽搐，或呕吐、腹痛，大便黏腻或夹脓血，舌红，苔黄腻，脉滑数。

证候分析：多见于夏秋，饮食不洁，感受湿热疫毒，蕴结肠腑，故症见高热烦躁，腹痛呕吐，大便脓血。邪毒内陷心肝，引动肝风，故出现昏迷、抽搐不止。早期可无大便脓血，需灌肠或肛门内取大便方见脓血便。

本证以骤然高热、神昏、反复抽搐，后见下痢脓血为辨证要点。

治法：清热化湿，解毒息风。

方药：黄连解毒汤合白头翁汤加减。

方中黄连、黄芩、黄柏、栀子清热解毒，白头翁、秦皮、马齿苋清肠化湿，羚羊角粉、钩藤、全蝎息风止痉。

神昏者，加用紫雪丹、至宝丹、苏合香丸开窍息风；呕吐腹痛者，加姜半夏、厚朴、玉枢丹辟秽解毒止呕；大便脓血重者，加用生大黄煎水灌肠，清肠泻毒。

3. 暴受惊恐

证候：发病较急，猝受惊吓后突然惊惕不安，夜间惊啼，甚则抽搐神昏，面色时青时白，舌淡红，苔薄白，脉数乱。

证候分析：本证由于心神怯弱，猝受惊恐刺激而成，惊则气乱，恐则气下，气机逆乱，心神失守，故见惊惕不安或神昏抽搐，面色时青时白，脉数乱。

本证以猝受惊吓后，惊惕不安，面色时青时白，夜间惊啼，甚则抽搐神昏为辨证要点。

治法：镇惊安神，平肝息风。

方药：琥珀抱龙丸加减。

方中琥珀、钩藤、远志镇惊安神，胆南星、石菖蒲、天竺黄豁痰息风，茯苓、人参益气健脾，全蝎、僵蚕、石决明平肝息风。

气血虚少者，加当归、黄芪、白芍、炒枣仁养血益气安神；夜啼不安者，加磁石、朱砂、龙齿镇惊安神。

（四）其他治疗

1. 经验方

（1）江育仁治疗小儿急惊风经验：抽搐反复不止，治以活血通络，息风止惊。方用乌梢蛇、地龙、当归、红花、僵蚕各10g，全蝎5g，鸡血藤15g。水煎服，每日1剂。

（2）赵心波治疗小儿急惊风经验：邪陷心肝证，治以清心开窍，息风止惊。方用天麻3g，钩藤6g，全蝎2.4g，僵蚕6g，金银花10g，荆芥穗3g，薄荷1.5g，炒栀子3g，天竺黄10g。水煎服，每日1剂。

2. 中成药

（1）小儿回春丹：用于急惊风。

（2）琥珀抱龙丸：用于急惊风兼脾虚积滞。

（3）安宫牛黄丸、紫雪丹：清心开窍，泻火解毒。用于急惊风痰热并重者。

3. 外治　鲜地龙3～6条，加白糖适量，共捣为泥，敷贴囟门、涌泉穴。用于惊风不止。

4. 针灸

（1）体针：惊厥取人中、合谷、内关、中冲、太冲、十宣、涌泉、百会、印堂，或用指甲掐人中、中冲、合谷；牙关紧闭取下关、颊车；高热取曲池、大椎、十宣放血；痰多取丰隆。中强刺激，不留针。

（2）耳针：取神门、脑（皮质下）、心、交感。强刺激，每隔10分钟捻转1次，留针60分钟。

5. 推拿　抽搐，掐人中、天庭，拿大敦；神昏，掐合谷、委中，捻耳垂；高热，清天河水，拿曲池。

知识链接

急惊风的急救处理

1. 一般处理　患儿侧卧，解开衣领，清除口、鼻、咽分泌物和呕吐物，保持呼吸道通畅，防止窒息。上下磨牙间安放牙垫，防止舌被咬伤。

2. 控制惊厥

（1）针刺法：取人中、涌泉、合谷、内关、十宣、百会穴。

（2）选用止惊药物：首选地西泮，每次0.2～0.3mg/kg，最大剂量不超过10mg，静脉注射，速度为每分钟1mg，用后5分钟生效，必要时15分钟后重复1次；水合氯醛，每次50～60mg/kg；苯巴比妥钠，每次8～10mg/kg；氯丙嗪，每次1～2mg/kg。

【预防与调护】

1. 加强体格锻炼，注意饮食卫生，避免遭受惊吓。

2. 小儿要按时接种疫苗，防止传染病。

3. 高热患儿，要及时采用物理降温或药物降温。

4. 注意患儿神志、瞳孔、体温、血压、心率、呼吸等病情变化，及时处理。

二、慢　惊　风

慢惊风以病势徐缓，抽搐无力，时抽时止，八候反复出现，常伴昏迷、瘫痪为临床特征。多由大病久病、暴吐暴泻、久吐久泻等而致。慢惊风中出现纯阴无阳的危重证候称为慢脾风。

【病因病机】

1. 脾胃虚弱　由于暴吐暴泻，或久吐久泻，或过用峻利之品，汗下过度，致脾胃受损，脾胃虚弱，气血生化不足，肝失所养，脾虚肝旺，肝亢生风，故成慢惊风之证。

2. 脾肾阳衰　禀赋不足，脾肾素亏，加之久吐久泻，损伤脾阳，日久损及肾阳，导致脾肾阳衰，阴寒内盛，不能温煦筋脉，虚极生风而成慢脾风。

3. 阴虚风动　外感热病迁延日久，或急惊风后，热邪久稽，消灼真阴，或温病后期，耗伤阴液，致肾阴亏损，水不涵木，虚风内动而致慢惊风。

4. 肾精亏损　先天禀赋不足或后天失养，致肾精亏损，不能滋养肝木，虚风内动而致慢惊风。

总之，小儿慢惊风多有素体脾胃虚弱或脾肾阳衰，气血化生不足，而致脾虚肝亢或虚极生风。也有因热病伤阴，阴虚风动者。其病位主要在心、肝、脾、肾，病性以虚为主，或虚中夹实。

【诊断要点】

1. 病史　多有温病、久吐久泻、急惊风、解颅、佝偻病等病史。

2. 症状　多起病缓，病程较长。症见形神疲惫，嗜睡露睛，抽搐无力，时抽时止，或手足蠕动，筋惕肉瞤。

3. 体征　面色萎黄或苍白，意识模糊，手足蠕动，多呈弛缓性抽搐，肌张力减低，脉细无力。

4. 辅助检查　进行血糖、血钙、血镁、脑脊液等实验室检查，以及脑电图、头颅 CT、头颅 MRI 等检查，以明确诊断原发病。

【鉴别诊断】

急惊风　起病急骤，颈项强直，角弓反张，抽搐有力，多呈"反、引"表现，多伴有高热、神昏等表现。

【辨证论治】

（一）辨证要点

1. 辨病位　若形神疲惫，面色萎黄，时抽时止，大便稀溏，四肢不温，为病在肝脾；若意识模糊，囟门低陷，四肢厥冷，手足蠕动，大便清稀，舌淡，脉细无力，为病在肝脾肾。

2. 辨病性　若面色萎黄或苍白，大便稀溏，四肢不温，形神疲惫，舌质淡，舌体有齿痕，为阳虚；若低热，五心烦热，虚烦疲惫，舌红少津，苔少或无苔，为阴虚。

（二）治疗原则

以补虚治本为主，佐以养心开窍，柔肝息风。脾胃虚弱者，治以温运脾阳；脾肾阳衰者，治以温补脾肾；阴虚风动者，治以育阴潜阳，柔肝息风；肾精亏损者，治以固本培元。

（三）分证施治

1. 脾虚肝亢

证候：形神疲惫，面色萎黄，嗜睡露睛，四肢欠温，时抽时止，大便清稀或带绿色，时有肠鸣，舌淡，苔白腻，脉沉弱。

证候分析：由于吐泻频繁，致中焦受损，脾胃虚弱，生化乏源，气血不足，故见面黄神疲，大便清稀，四肢不温等。脾虚肝旺，肝亢生风，故见嗜睡露睛，时抽时止。

本证以婴幼儿多见，以吐泻后脾虚兼抽搐、无高热为辨证要点。

治法：温运脾阳，柔肝息风。

方药：缓肝理脾汤加减。

方中党参、白术、茯苓、扁豆、炙甘草补益脾胃，煨姜、肉桂温运脾阳，白芍、僵蚕、钩藤柔肝息风。

纳呆食少者，加山楂、神曲、麦芽运脾消食；久泻不止者，加山楂炭、乌梅炭、肉豆蔻温中收涩止泻；呕吐频繁者，加姜半夏、吴茱萸温中降逆止呕；若脾虚及肾者，改用附子理中汤温中散寒，健脾益气。

2. 脾肾阳衰

证候：精神萎靡，面白无华，额汗不温，四肢厥冷，嗜睡昏沉，手足蠕动，大便清稀，舌淡，或有齿痕，苔白滑，脉沉细微。

证候分析：此证为阳气衰败之慢脾风。多由吐泻日久，致脾肾阳衰，阴寒内盛，虚极生风，故见神萎，面白无华，肢冷便溏，手足蠕动。

本证以四肢厥冷，嗜睡昏沉，手足蠕动，脉沉细微为辨证要点。

治法：温补脾肾，回阳救逆。

方药：固真汤合逐寒荡惊汤加减。

方中人参大补元气，熟附子、炮姜、肉桂温补命门之火，黄芪、白术、茯苓、山药、炙甘草健脾益气。

手足蠕动者，加僵蚕、钩藤、白芍柔肝息风；呕吐频繁者，加半夏、吴茱萸温中降逆止呕；汗多脉微者，加龙骨、牡蛎、五味子敛汗固脱。

3. 阴虚风动

证候：低热留恋，神萎消瘦，手足心热，虚烦汗出，肢体拘挛或强直，时有抽搐，大便干结，舌绛少津，苔少或光剥，脉弦细数。

证候分析：多由急惊风或其他热病经久不愈而成。热久伤阴，肝肾俱虚，虚风内动，故肢体震颤抽搐或拘挛强直。阴虚则低热，消瘦，大便干结，舌绛苔少。

本证以手足心热，肢体拘挛，大便干结，舌绛少津为辨证要点。

治法：育阴潜阳，滋水涵木。

方药：大定风珠加减。

方中白芍、生地黄、火麻仁、五味子、鸡子黄、阿胶滋阴养血，龟甲、鳖甲、生牡蛎潜阳息风。

阴虚潮热者，加青蒿、银柴胡、地骨皮清虚热；肢体强直瘫痪，抽搐不止者，加全蝎、乌梢蛇、僵蚕、天麻息风止痉。

4. 肾精亏损

证候：肢体抽搐，斜视凝视，一时性失言失聪或局部颤动，抽搐过后，恢复常态，舌淡嫩，脉沉弱。

证候分析：此由肾精不足，元气匮乏引起。可见于解颅的肾虚肝旺，佝偻病的脾肾亏损、肝木偏旺诸证。肾精不足，水不涵木，肝木失养，肝开窍于目，故见斜视凝视；肝肾阴亏，筋脉失养，故见肢体颤动或抽搐。

本证以原有佝偻病或解颅等病史，伴肢体抽搐为辨证要点。

治法：固本培元，滋阴潜阳。

方药：地黄饮子加减。

方中熟地黄、山茱萸滋养肾阴，巴戟天、肉苁蓉、熟附子温补元阳，五味子、麦冬、石斛滋养肺阴，石菖蒲、远志宁神化痰开窍。

抽搐频繁者，去熟附子，加全蝎、地龙、天麻、龙齿、钩藤平肝息风止痉；肢体强直瘫痪者，加红花、当归、鸡血藤活血养血。

📋 病案分析

吴某，女，2岁7个月。发热、头痛、咳嗽、流涕半天，约20分钟前出现高热，烦躁不安，继而突然出现昏迷不醒，双目上视，四肢抽搐，持续约5分钟后自行缓解，即来诊。查体：体温40.3℃，神清，急性面容，咽充血明显，心肺无特殊，神经系统检查无异常。舌偏红，苔薄黄，脉浮数。

请给出诊断分型、病机分析、治法方药。

（四）其他治疗

1. 经验方

（1）宋祚民治疗小儿慢惊风经验：脾虚肝亢证，治以运脾和胃，柔肝息风。方用生龙骨16g，生牡蛎18g，木瓜10g，天麻3g，炒白芍10g，钩藤10g，莲子10g，甘草1.5g，石斛6g，藿香6g，紫苏梗3g，灵磁石10g。水煎服，每日1剂。

（2）张锡纯治疗小儿慢惊风经验：慢脾风证，治以温补脾肾，回阳救逆。方用胡椒3g，干姜3g，肉桂3g，丁香1.5g，高丽参3g，甘草3g，灶心土150g（先煎取澄清液）。水煎服，每日1剂。

2. 中成药

（1）苏合香丸：开窍辟秽，理气止痛。用于痰盛惊风。

（2）至宝丹：开窍镇痉。用于痰浊内闭之惊风。

3. 外治

（1）党参、黄芪、白术、甘草、白芍、陈皮、半夏、天麻、川乌、全蝎、天南星、丁香各3g，朱砂0.5g，生姜1g，红枣3枚。共研细末，加热，温度适宜，温熨脐部。每日1次。用于脾虚肝亢之慢惊风。

（2）全蝎3个，蜈蚣1条，僵蚕3条，蝉蜕7个。共研细末，敷脐。每日1次。用于肢体强直性瘫痪的慢惊风。

4. 针灸

（1）针刺：取脾俞、胃俞、中脘、天枢、气海、足三里、太冲，其中太冲用捻转泻法，余穴用补法，用于脾虚肝亢者。取脾俞、肾俞、章门、关元、印堂、三阴交，均用补法，用于脾肾阳衰者。取关元、百会、肝俞、肾俞、曲泉、三阴交、太溪、太冲，皆用补法，用于阴虚风动者。

（2）灸法：取大椎、脾俞、命门、关元、气海、百会、足三里，用悬灸法，用于脾虚肝亢或脾肾阳衰者。

5. 推拿　运五经，推脾土，揉脾土、五指节，运内八卦，分阴阳，推上三关，揉涌泉、足三里。每日1次，每次15～30分钟。

【预防与调护】

1. 积极治疗原发病，防止急惊风反复发作转为慢惊风。

2. 抽搐发作时保持呼吸道通畅，保持居室安静，减少刺激，切忌强行牵拉，防止扭伤筋骨，导致瘫痪或强直等后遗症。

3. 瘫痪者注意保持皮肤清洁，经常更换体位，勤按摩，防止发生褥疮。

第三节　痫　　病

痫病，即癫痫，俗名"羊痫风"，是一种发作性神志异常疾病。典型癫痫发作以突然仆倒，昏不知人，口吐涎沫，两目直视，四肢抽搐，喉中或发出异声，不时苏醒，醒后如常人为特征。本病常反复发作，多见于4岁以上儿童。若起病年龄小，发作频繁，伴智力低下或脑瘫，以及呈持续状态者，预后多不良。

本病早在《素问·奇病论》中就有记载，钱乙在《小儿药证直诀》中以五脏配五畜，称为"五痫"。古代医家认为本病的发生与先天肝肾不足、痰浊蒙蔽、瘀血阻滞等有关。

西医学的癫痫可参照本节治疗。

【病因病机】

病因与先天之"胎惊"和后天之惊、风、痰、食等因素有关。

1. 先天因素　胎儿在母腹中时，血气未全，精神未备，若母惊于外，则胎感于内，可致气机逆乱,影响胎儿发育,生后可发本病;先天禀赋不足,肝肾亏虚,心神失养,小儿生后亦可发为痫病。

2. 后天因素 根据患儿个体差异,后天因素亦可诱发本病。常见的后天因素主要有以下几种。

(1)情志内伤,惊恐成痫:小儿神气怯弱,暴受惊恐,则气机逆乱,魂魄不安,神志不宁,痰浊上涌,阻滞经络,痰蒙心窍,引动肝风,发为惊痫。

(2)跌仆损伤,血滞成痫:产伤或跌仆伤损脑髓,血络受损,瘀血停积,阻滞心窍,引动肝风而发痫病。

(3)饮食失宜,痰阻成痫:饮食失宜,损伤脾胃,水湿停聚,化生痰浊,痰阻经络,痰蒙心窍,引动肝风而发痫病。

(4)惊风不愈,转化为痫:小儿急、慢惊风,反复发作,余邪与伏痰相搏,扰乱神明,闭塞经络,继发为痫。所谓"惊风三发便成痫"。

患儿病程迁延日久或失治误治,寒痰凝滞,阻塞经络,后期可见虚证或虚实夹杂之证,如脾虚痰盛或脾肾两虚等。

总之,风、痰是导致痫病发作的直接因素。痰浊内阻心窍,横窜经络,引动肝风是主要病理机制。内生之痰主要与脾肾相关,脏腑虚损,气机逆乱,风痰深伏是其根源。病位主要在心、肝、脾、肾。

【诊断要点】

1. 病史 多有家族史、产伤缺氧史、头颅外伤史以及反复发作史等。

2. 症状 典型发作以突然昏仆,全身肌肉痉挛,两眼上翻,口吐白沫,喉中异声,四肢抽搐,二便自遗为特征。

3. 体征 发作时神志昏迷,面色发青,两目上窜,牙关紧闭,口角流涎,颈项强直,四肢抽搐,或喉中痰鸣。舌苔白腻,脉弦滑;或舌红苔白,脉弦数。

4. 辅助检查 发作时脑电图检查有癫痫波,必要时做 24 小时脑电图观察描记。有条件者可做头颅 CT 和 MRI 等检查,以查明原发疾病。

【鉴别诊断】

1. 高热惊厥 多发生于外感高热之时,以 6 个月～3 岁小儿多见,4 岁后发病率明显下降,6 岁后少见。发病时以高热引发抽搐,热退则抽搐停止为特点。

2. 婴儿手足搐搦症 多见于 1 岁以内的婴儿,抽搐多突然发作,持续数秒或 10 余分钟不等,发作频繁。血钙水平降低,脑电图检查正常。

【辨证论治】

(一)辨证要点

1. 辨轻重 轻者发作持续时间短,间歇时间长,抽搐轻微;重者发作频繁,猝然昏仆,口吐白沫,喉中异声,四肢抽搐,二便自遗,甚至呈持续状态,危及生命。

2. 辨病性 以抽搐为突出表现者,为风痫;神昏伴痰涎壅盛者,为痰痫;有惊恐史,烦躁不安,惊惕哭闹者,为惊痫;有头部外伤史者,为瘀血痫。

(二)治疗原则

急则治其标,缓则治其本。痫病发作时治标为主,以豁痰息风,镇惊开窍为基本原则。风痫治以息风定痫;惊痫治以镇惊安神;痰痫治以涤痰开窍;瘀血痫治以化瘀通窍。后期虚实夹杂,须标本同治。发作控制后分别治以健脾化痰、调补气血和养心益肾等。

(三)分证施治

1. 风痫

证候:突然昏仆,神志昏迷,面色发青,两目上窜,牙关紧闭,口吐白沫,颈项强直,四肢抽搐,舌苔白,脉弦滑。

证候分析:本证多由急惊风迁延不愈,转化成痫。余邪与伏痰相搏,扰乱神明,闭塞经络,肝风内动,故症见神昏抽搐,两目上窜,牙关紧闭,口吐白沫。

本证以突然昏仆,牙关紧闭,口吐白沫,颈项强直,四肢抽搐为辨证要点。

治法:息风定痫。

方药:定痫丸加减。

方中天麻、全蝎、僵蚕平肝息风,鲜竹沥、石菖蒲、胆南星、半夏、川贝母化痰开窍,琥珀、辰砂、茯神、远志、丹参、麦冬养心安神。

心火炽盛,烦躁不安者,加黄连、淡竹叶清心除烦;头痛头晕,烦躁易怒者,加菊花、石决明、川芎清肝泻火止痛;抽搐频繁者,加羚羊角、钩藤息风止痉。

2．痰痫

证候:突然跌仆,神志不清,喉间痰鸣,口吐痰涎,肢体抽搐,苔白厚腻,脉弦滑。

证候分析:痰浊上涌,蒙蔽清窍,故神志不清,突然跌仆,喉间痰鸣,口吐痰涎,肢体抽搐。苔白厚腻、脉弦滑为痰浊之征。

本证以突然跌仆,喉间痰鸣,肢体抽搐为辨证要点。

治法:涤痰开窍。

方药:涤痰汤加减。

方中橘红、半夏、胆南星、枳壳、竹茹、石菖蒲涤痰开窍,人参、茯苓、甘草健脾化痰。

抽搐频繁者,加天麻、全蝎、僵蚕息风止痉;心烦口苦者,加柴胡、黄芩、黄连、郁金清心除烦;脘腹胀满者,加焦三仙、鸡内金、枳实消食导滞。

3．惊痫

证候:发作前多有啼哭叫扰,惊惧恐怖,烦躁不安,面色乍红乍白,随之抽搐发作,舌淡红,苔白,脉弦数。

证候分析:小儿神气怯弱,猝受惊吓,气机逆乱,心神不定,魂魄不安,则啼哭叫扰,惊惧恐怖,烦躁不安,面色乍红乍白;引动伏痰,痰蒙心窍,肝风内动,则抽搐。脉弦数为惊恐之征。

本证以发作前多有暴受惊恐,继则烦躁不安,抽搐发作为辨证要点。

治法:镇惊安神。

方药:镇惊丸加减。

头痛目赤者,加龙胆草、菊花清泻肝火;抽搐频繁者,加僵蚕、全蝎、蜈蚣、生白芍柔肝息风。

4．瘀血痫

证候:多有产伤或外伤史,发作时跌仆神昏,单侧或四肢抽搐,部位较固定,伴有头痛,固定不移,舌紫黯或有瘀点,脉涩。

证候分析:小儿头部因产伤或外伤,致瘀血内停,壅塞气机,阻滞心窍而致痫病发搐。血瘀气滞,不通则痛,故见头痛,痛有定处。舌紫黯或有瘀点、脉涩,均为瘀血内阻之象。

本证以多有产伤或外伤史,继发跌仆神昏,单侧或四肢抽搐,舌紫黯或有瘀点,脉涩为辨证要点。

治法:化瘀通窍。

方药:通窍活血汤加减。

方中赤芍、川芎、桃仁、红花活血化瘀,麝香醒脑开窍,生姜、大枣调和营卫,羚羊角、钩藤息风止痉。

喉中痰鸣者,加青礞石、天竺黄、胆南星豁痰开窍;头痛明显者,加枳实、三七、五灵脂行气化瘀止痛。

5．脾虚痰盛

证候:痫病反复发作日久,神疲,面白少华,时眩晕,纳差便溏,舌淡,苔白腻,脉濡。

证候分析:久病伤及脾胃,脾胃虚弱,故症见体弱神疲,面白眩晕,纳差便溏等。脾虚生痰,痰盛生风,痰蒙心窍,故痫病频发,日久难愈。舌淡、苔白腻、脉濡为脾虚痰盛之象。

本证以痫病反复发作,神疲少华,眩晕纳差为辨证要点。

治法:健脾化痰。

方药:六君子汤加减。

方中人参、白术、茯苓、甘草益气健脾,半夏、陈皮、远志、天麻、僵蚕、钩藤、全蝎化痰息风。

痰多者,加制南星、枳壳、瓜蒌皮化痰开窍;食少纳呆者,加焦山楂、建神曲、豆蔻、麦芽运脾开胃;大便清稀者,加薏苡仁、山药、苍术燥湿健脾。

6. 脾肾两虚

证候:久病多年,反复不止,时眩晕,瘛疭,神萎,反应迟钝,肢冷膝软,便溏,舌淡苔白,脉沉细无力。

证候分析:久病屡发致脾肾阳虚,故症见神萎,反应迟钝,肢冷膝软,时眩晕,瘛疭,便溏等。而舌淡苔白、脉沉细无力均为脾肾阳虚之象。

本证以久病反复,时眩晕瘛疭,反应迟钝,肢冷膝软,便溏为辨证要点。

治法:温补脾肾。

方药:河车八味丸加减。

方中紫河车、鹿茸、附子、肉桂温补肾阳,茯苓、山药、泽泻健脾利湿,麦冬、生地黄、五味子、牡丹皮养阴生津。

大便稀溏者,加炮姜、肉豆蔻、补骨脂温肾固涩止泻;发作频繁者,加钩藤、僵蚕、白芍、龟甲、石菖蒲息风开窍。

课堂讨论

癫痫发作时会突然仆倒,昏不知人,但醒后则如常人,可以如正常人一样工作学习。那么对于确诊为癫痫的患儿,请列举生活中会有哪些危险?应该从哪些方面给予注意?

(四)其他治疗

1. 经验方 赵心波治疗小儿癫痫经验:惊痫病,治以镇惊安神。方用生石决明12g,天麻6g,蜈蚣2条,郁金10g,红花5g,石菖蒲6g,僵蚕6g,龙胆草5g,神曲10g,桑枝10g,全蝎3g,朱砂12g。水煎服,每日1剂。

2. 中成药

(1)白金丸、小儿抗痫胶囊:用于痰痫。

(2)医痫丸、镇痫片:用于惊痫。

3. 针灸

(1)体针:实证取人中、合谷、涌泉、十宣,用泻法;虚证取大椎、神门、心俞、丰隆、内关,用平补平泻法。隔日1次。癫痫持续状态,取人中、内关、风府、大椎、后溪、申脉等穴。

(2)耳针:选胃、皮质下、神门、枕、心等,留针20~30分钟,间歇捻针,或埋针3~7天。

4. 推拿 分阴阳,推三关,退六腑,运八卦,赤凤摇头,揉中清,捏总筋,揉行间,掐昆仑。

【预防与调护】

1. 加强孕期保健,避免接触烟酒和毒品;接生时避免产伤,尤其是头颅外伤。

2. 抽搐时,患儿侧卧位,保持呼吸道通畅,松解衣领,头歪向一侧;注意吸痰,必要时给予吸氧;将纱布包裹的压舌板置于其上下齿间,以免咬伤舌体。

3. 避免受惊吓、剧烈运动;慎用药物,防止诱发痫病;在发作得到控制的情况下,可上学和参加适当的文体活动。

第四节　夜惊、夜啼

　　夜惊、夜啼是指小儿在夜间睡眠中，突然噩梦惊醒，作惊恐状，喊叫，或因其他原因引起啼哭不止的病证，包括夜惊与夜啼。其中见瞪目起坐，神情恍惚，面露恐怖，伴有出汗、气促，有时出现睡眠中游走，但能够被叫回床上或自己返回床上睡觉，醒后完全不能回忆，为夜惊。发病多见于3～7岁的小儿。若见入夜啼哭不安，时哭时止，或每夜定时啼哭，甚则通宵达旦，但白天能安静入睡，为夜啼。多见于新生儿及6个月内的小婴儿。《小儿卫生总微论方·夜啼论》云："心主热，其候惊，故热则生惊。"古代医家已认识到"惊啼"与心热有关。《婴童百问·夜啼客忤惊啼》中有用钩藤饮治疗小儿夜间"心热烦啼"的记载。

　　西医学睡眠障碍的"梦恐症"或"夜间惊悸"可参照本节治疗。

【病因病机】

　　本病主要因小儿神气怯弱，脾肾心肝脏气不足，或寒凝气滞，或受火热扰动，或突受惊恐所致。

　　1. 惊恐伤神　小儿猝见异物，或闻异声，或跌仆等，暴受惊吓，致神志不宁，轻则夜卧不安，惊惕啼哭，重则面色骤变，手足抽搐，状似癫痫发作。或睡前听紧张的故事，看恐怖的影视节目，以及初次离开父母，环境陌生等，也可引起恐惧不安而致夜惊。

　　2. 心肝火旺　若产后过食辛热之品，火热内蕴，儿食其乳；或婴儿将养过温，致火热内盛，心火上炎，烦躁不安而啼。心肝常有余，心主神志、肝调神志，惊恐扰神，引动心肝之火，入夜心烦而啼。

　　3. 脾寒气滞　若乳母或小儿过食寒凉生冷，脾胃受寒；或因调护失宜，腹部中寒，以致寒邪内侵，凝滞气机，不通则痛，因痛而啼。

　　4. 心脾不足　脾为生血之源，心为主血之脏，血为心神活动的物质基础。心脾不足，血气亏虚，血不养神，若兼惊惧，则不安而啼。

　　5. 心肾阴虚　心主神，而肾精化血养神，因体弱或病久等，见心肾阴虚，虚火内生，虚火内扰，则见睡眠不宁，惊惕，时有啼哭不安。

　　本病之病位主要在心肾，涉及肝脾。心藏神，肾藏志，惊则伤神，恐则乱志，致使心神不宁，神志不安，寐中惊惕，啼哭不安。

【诊断要点】

　　1. 病史　多有家族史、产伤史、脑外伤史以及暴受惊恐史。

　　2. 症状　小儿在夜间入睡后，突然惊醒，作惊恐状，神情恍惚，面露恐怖，惊叫啼哭，不能安睡，或入夜啼哭不安，时哭时止，或每夜定时啼哭，甚则通宵达旦，但白天能安静入睡。

　　3. 体征　惊醒后有一过性出汗，瞳孔散大，呼吸、心率增快，平静后能缓解。实证舌红苔黄，脉弦数；虚证舌淡苔白，脉濡缓，或舌红少苔，脉细数。

　　4. 辅助检查　血钙、血磷、血清碱性磷酸酶、腕部X线检查、脑电图等检查以排除维生素D缺乏性佝偻病和癫痫等。

【鉴别诊断】

　　1. 佝偻病　初期有多汗，烦躁，睡眠不安，夜间惊啼等临床表现。血液生化检查血钙水平稍低，血磷水平明显下降，钙磷乘积降低，血清碱性磷酸酶增高。腕部X线检查可见干骺端模糊，呈毛刷状或杯口状改变。

　　2. 癫痫　夜间发作时，除有不自主运动外，尚有肢体抽动，脑电图异常有助于鉴别。

【辨证论治】

（一）辨证要点

本病重在辨其虚实及病位。实证者以心肝火旺为主,虚证者以心脾不足或心肾阴虚多见。

（二）治疗原则

按照"实者泻之,虚者补之"原则。实者,心肝火旺,治以清心泻火;惊恐伤神,治以镇惊安神。虚者,心脾两虚,治以健脾益气,养心安神;脾寒气滞,治以温脾散寒,行气止痛;心肾阴虚,治以滋阴降火,养心安神。

（三）分证施治

1. 惊恐伤神

证候:夜间突然啼哭,似见异物状,神情不安,时作惊惕,紧偎母怀,面色乍青乍白,哭声时高时低、时急时缓,舌苔正常,脉数,指纹色紫。

证候分析:小儿心神怯弱,暴受惊恐,惊则气乱,神无所依,故神情不安,时作惊惕,紧偎母怀,哭声高低、缓急不一。心主血脉,其华在面,心气紊乱,故又见面色乍青乍白,脉数,指纹色紫。

治法:定惊安神,补气养心。

方药:远志丸去朱砂。

方中龙齿镇惊安神;远志、茯神、人参宁心安神;石菖蒲醒神益智;茯苓益气健脾,养心安神。

若兼心肝不足,可加酸枣仁、柏子仁、当归、麦冬、五味子等养心安神。

2. 心肝火旺

证候:突然惊醒或梦寐惊啼,啼哭较响,见灯尤甚,夜寐不宁,躁动不安,溲黄便干,舌红苔黄,脉弦数,指纹紫滞。

证候分析:惊恐扰乱神志,引动心肝之火,故见夜寐不宁,躁动不安,梦寐惊啼等症。溲黄便干、舌红苔黄均为火热之象。

本证以突然惊醒或梦寐惊啼,夜寐不宁,躁动不安为辨证要点。

治法:清心泻火,镇惊安神。

方药:导赤散加减。

方中生地黄、木通、淡竹叶、黄芩、黄连、甘草清心泻火,生白芍、钩藤、石决明镇惊安神。

只有夜惊,加蝉蜕、灯心草泄热定惊;夜惊重,可服止痉散或琥珀抱龙丸镇惊安神。

3. 脾寒气滞

证候:啼哭时哭声低弱,时哭时止,睡喜蜷曲,腹喜摩按,四肢欠温,吮乳无力,胃纳欠佳,大便溏薄,小便较清,面色青白,唇色淡红,舌苔薄白,指纹多淡红。

证候分析:本证多因受寒着凉后,脾阳受损,寒凝气滞而致,故见夜啼、伴睡喜蜷曲,腹喜摩按;脾阳受损,水湿不化,故见大便溏薄,小便色清;阳虚寒凝,气血不畅,则见面色青白、唇淡等虚寒内盛征象。

治法:温脾散寒,行气止痛。

方药:乌药散合匀气散加减。

方中乌药、高良姜、木香行气散寒止痛,炮姜温中,砂仁、陈皮、香附行气,白芍、甘草柔肝缓急,共奏温脾柔肝,行气止痛之功。

见大便溏薄明显,加茯苓、白术、扁豆健脾化湿;胃纳欠佳,加白术、山药、鸡内金、麦芽健脾开胃。

4. 心脾不足

证候:夜寐梦多,时作惊惕,或深夜睡梦中起床游走,面色少华,神疲体弱,食欲不振,舌淡苔白,脉濡缓。

证候分析:心藏神,心气不足,复受惊恐,心神不宁则夜寐梦多,时作惊惕,睡梦中起床游走。脾气不足则见神疲体弱,食欲不振。舌淡苔白、脉濡缓,为心脾不足之象。

本证以时作惊惕,或深夜睡梦中起床游走,神疲体弱,食欲不振为辨证要点。

治法:健脾益气,养心安神。

方药:甘麦大枣汤加减。

食少纳呆者,加怀山药、山楂、鸡内金、炒谷芽等运脾消食;大便稀溏者,加薏苡仁、扁豆、茯苓健脾化湿止泻;惊惕不安者,加蝉蜕、钩藤祛风镇惊。

5.心肾阴虚

证候:虚烦失眠,睡眠不安,时有惊惕,消瘦神疲,手足心热,口干舌燥,舌红少苔,脉细数。

证候分析:心肾阴虚,阴虚火旺,虚火内扰,心神失养,故虚烦失眠,睡眠不安;复受惊恐,则时有惊惕;消瘦神疲、手足心热、口干舌燥、舌红少苔,均为阴虚火旺之象。

本证以睡眠不安,时有惊惕,消瘦神疲,手足心热为辨证要点。

治法:滋阴降火,养心安神。

方药:麦味地黄丸加减。

方中生地黄、熟地黄、山茱萸、怀山药、茯苓、泽泻、牡丹皮、麦冬、五味子滋阴降火。加炒枣仁、远志、石菖蒲、龙齿养心安神。

病案分析

患儿,男,2岁。发病半个月。患儿平时多动,一次在独自搬动热水瓶时被大声喝止。是夜,躁动不安,时时惊起,啼哭声较响,见灯尤甚,哭时面赤唇红,烦躁不宁,小便短赤,大便干燥,舌红,苔薄黄,指纹紫滞。

请给出诊断分型、病机分析、治法方药。

(四)其他治疗

1.经验方 赵心波治疗小儿夜惊经验:热扰神明证,治以清心安神。方用麦冬10g,炒枣仁6g,木通5g,滑石10g,莲子心3g,知母5g,焦麦芽6g,神曲6g。水煎服,每日1剂。

2.中成药

(1)止痉散、金黄抱龙丸:用于夜惊心肝火旺证。

(2)琥珀抱龙丸:薄荷汤送服。用于夜惊各证候。

3.外治 白胡椒或艾叶,研成细末,取适量,外敷脐部,每日1次。

4.针刺 取安眠、内关、大椎、百会穴。夜游症者取心俞、神门、风池、足三里、太冲、三阴交等穴。用平补平泻法,不留针。

【预防与调护】

1.白天活动不可太剧烈;睡觉前不能过度兴奋,避免听紧张的故事和看恐怖的影视节目,保证小儿在安静状态下入睡。

2.保持环境安静,避免小儿受惊;出现夜惊时,及时安抚。

第五节 儿童注意缺陷多动障碍

儿童注意缺陷多动障碍是儿童时期较常见的行为障碍性疾病,又称轻微脑功能障碍综合征。

以注意力不集中、自控力差、多动多语、情绪不稳、冲动任性,伴有学习困难,但智力正常或基本正常为主要临床特征。本病多见于学龄期儿童,男多于女,比率为(4～9)∶1。发病与遗传、产伤、环境等有关。一般预后较好,绝大部分患儿到青春期时,病情逐渐好转而痊愈。

《素问·阴阳应象大论》阐明病机为"阴静阳躁",认为阴主静,阳主动,人体阴阳平衡,才能动静协调,若脏腑阴阳失调,则会产生阴失内守,阳躁于外的种种情志、动作失常的病证。

根据其神志涣散,多语多动,冲动不安,可归于"脏躁""躁动"范畴;患儿注意力不集中,学习困难,成绩低下,又与"健忘""失聪"等证有关。

【病因病机】

主要病因为先天不足、后天失养、产伤或他病所伤、情志失调等。

1. 先天不足 父母素体虚弱,肾气不足,或孕妇精神调养失宜等,致使胎儿先天不足,肝肾亏虚,精血不充,脑髓失养,元神失藏,故见多动证候。

2. 产伤、外伤瘀滞 产伤以及其他外伤,导致患儿气血瘀滞,经脉运行不畅,心肝失养而现神魂不宁,好动不安。

3. 养护不当 过食肥甘厚味、辛热炙煿之品,酿生湿热痰浊,痰火内蕴,心神受扰,故症见好动多语,烦躁不宁,冲动任性;过食生冷,损伤脾胃,脾虚失养则神思涣散,言语冒失,失眠健忘;脾虚肝旺,则急躁易怒,冲动任性;病后失养,气血亏虚,心神失守,则情绪多变,注意力不集中,多动。

4. 情志失调 小儿元气未充,肾常不足。因生长发育迅速,阴精相对不足,阴不制阳,故阳胜而多动。小儿年幼,心脾不足,情绪未稳,若教育不当,溺爱过度,放任不羁,所欲不遂,则心神不定,脾意不藏,躁动不安,冲动任性,失忆善忘。

【诊断要点】

1. 症状 注意力不集中,上课时坐立不安,多语多动,做事虎头蛇尾,善忘,情绪不稳,冲动任性,动作笨拙,学习困难,成绩低下,但智力正常或接近正常。

2. 体征 翻手试验(双手并拢在原位反复翻动双手,动作笨拙者为阳性)、指鼻试验(用手指鼻,睁眼和闭眼各5次,3次错误为阳性)和指指试验(用拇指依次接触其他手指,不能正确完成者为阳性)阳性者,可作为诊断参考。

3. 辅助检查 采用神经影像学技术,包括正电子发射体层摄影、功能性磁共振成像以及单光子发射电子计算机体层扫描等,可以帮助诊断。

【鉴别诊断】

1. 智力落后 除有多动、冲动和注意力不集中等外,还存在智力落后,语言和运动方面也发育迟滞。

2. 儿童正常范围的多动以3～6岁的小儿常见。虽有好动,注意力维持时间较短,但能听命令,能正常完成学习和作业。

3. 儿童孤独症 有多动表现,尤以刻板行为,语言障碍和交流障碍为主要特征。

4. 发声和多种运动联合抽动障碍 又称抽动症、抽动秽语综合征,常见眨眼,头部、躯干、上下肢小抽动,并有喉部发出异常声响,或有骂人语言等。

【辨证论治】

(一)辨证要点

1. 辨病位 注意力不集中,情绪不稳,烦躁多梦,为病在心;易于冲动,好动易怒,常不能自控,为病在肝;兴趣多变,做事虎头蛇尾,记忆力差,为病在脾;脑失精明,学习成绩低下,善忘,或有遗尿,腰酸乏力,为病在肾。

2. 辨阴阳 症见注意力不集中,控制力差,情绪不稳,神思涣散,阴静不足,属阴证;症见动作过多,冲动任性,急躁易怒,阳亢躁动,属阳证。

（二）治疗原则

调和阴阳为基本治则。肾虚肝亢者，治以滋肾平肝；心脾不足者，治以补益心脾。夹有痰浊、痰火、瘀血者，则佐以化痰、清热、祛瘀等。

（三）分证施治

1. 痰火扰心

证候：好动多语，冲动任性，难于制约，兴趣多变，注意力不集中，胸中烦热，躁动不宁，懊恼不眠，口苦，溲黄便秘，舌红，苔黄腻，脉滑数。

证候分析：痰火内蕴，心神受扰，故症见好动多语，躁动不宁，冲动任性，难于制约，神思涣散，胸中烦热，懊恼不眠；口苦、溲黄便秘、舌红、苔黄腻、脉滑数，均为痰火内蕴之征。

本证以好动多语，任性，兴趣多变，躁动不宁，苔黄腻，脉滑数为辨证要点。

治法：清热泻火，化痰宁心。

方药：黄连温胆汤加减。

大便秘结者，加生大黄通腑泄热；烦躁易怒者，加夏枯草、龙胆草、钩藤、僵蚕平肝潜阳。

2. 肾虚肝亢

证候：注意力不集中，好动难静，急躁易怒，冲动任性，难于自控，失忆善忘，成绩低下，或有遗尿，腰膝酸软，或五心烦热，盗汗，便秘，舌红苔少，脉弦细。

证候分析：注意力不集中、失忆善忘、学习困难，为肾精亏虚，脑失充养；水不涵木，肝阳上亢，故见急躁易怒，冲动任性；五心烦热、盗汗、腰膝酸软、舌红苔少、脉弦细，为肾虚肝亢之象。

本证以急躁易怒，冲动任性，五心烦热，舌红苔少，脉弦细为辨证要点。

治法：滋补肝肾，平肝潜阳。

方药：杞菊地黄丸加减。

方中枸杞子、熟地黄、山茱萸滋补肝肾，怀山药、茯苓健脾养心，菊花、牡丹皮、泽泻。

急躁易怒者，加珍珠母、石决明、钩藤平肝潜阳；盗汗者，加浮小麦、龙骨、牡蛎敛汗固涩；夜寐不安者，加百合、酸枣仁、五味子养心安神；大便秘结者，加火麻仁、柏子仁润肠通便。

3. 心脾不足

证候：神思涣散，注意力不集中，神疲消瘦或虚胖，多动但不暴躁，言语冒失，做事虎头蛇尾，失眠健忘，记忆力差，自汗盗汗，食少，面白少华，舌淡，苔薄白，脉沉弱。

证候分析：偏心气虚者，则形体消瘦，失眠健忘，自汗盗汗；偏脾气虚者，则形体虚胖，纳少，面白少华，记忆力差。

本证以注意力不集中，记忆力差，神疲乏力，多动而不暴躁，舌淡，苔薄白，脉沉弱为辨证要点。

治法：益气健脾，养心安神。

方药：归脾汤合甘麦大枣汤加减。

方中人参、黄芪、白术、大枣、炙甘草益气健脾，木香理气醒脾，酸枣仁、龙眼肉、当归、茯神、远志、浮小麦养心安神。

失眠健忘者，加夜交藤、五味子、益智仁、龙骨养心安神；舌苔厚腻者，加半夏、陈皮、石菖蒲化痰开窍。

（四）其他治疗

1. 经验方

宋祚民治疗儿童注意缺陷多动障碍经验：心脾不足证，治以健脾益气，养心安神。方用黄芪 10g，人参 6g，山药 10g，茯神 20g，白术 10g，石菖蒲 10g，远志 6g，酸枣仁 20g，钩藤 10g，夜交藤 15g，生龙骨 15g，生牡蛎 15g，炙甘草 5g。水煎服，每日 1 剂。

2. 中成药

（1）静灵口服液、杞菊地黄丸：用于肝肾阴虚证。

（2）集神口服液：用于心脾气虚证。

（3）柏子养心丸：用于心脾两虚证。

3. 针灸

（1）体针：主穴取心俞、内关、太冲、大椎、曲池，配穴取神庭、百会、四神聪、隐白。捻转进针，用泻法，不留针。每日1次，10次为1个疗程。

（2）耳针：取心、神门、交感、皮质下、脑点。浅刺不留针，每日1次，或用王不留行籽压穴，取穴同上。

4. 推拿　补脾经，揉神门、内关、百会，摩腹，揉足三里、心俞、肾俞、命门，捏脊。

思政元素

小松是一个患有注意缺陷多动障碍的十岁孩子。其长期跟随单身父亲生活，没有受到良好的约束，养成了我行我素的坏习惯，会在学校燃烧同学的书籍，上课期间经常偷偷跑出去玩耍。新任班主任没有因此放弃他，经常对他言传身教，不断鼓励他。爸爸也配合老师，到校陪读，同时带他接受医学治疗。渐渐地，小松有所改变了，有了学好的决心和行动，在学习和为人处世方面有了明显进步，多动症状也有明显改善，并坚决表示一定要每天进步一点点，每天收获一点点。

对于注意缺陷多动障碍的孩子，我们应该多一份宽容、一份爱心、一份鼓励、一份坚持，多一份心与心之间的沟通，让爱在这些特殊孩子身上开花结果。

【预防与调护】

1. 孕期保持心情舒畅，均衡营养，禁烟酒，慎用药物，定期做产前检查。

2. 对已出现的急产、滞产、宫内窒息、颅内出血等患儿要实行高危监护，防止造成颅脑损伤。

3. 多食含丰富锌、铁、维生素及蛋白质的食物。配合适当的体格锻炼，保证充足的睡眠。

4. 应避免采取简单、急躁、惩罚、歧视的方法对待患儿；减轻学习压力。

第六节　抽　动　症

抽动症即发声和多种运动联合抽动障碍，是以多发性抽动、发声抽动、秽语症为主要临床表现的运动障碍性疾病。以不自主、反复、突发、快速、重复、无节律性的一个或多个部位肌肉运动抽动和/或伴有不自主发声、语音障碍为特征。

本病发病无明显季节性，常起病于2～12岁，学龄前和学龄期儿童为高发人群，男孩多于女孩。病程较长，可自行缓解或加重。

古代医籍中未见本病的专门记载，相据其症状，可归属于中医学"慢惊风""痉病""抽搐"等范畴。

【病因病机】

1. 气郁化火　肝主疏泄，性喜条达，若情志失调，五脏失和，则气机不畅，郁久化火，引动肝风，上扰清窍，则见皱眉眨眼，张口歪嘴，摇头耸肩，口出异声秽语。气郁化火，耗伤阴液，肝血不足，筋脉失养，虚风内动，故伸头缩脑，肢体抽动。

2. 脾虚痰聚　素体脾虚，或病后失养，或饮食伤脾，脾虚不运，水湿潴留，聚湿成痰，痰气互结，壅塞胸中，则胸闷易怒；蒙蔽心神，则脾气乖戾，喉发怪声，口出秽语；痰阻经络，引动肝风，则肌肉抽动。

3. 脾虚肝亢　素体脾虚，或病后失养，或饮食伤脾，致脾胃虚弱。脾主肌肉四肢，脾虚则肝旺，土虚木亢，肝亢风动，肝风夹痰上扰走窜，故头项、四肢、肌肉抽动，噘嘴，口唇蠕动。

4. 阴虚风动　素体真阴不足，或热病久病伤阴，或肝病及肾，肝肾阴虚，水不涵木，筋脉失养，虚风内动，故头摇肢搐。阴虚则火旺，木火刑金，肺阴受损，金鸣异常，故喉发怪声。

【诊断要点】

1. 病史　起病年龄在2～12岁，可有疾病后及情志失调的诱因，或有家族史。

2. 症状　在抽动时，可出现异常的发音，如咯咯、咳声、哼哼、吭吭、呻吟声或粗言秽语。可每天发作或间歇发作，间歇时间不超过3个月，抽动病程在1年以上。抽动能受意志遏制，可暂时不发作。病程呈慢性过程，但症状呈明显波动性。

3. 体征　眼、面、颈、肩及上下肢肌群不自主地快速收缩，以固定方式重复出现，无节律性，入睡后消失。

4. 辅助检查　实验室检查多无特殊异常，脑电图正常或非特异性异常。智力测试基本正常。

【鉴别诊断】

1. 肌痉挛　肌痉挛是癫痫的一个类型，往往是一组肌群突然抽动，患儿可表现为突然地前倾或后倒，肢体或屈或伸。具有发作性，每次持续时间短暂，常伴意识障碍。脑电图异常。抗癫痫药治疗有效。

2. 注意缺陷多动障碍　以注意力不集中，自我控制差，动作过多，情绪不稳，冲动任性，伴有学习困难，但智力正常或基本正常为主要临床特征。

3. 风湿性舞蹈症　6岁以后多见，女孩居多，是风湿热的主要表现之一。表现为四肢较大幅度的无目的而不规则的舞蹈样动作，生活经常不能自理，常伴肌力及肌张力减低，并可有风湿热的其他症状。无发声抽动或秽语表现。抗风湿治疗有效。

【辨证论治】

（一）辨证要点

本病之标在风、火、痰、湿，其本在肝、脾、肾三脏，尤与肝最为密切。重点辨清标本虚实及病位。

（二）治疗原则

治疗以平肝息风为基本原则。气郁化火者，宜清肝泻火，息风镇惊；脾虚痰聚者，宜健脾化痰，平肝息风；脾虚肝亢者，宜缓肝理脾，息风止痉；阴虚风动者，宜滋阴潜阳，柔肝息风。除药物治疗外，还应配合心理治疗。

（三）分证施治

1. 气郁化火

证候：面红耳赤，烦躁易怒，皱眉眨眼，张口歪嘴，摇头耸肩，肢体颤动，发作频繁，抽动有力，口出异声秽语，大便秘结，小便短赤，舌红，苔黄，脉弦数。兼痰火者，粗言骂人，喜怒不定，睡眠不安，舌红，苔黄腻，脉滑数。

证候分析：气郁化火，引动肝风，故见皱眉眨眼，张口歪嘴，摇头耸肩，口出异声秽语；气郁化火，耗伤精血，筋脉失养，故见肢体颤动；郁久化火，火性炎上，循肝脉上行，气血上涌，则面红耳赤。肝火犯胃，胃肠有热，故大便秘结，小便短赤。性情急躁易怒、舌红、苔黄、脉弦数，均为肝火有余之象。

本证以起病较急，病程较短，面红耳赤，烦躁易怒，发作频繁，抽动有力，舌红，苔黄，脉弦数为辨证要点。

治法：清肝泻火，息风镇惊。

方药：清肝达郁汤加减。

方中栀子、菊花、牡丹皮清肝泻火，柴胡、薄荷、青橘叶疏肝解郁，钩藤、白芍、蝉蜕平肝息风，琥珀、茯苓宁心安神，甘草调和诸药。

抽动明显者，加天麻平肝息风；肝火旺者，加龙胆草清泻肝火；大便秘结者，加槟榔、瓜蒌仁顺气导滞；喜怒不定，喉中有痰者，加浙贝母、竹茹清化痰热。

2．脾虚痰聚

证候：面黄少华，体瘦体倦，精神不振，胸闷作咳，喉中声响，皱眉眨眼，嘴角抽动，肢体动摇，发作无常，脾气乖戾，夜寐不安，纳少厌食，舌质淡，苔白腻，脉沉滑或沉缓。

证候分析：禀赋不足或病后失养，损伤脾胃，脾虚不运，水湿潴留，聚液成痰。痰气互结，壅塞心中，心神被蒙，则胸闷易怒，脾气乖戾，喉发怪声。

本证以面黄体瘦，精神不振，胸闷，纳少，舌质淡，苔白腻，脉滑为辨证要点。

治法：健脾化痰，平肝息风。

方药：十味温胆汤加减。

抽搐频繁者，重用钩藤、白芍、石决明平肝息风；痰热甚者，去半夏，加黄连、瓜蒌皮清化痰热；纳少厌食者，加神曲、麦芽消食开胃。

3．脾虚肝亢

证候：眨眼皱眉，肢体动摇，抽动无力，时发时止，精神倦怠，面色萎黄，纳呆形瘦，大便不调，舌淡苔白，脉细弦。

证候分析：脾主肌肉四肢，脾虚则肝旺，肝风夹痰上扰走窜，头项四肢肌肉抽动。精神倦怠、面色萎黄、纳呆形瘦、大便不调、舌淡苔白、脉细，均为脾气虚弱，气血化生不足之征。

本证以肢体动摇，抽动无力，精神倦怠，纳呆形瘦，脉细弦为辨证要点。

治法：缓肝理脾，息风止痉。

方药：异功散合天麻钩藤饮加减。

抽动频繁者，加葛根、白芍缓肝止痉；搐鼻者，加辛夷、苍耳子通窍；频繁眨眼者，加菊花、谷精草清肝平肝；纳呆者，加焦三仙、鸡内金消食健脾。

4．阴虚风动

证候：形体消瘦，两颧潮红，五心烦热，性情急躁，口出秽语，挤眉眨眼，耸肩摇头，肢体震颤，睡眠不宁，大便干结，舌质红绛，苔光剥，脉细数。

证候分析：素体真阴不足，或热病伤阴，或肝病及肾，肾阴虚亏，水不涵木，虚风内动，故头摇肢搐。阴虚则火旺，木火刑金，肺阴受损，故喉发异声。

本证以形体消瘦，两颧潮红，五心烦热，舌质红绛，苔光剥，脉细数辨证要点。

治法：滋阴潜阳，柔肝息风。

方药：大定风珠加减。

方中龟甲、鳖甲、生牡蛎滋阴潜阳，生地黄、阿胶、鸡子黄、麦冬、火麻仁、白芍柔肝息风，甘草调和诸药。

抽搐明显者，加全蝎、蜈蚣息风止痉；心神不定，惊悸不安者，加茯神、钩藤、炒枣仁养心安神；注意力不集中者，加益智仁、酸枣仁益智安神；血虚失养者，加何首乌、玉竹、沙苑子、天麻养血柔肝。

（四）其他治疗

1．经验方 聂运纪治疗抽动症经验：脾虚肝亢证，治以健脾补虚，平肝安神。方用白术8g，茯神10g，山药10g，人参6g，白芍6g，酸枣仁10g，益智仁10g，天麻10g，钩藤8g，生龙骨20g，五味子5g，炙甘草3g。水煎服，每日1剂。

2．中成药

（1）当归龙荟丸：每次2～3g，每日2～3次，口服。用于气郁化火证。

（2）杞菊地黄丸：每次 3～6g，每日 2～3 次，口服。用于阴虚风动证。

（3）泻青丸：每次 3～5g，每日 2～3 次。用于气郁化火证。

（4）琥珀抱龙丸：每次 1 丸，每日 2 次，口服。用于脾虚痰聚及痰热者。

3. 推拿　推脾土，揉脾土，揉五指节，运内八卦，分阴阳，推上三关，揉涌泉、足三里。

4. 针灸　取太冲、风池、百会、印堂、迎香、四白、地仓、内关、丰隆、神门等穴。

【预防与调护】

1. 注重孕期保健，避免物理、药物、感染、营养不良等不利因素的影响；饮食应富有营养，保持情绪稳定。

2. 患儿不过食辛辣炙煿食物或兴奋性、刺激性食品，饮食宜清淡、富有营养，且易于消化。

3. 营造温馨的氛围，多给予关爱、鼓励，不责怪、体罚，培养良好的生活习惯和学习习惯。

4. 避免接触外界惊险、刺激性因素。疾病发作时，可转移患儿的注意力，给其一定的保护。

第七节　病毒性心肌炎

病毒性心肌炎是由病毒侵犯心脏，导致以心肌细胞坏死或变性为病理改变的疾病。主要临床特征为神疲乏力，心悸气短，胸闷心痛，面色苍白，肢冷多汗等。常继发于感冒、泄泻、痄腮等病。一年四季均可发病，春秋多见，发病年龄多在 3～10 岁。病情轻者可无明显症状，只有心电图改变，预后多良好；严重者有心脏明显扩大，严重心律失常，甚至发生心源性休克、心力衰竭、猝死等。若失治误治或调养失宜，可迁延难愈而致顽固性心律失常。

本病在古代医籍中虽无专门记载，但有与本病相似的描述。如《小儿药证直诀·脉证治法》云："心主惊……虚则卧而悸动不安。"根据其主要临床特征，本病属中医学"风温""心悸""怔忡""胸痹""猝死"等范畴。

【病因病机】

本病主要由外感风热或湿热毒邪，邪毒内舍于心，损伤心之气阴所致。而素体亏虚为发病内因，过度疲劳、情志不遂或紧张等为发病诱因。

1. 风热犯心　风热毒邪从鼻咽而入，首犯肺卫，继而内舍于心，痹阻心脉，血运不畅，心失所养，故出现心悸胸闷、脉结代等症。

2. 湿热侵心　湿热毒邪从口鼻而入，蕴结肠胃，由表入里，留滞不去，内舍于心，致心脉痹阻，心血运行不畅，心脉失养，因而出现胸闷心悸、怔忡之症。

3. 气阴两虚　热毒炽盛，耗伤气阴，或素体虚弱，病后失于调护，气阴亏虚，心之气阴不足，心脉运行不畅，心失所养，因而出现心悸、怔忡等症。

4. 心阳虚衰　若心气不足的小儿失治误治，失于调护，病情可进一步发展致心阳虚衰。心阳不振，无力温运血脉，甚至心阳虚脱，危及生命。

5. 痰瘀互结　素体肺脾肾虚，易聚湿生痰，久病必痰瘀互结于心，阻滞心络，而见胸闷胸痛、心悸气短、痰多咳喘等症。

6. 正虚邪恋　病程日久，邪气尚未退尽，正气已虚，或因迁延日久，正气虚损，卫外不固，反复感受外邪，而形成反复感冒，神疲乏力，心悸气短，胸闷叹息等正虚邪恋证。

【诊断要点】

1. 病史　病前有感冒、泄泻、痄腮、风疹等病史。

2. 症状　神疲乏力，心悸气短，胸闷胸痛，肢冷多汗等。

3. 体征　心音低钝，心率加快，有奔马律、心律不齐等。

4. 辅助检查　心电图检查异常，心脏 X 线检查和 B 超提示心脏扩大，心肌酶水平增高，心肌肌钙蛋白水平增高,柯萨奇病毒抗体可呈阳性。

5. 分期　①急性期:首次发病,症状体征及检查阳性明显且多变,病程在半年内;②迁延期:症状体征反复出现,检查指标异常,病程在半年以上;③慢性期:心脏进行性扩大,反复心力衰竭或心律失常,时轻时重,病程在1年以上。

【鉴别诊断】

1. 风湿热　除有心肌炎的表现外,还有游走性关节炎、舞蹈症、环形红斑和皮下结节等。

2. 先天性心脏病　妊娠期间有病毒感染史。患儿生长发育落后,心脏听诊杂音明显,严重者有发绀、杵状指等。

【辨证论治】

(一)辨证要点

1. 审虚实　病程短暂,胸闷胸痛,心悸气短,伴风热表证或湿热证者,多属实证或虚实夹杂之证;若病程较长,症见心悸气短,神疲乏力,面白多汗,舌淡少苔,属虚证。

2. 辨轻重　精神较好,临床症状轻,面色红润,脉实有力者,则病情较轻;烦躁不安,面色苍白,四肢厥冷,大汗淋漓,气促喘息,口唇青紫,脉微欲绝或频数结代,则病情危重。

(二)治疗原则

本病以扶正祛邪、清热解毒、益气养阴、活血通脉、温阳固本为基本治则。风热犯心者,治以清热解毒,活血养心;湿热侵心者,治以清热利湿,宁心复脉;气阴两虚者,治以益气养阴,安神复脉;心阳虚弱者,治以温通心阳,回阳救逆;痰瘀互结者,治以豁痰化瘀。

(三)分证施治

1. 风热犯心

证候:神疲乏力,心悸气短,胸闷胸痛,发热恶风,流涕,咳嗽,咽痛,舌红,苔薄黄,脉浮数或结代。

证候分析:风热外邪侵袭肺卫,邪毒内舍于心,损伤心脉,故症见心悸气短,胸闷胸痛,发热恶风,流涕,咳嗽,咽痛;而舌红、苔薄黄、脉浮数或结代均为风热犯心之象。

本证以神疲乏力,心悸气短,胸闷胸痛,伴发热咽痛,病程较短为辨证要点。

治法:清热解毒,养心复脉。

方药:银翘散加减。

胸闷胸痛者,加郁金、红花、五灵脂活血化瘀;心悸,脉结代者,加酸枣仁、五味子、柏子仁养心复脉。

2. 湿热侵心

证候:心慌胸闷,寒热起伏,肌肉酸痛,腹痛泄泻,恶心呕吐,疲乏无力,舌红,苔黄腻,脉濡数或结代。

证候分析:湿热毒邪由口鼻而入,蕴结肠胃,故症见寒热起伏,肌肉酸痛,腹痛泄泻;湿热毒邪内舍于心,痹阻心脉,心失所养,故症见心慌胸闷,疲乏无力;而舌红、苔黄腻、脉濡数或结代,均为湿热侵心之征。

本证以心慌胸闷,寒热起伏,腹痛泄泻,舌红,苔黄腻,脉濡数为辨证要点。

治法:清热利湿,宁心安神。

方药:葛根黄芩黄连汤加减。

胸闷者,加瓜蒌、薤白理气宽胸;肢体酸痛者,加木瓜、羌活、独活除湿通络;心慌,脉结代者,加丹参、龙骨、珍珠母宁心安神;恶心呕吐者,加藿香、半夏、生姜化湿和胃止呕;腹痛泄泻者,加木香、扁豆、车前子行气利湿止泻。

3. 气阴两虚

证候:心悸怔忡,胸闷气短,神疲懒言,心烦失眠,夜寐不安,咽干口燥,盗汗或自汗,舌红苔少,脉细结代。

证候分析:病久热毒耗气伤阴,气虚则心悸怔忡,胸闷气短,自汗乏力;阴虚则咽干口燥,盗汗,心烦失眠。舌红苔少、脉细结代,均为气阴两虚之象。

本证以神疲失眠,心悸气短,舌红苔少,脉细结代为辨证要点。

治法:益气养阴,宁心安神。

方药:生脉散合炙甘草汤加减。

气虚明显者,重用黄芪益气复脉;阴虚明显者,加熟地、玉竹、夜交藤养阴安神;自汗盗汗者,加浮小麦、龙骨、牡蛎敛汗固涩;便秘者,加柏子仁、火麻仁润肠通便。

4．心阳虚弱

证候:头晕心悸,神疲乏力,四肢不温,形寒自汗,甚则大汗淋漓,四肢厥冷,口唇及指趾青紫,呼吸微弱,舌淡紫,苔白,脉细数或脉微欲绝。

证候分析:心阳虚弱,鼓动无力,气血运行不畅,故头晕心悸;阳虚则自汗;胸阳不振,心脉瘀阻,则胸闷胸痛;阳气不达于四末,则形寒肢冷。若阳气暴脱,宗气大泄,则大汗淋漓,四肢厥冷,口唇及指趾青紫,呼吸微弱,脉微欲绝。

本证以心悸乏力,肢冷畏寒,舌淡紫,脉细数或脉微欲绝为辨证要点。

治法:温振心阳,宁心安神。

方药:桂枝甘草龙骨牡蛎汤加减。

方中桂枝、炙甘草温振心阳;龙骨、牡蛎重镇安神,敛汗固脱。

神疲乏力明显者,加黄芪、白术、人参益气复元;形寒肢冷者,加附子、干姜温阳散寒;口唇青紫者,加郁金、当归、红花化瘀宽胸;阳气暴脱者,用生脉散合参附龙牡救逆汤益气敛阴,回阳救逆。

5．痰瘀互结

证候:心悸气短,胸闷胸痛,心前区痛如针刺,咳嗽有痰,舌质紫黯或有瘀斑,苔白腻或黄腻,脉滑或结代。

证候分析:病久迁延难愈,肺脾虚损,痰浊内生,瘀血内阻,痰瘀阻滞心络,故症见心悸气短,胸闷胸痛,心前区痛如针刺;而舌紫黯或有瘀斑、脉滑或结代,均为痰瘀阻滞之象。

本证以病程长达 6 个月以上,胸闷胸痛,心前区痛如针刺,心悸,舌质紫黯,脉滑或结代为辨证要点。

治法:豁痰宁心,化瘀通络。

方药:瓜蒌薤白半夏汤合失笑散加减。

方中瓜蒌、薤白、远志、半夏豁痰开胸;蒲黄、郁金、五灵脂、丹参活血化瘀,行气止痛。

痰黄稠者,加黄芩、浙贝清热化痰;睡眠不安者,加夜交藤、酸枣仁、柏子仁养心安神;汗多者,加龙骨、牡蛎敛汗固涩;胸痛甚者,加三七、红花、降香散瘀止痛。

6．正虚邪恋

证候:面色萎黄,神疲乏力,心悸气短,胸闷叹息,食少纳呆,自汗盗汗,反复感冒,鼻塞流涕,喷嚏频频,咽痒不适,舌淡苔白,脉缓无力或结代。

证候分析:病程日久,邪气稽留,心气亏虚,心脉不畅,则心悸气短,胸闷叹息;脾胃虚弱,气血不足,故神疲乏力,面黄食少;肺脾气虚,卫外不固,则反复感冒,咽痒不适等。

本证以心悸气短,神疲乏力,反复感冒,咽痒不适为辨证要点。

治法:扶正祛邪,养心复脉。

方药:黄芪桂枝五物汤加减。

方中黄芪益气固表;桂枝、白芍调和营卫,温通心阳;生姜、大枣温中补虚;饴糖补虚健中;甘草调和诸药。

心悸明显者,加龙齿、琥珀安神宁心;心烦少寐者,加五味子、酸枣仁养心安神;反复感冒者,加防风、炒白术益气固表;鼻塞流涕者,加辛夷、苍耳子宣肺通窍;咽痒不适者,加板蓝根、桔梗、蝉蜕、牛蒡子清热利咽。

(四)其他治疗

1. 经验方　刘弼臣治疗小儿病毒性心肌炎经验:痰瘀互结证,治以化瘀通络,豁痰宁心。方用当归、赤芍、桃仁、红花各 10g,柴胡、川楝子各 10g,川芎 6g,生山楂 15g,枳壳、桔梗各 5g,炙甘草 3g。水煎服,每日 1 剂。

2. 中成药　生脉饮口服液:每次 5ml,每日 3 次。用于气阴两虚证。

3. 针灸

(1)体针:主穴取心俞、内关、间使、神门、血海,配穴取大陵、膏肓、丰隆、巨阙。用补法,得气后留针 30 分钟,隔日 1 次。

(2)耳针:取心、神门、交感、皮质下。隔日 1 次,或用王不留行籽压穴,每日按压 2～3 次。

知识链接

病毒性心肌炎危急重症西医治疗原则

病毒性心肌炎重症患儿在急性期可静脉滴注大剂量维生素 C,每次 2～5g,并用能量合剂(三磷酸腺苷、辅酶 A、胰岛素、氯化钾、复合维生素 B、维生素 C,溶于 10% 葡萄糖注射液中)静脉滴注,每日 1 次。对危重患儿,可用地塞米松或氢化可的松静脉滴注。出现心力衰竭,可用强心剂如地高辛或西地兰,剂量为常规量的 1/2～2/3,以免洋地黄中毒。严重心律失常,选用盐酸普罗帕酮、盐酸美西律片等抗心律失常药。

【预防与调护】

1. 注意锻炼身体,增强体质,积极预防呼吸道和肠道感染;体弱儿、易感儿可给予玉屏风散口服增加抗病能力。

2. 给予富含营养、易消化的食物,忌生冷、辛辣、油腻之品。

3. 急性期充分卧床休息,一般 3～6 周,重者休息半年至 1 年。当心律失常及心电图改变好转后,可适当增加活动量。

4. 避免外感,密切注意病情变化,一旦出现严重心律失常、心力衰竭危象,立即抢救。

第八节　头　　痛

头痛是以头部疼痛为主要表现的病证,可单独出现,亦可见于多种疾病的过程中。头痛一证首载于《黄帝内经》,在《素问·风论》中称为"首风""脑风",并指出外感与内伤是头痛的主要病因。《伤寒论》中论及太阳、阳明、少阳、厥阴病均有头痛表现,此因三阳经脉俱上会于头,厥阴经脉亦会于巅,故邪客诸经,循经上逆,发为头痛。

西医学的血管性头痛、紧张性头痛、头部外伤后头痛,以及部分颅内疾病、神经症等引起的头痛,可参照本节治疗。

【病因病机】

1. 内因　小儿头痛多见于头部外伤、跌仆闪挫;情志因素如紧张、学习困难等多见于学龄儿童及少年;先天不足及体虚久病较少见。

2. 外因　感受风寒湿热之邪,以风邪为主要病因。

外感头痛在表，多为外邪壅滞经络，络脉不通，头窍被扰而致，多实证。内伤头痛与肝、脾、肾失调所致的气血亏虚、肾精不足之头痛属虚证；痰浊、瘀血所致之头痛多实证或虚实夹杂证。

【诊断要点】

1. 病史　有反复发作病史，或有因外感、七情、劳累、月经等因素而诱发史。

2. 症状　临床特征以头痛为主症。局部或一侧或双侧或全头部疼痛，呈跳痛、掣痛、灼痛、胀痛、重痛、刺痛、晕痛、空痛、隐痛、悠痛等。有突然发作，也有反复发作，久治不愈，时痛时止者。疼痛发作可持续数分钟、数小时、数日或数周不等。外感头痛多急性发作，且多伴外感表证；内伤头痛多反复发作，且病程较长。

3. 辅助检查　结合血常规、血压、脑脊液、脑电图检测，经颅多普勒超声、颅脑 CT 和 MRI 检查，有助于排除器质性疾病，利于确诊。

【鉴别诊断】

1. 真头痛　头部痛势剧烈，常表现为持续性痛且呈阵发性加重，甚至伴有喷射状呕吐、抽搐、肢厥。颅脑 CT 检查常有异常发现。

2. 中风　发作前每兼有头痛，或头痛伴眩晕反复发作史。发作时以突然昏倒、不省人事，伴口眼歪斜、半身不遂、语言不利等症为主。

【辨证论治】

（一）辨证要点

1. 辨外感与内伤　外感头痛者多有起居不慎、感受外邪的病史，起病较急，病势较剧，多表现为掣痛、跳痛、灼痛、胀痛、重痛，痛无休止。内伤头痛者常有饮食劳倦、病后体虚等病史，一般起病缓慢，病势较缓，多表现为隐痛、空痛、昏痛，痛处固定，痛势悠悠，遇劳加重，时作时止。

2. 辨不同部位与经络归属　太阳头痛，多在头后部，下连于项；阳明头痛，多在前额部及眉棱骨等处；少阳头痛，多在头之两侧，并连于耳；厥阴头痛则在颠顶部位，或连目系。

（二）治疗原则

外感头痛多属实证，治疗当以疏风祛邪为主，兼用散寒、祛湿、清热之品。内伤头痛多属虚证或虚实夹杂证，虚者宜滋阴养血、益肾填精；虚实夹杂者，宜扶正祛邪兼顾。

（三）分证施治

1. 风寒证

证候：头痛起病较急，其痛如破，痛连项背，恶风畏寒，口不渴，苔薄白，脉多浮紧。

证候分析：头为诸阳之会，风寒外袭，循太阳经上犯颠顶，清阳之气被遏，故头痛乃作；太阳经主一身之表，其经脉上行颠顶，循项背，故其痛连及项背；风寒束于肌表，卫阳被遏，不得宣达，故恶风畏寒；无热则口不渴；苔薄白、脉浮紧均为风寒在表之征。

本证以头痛如破，痛连项背，恶风畏寒，脉浮紧为辨证要点。

治法：疏风散寒。

方药：川芎茶调散加减。

方中川芎、羌活、白芷、细辛发散风寒，通络止痛，其中川芎可行血中之气，祛血中之风，上行头目，为外感头痛要药；薄荷、荆芥、防风上行升散，助芎、羌、芷、辛疏风止痛；茶水调服，取其苦寒之性，协调诸风药温燥之性，共成疏风散寒，通络止痛之功。

若鼻塞流清涕，加苍耳子、辛夷散寒通窍；项背强痛，加葛根疏风解肌；呕恶苔腻，加藿香、半夏和胃降逆；颠顶痛，加藁本祛风止痛；若颠顶痛甚，干呕，吐涎，甚则四肢厥冷，苔白，脉弦，为寒犯厥阴，治当温散厥阴寒邪，方用吴茱萸汤加半夏、藁本、川芎之类，以吴茱萸暖肝温胃，人参、姜、枣助阳补土，使阴寒不得上干，全方协同以收温散降逆之功。

2．风热证

证候：起病急，头呈胀痛，甚则头痛如裂，发热或恶风，口渴欲饮，面红目赤，便秘溲黄，舌红苔黄，脉浮数。

证候分析：热为阳邪，其性炎上，风热中于阳络，上扰清窍，故头痛而胀，甚则头痛如裂；面红目赤，亦为热邪上炎之征；风热之邪犯卫，故发热恶风；热盛耗津，则口渴欲饮，便秘溲赤；舌红苔黄、脉浮数均为风热邪盛之象。

本证以头胀痛，甚则头痛如裂，发热或恶风，口渴，面红目赤，脉浮数为辨证要点。

治法：疏风清热。

方药：芎芷石膏汤加减。

本方以川芎、白芷、菊花、石膏为主药，以疏风清热。川芎、白芷、羌活、藁本善止头痛，但偏于辛温，故伍以菊花、石膏矫正其温性，变辛温为辛凉，疏风清热而止头痛。

若风热较甚者，可去羌活、藁本，改用黄芩、山栀、薄荷辛凉清解；发热甚，加金银花、连翘清热解毒；若热盛津伤，症见舌红少津，可加知母、石斛、天花粉清热生津；若大便秘结，口鼻生疮，腑气不通者，可合用黄连上清丸，苦寒降火，通腑泄热。

3．风湿证

证候：头痛如裹，肢体困重，胸闷纳呆，小便不利，大便或溏，苔白腻，脉濡。

证候分析：风湿外邪，上犯颠顶，清窍为邪阻遏，故头痛如裹；脾司运化而主四肢，湿浊中阻，脾阳为湿所困，故见肢体困重，纳呆胸闷；湿邪内蕴，不能分清泌浊，故小便不利，大便或溏；苔白腻、脉濡均为湿浊中阻之象。

本证以头痛如裹，肢体困重，胸闷纳呆，苔腻，脉濡为辨证要点。

治法：祛风胜湿。

方药：羌活胜湿汤加减。

该方治湿邪在表所致头痛、头重。因湿邪在表，故以羌活、独活、防风、川芎、藁本、蔓荆子等祛风以胜湿，湿去表解，清阳之气得布，则头痛身困可解；甘草助诸药辛甘发散，并调和诸药。

若湿浊中阻，症见胸闷纳呆、便溏，可加苍术、厚朴、陈皮等燥湿宽中；若恶心呕吐者，可加生姜、半夏、藿香等芳香化浊，降逆止呕；若见身热汗出不畅，胸闷口渴者，为暑湿所致，宜清暑化湿，用黄连香薷饮加藿香、佩兰等。

4．肾虚证

证候：头痛隐隐，绵绵持久，面色少华，神疲乏力，每兼发育迟缓，身材矮小，智力低下，遗尿，健忘，舌红少苔，脉细无力。

证候分析：先天禀赋不足，或后天失养，精血不足，髓海空虚，故头痛隐隐，绵绵持久；精血不足则面色少华，神疲乏力，健忘；肾精不足则见发育迟缓，身材矮小，智力低下；肾虚不固则遗尿；舌红少苔、脉细是精血不足之象。

本证以头痛隐隐，绵绵持久，神疲乏力，发育迟缓，身材矮小，智力低下为辨证要点。

治法：滋养肝肾，佐以健脾。

方药：补肾地黄丸加减。

方中紫河车、熟地补肾填精，山茱萸、枸杞子滋补肝肾之阴，山药、茯苓等益气健脾，肉苁蓉、巴戟天、菟丝子温补肾阳，远志宁心安神等。

气血不足，面色少华，神疲乏力明显，加黄芪、党参、当归补益气血；遗尿，加益智仁、金樱子、桑螵蛸等固精缩尿。

5．痰浊证

证候：头痛昏蒙，胸脘满闷，呕恶痰涎，苔白腻，或舌胖大有齿痕，脉滑或弦滑。

证候分析：脾失健运，痰浊中阻，上蒙清窍，清阳不展，故头痛昏蒙；痰阻胸膈，故胸脘满闷；痰浊上泛，则呕恶痰涎；苔白腻、脉滑或弦滑均为痰湿内停之征。

本证以头痛昏蒙，胸脘满闷，呕恶痰涎为辨证要点。

治法：健脾化痰，降逆止痛。

方药：半夏白术天麻汤加减。

本方具有健脾化痰，降逆止呕，平肝息风之功。方中半夏、生白术、茯苓、陈皮、生姜健脾化痰，降逆止呕，令痰浊去则清阳升而头痛减；天麻平肝息风，为治头痛、眩晕之要药。

并可加厚朴、蔓荆子、白蒺藜运脾燥湿，祛风止痛。

若痰郁化热显著者，可加竹茹、枳实、黄芩清热燥湿。

6．瘀血证

证候：头痛经久不愈，其痛如刺，入夜尤甚，固定不移，或头部有外伤史，舌紫或有瘀斑、瘀点，苔薄白，脉沉细或细涩。

证候分析：久病入络，或头部外伤，瘀血内停，脉络不畅，故头痛经久不愈，痛有定处，且如锥刺；舌紫、脉细涩乃瘀血内阻之征。

本证以头痛经久不愈，其痛如刺，入夜尤甚，固定不移，或头部有外伤史为辨证要点。

治法：活血通窍止痛。

方药：通窍活血汤加减。

方中麝香、生姜、葱白温通窍络；桃仁、红花、川芎、赤芍活血化瘀；大枣一味甘缓扶正，防化瘀伤正。可酌加郁金、石菖蒲、细辛、白芷以理气宣窍，温经通络。

头痛甚者，可加全蝎、蜈蚣、土鳖虫等虫类药以祛逐风邪，活络止痛；久病气血不足，可加黄芪、当归以助活络化瘀之力。

治疗上述各证，均可根据经络循行在相应的方药中加入引经药，能显著地提高疗效。一般太阳头痛选用羌活、防风；阳明头痛选用白芷、葛根；少阳头痛选用川芎、柴胡；太阴头痛选用苍术；少阴头痛选用细辛；厥阴头痛选用吴茱萸、藁本等。

此外，临床可见头痛如雷鸣，头面起核或憎寒壮热，名曰"雷头风"，多为湿热毒邪上冲，扰乱清窍所致，可用清震汤加薄荷、黄芩、黄连、板蓝根、僵蚕等以清宣升散，除湿解毒。

（四）其他治疗

1．经验方

（1）菊花、决明子、夏枯草等量共研，每取10g泡茶，治肝阳头痛。若用桑叶易决明子，可治风热头痛。

（2）钩蝎散：钩藤、全蝎、蜈蚣、紫河车，用量比例为3∶1∶1∶1，共研细末，餐后用茶汁送服5g，每日3次。治顽固性瘀血头痛。

（3）散偏汤：川芎30g，白芍15g，白芥子10g，香附6g，白芷、柴胡、甘草、郁李仁各3g，水煎服，每日1剂。治偏头痛。

2．中成药

（1）黄连上清片：用于风热头痛。

（2）杞菊地黄丸：用于阴虚阳亢。

（3）补中益气丸：用于气虚头痛。

（4）养血归脾丸：用于血虚头痛。

3．针灸 常用穴有太阳、风池、合谷、大椎等。前额痛加印堂、攒竹、内庭；偏头痛加头维、外关、列缺、足临泣；枕后痛加天柱、后溪。

【预防与调护】

1. 避免感受外邪，勿情志过激，慎劳倦，不过食肥甘等以免引发头痛。

2. 头痛的急性发作期,应适当休息,不宜食用炸烤辛辣的厚味食品,以防生热助火,有碍治疗;同时限制烟酒。

3. 若患者精神紧张,情绪波动,可疏导劝慰以稳定情绪;适当保证环境安静,有助缓解头痛。

（聂绍通　蒋祥林　张　超）

ER-7-3

扫一扫,测一测

❓ 复习思考题

1. 惊风四证、八候是什么? 惊风四证的治疗原则有哪些?

2. 简述痫病的治疗原则。

3. 简述儿童注意缺陷多动障碍的诊断要点。

第八章 肾 系 病 证

学习目标

掌握水肿、遗尿、尿频、五迟、五软的临床特征、辨证论治；熟悉以上各病的定义、病因病机及与类似病证的鉴别；了解以上各病的辅助检查、其他疗法及预防与调护。

肾主藏精，主生长发育生殖，主水，主纳气。肾在体合骨，生髓，其华在发；在窍为耳及二阴。肾的功能失调，可出现水肿、腰膝酸软或疼痛、耳鸣耳聋、尿频、生殖发育滞后或性早熟等症状。先天不足或疾病影响，可导致肾精衰少，肾气不足，津液代谢失常，出现水肿。肾与膀胱相表里，肾脏的气化功能控制膀胱的开阖，肾与膀胱功能失常，则见遗尿、尿频。此外，脑、髓、骨、呼吸、听觉相关的疾病，亦可考虑从肾论治。肾与肺、脾、肝等脏功能关系密切，宣肺、健脾和疏肝理气等方法也常在治疗肾系病证中使用。

第一节 水 肿

小儿水肿是指体内水液潴留，泛溢肌肤，引起面目、四肢甚则全身浮肿的一种病证。儿童期均可发病，多见于 2 岁以上儿童。根据其临床表现可分为阳水与阴水两大类。阳水若治疗及时，调护得当，则易于康复，预后一般良好；若为阴水，则病程绵长，预后不理想。

西医学的急性肾小球肾炎、肾病综合征等病可参照本节治疗。

【病因病机】

人体正常的水液代谢，有赖于肺的宣发肃降、通调水道，脾的运化、转输，肾的气化，膀胱的开阖等来完成。肺为水之上源，气行则水行；脾主运化，脾健土旺，水湿自能运行；肾主水，蒸腾气化正常，则水液开阖畅通。小儿腠理疏松，皮肤薄嫩，易于外感风邪或湿热疮毒，外邪入侵伤及脏腑，致肺脾肾三脏功能失调，水液代谢失常，水液泛溢肌肤而成水肿。故水肿之病机，可概括为"其标在肺，其制在脾，其本在肾"。

1. 风邪犯肺 肺主一身之气，外合皮毛，为水之上源，主通调水道。风邪外袭，客于肺卫，肺失宣肃，通调失司，水道不利，水湿潴留，风水相搏，泛溢肌肤，发为水肿，是为"风水"。

2. 湿热内侵 皮肤疮毒，邪毒内侵，湿热郁阻肌表，内犯肺脾，致使肺失通调，脾失健运，肾失开阖，水湿内停，水气与邪毒并走于内，泛溢肌肤，成为水肿。水湿潴留，蕴湿化热，湿热蕴结膀胱，灼伤血络，则见血尿。

3. 肺脾气虚 先天禀赋不足或久病损伤，致使肺脾气虚。肺虚则气不化精而化水，脾虚则土不制水而反克，因此，水不归经而横溢肌肤，渗于脉络，从而发生周身浮肿。此种病情多为阳水反复发作，正气内溃，转化为阴水。

4. 脾肾阳虚 脾主运化水湿；肾主水，与膀胱互为表里，主蒸腾气化。水湿内侵，影响脾之运化，脾虚及肾，命门火衰，无以温化水湿，从膀胱而去，开阖不利而聚水，发为水肿，亦属阴水范畴。

在疾病发展过程中,由于水气内盛,逆射于肺,产生气急暴喘;或水毒内闭,上凌心肝,可伴猝然昏迷、惊厥等危象。

课堂讨论

人体水液代谢由多个脏腑配合维系,你认为与哪些脏腑有关?分别有何作用?

【诊断要点】

1. 病史 多有感冒、急性乳蛾、脓疱疮等病史。

2. 症状 阳水水肿先从眼睑开始,继而四肢,甚至全身浮肿,皮肤光亮,按之凹陷即起,可见血尿,甚则伴头痛、呕吐、尿闭;阴水水肿以腰以下为主,皮肤苍白,按之凹陷难起,反复发作。

3. 体征 除水肿外,部分患儿可出现轻、中度高血压。风水相搏者,可见扁桃体肿大,苔薄白或薄黄,脉浮;湿热内侵者,可有皮肤疮毒,舌质较红,苔黄或黄腻,脉滑数;肺脾气虚者,舌淡苔白,脉缓弱。

4. 辅助检查 尿镜检可见大小不等的红细胞,可有各种管型,尿蛋白增多。抗链球菌溶血素O(antistreptolysin O, ASO)可增加,红细胞沉降率加快,血浆白蛋白可降低,血胆固醇增高,血尿素氮和肌酐可升高。

【鉴别诊断】

1. 疳肿胀 有疳证基础疾病,属疳证的严重阶段。以形体消瘦,面色不华,毛发稀疏枯黄,腹部胀大,下肢足踝浮肿为主症,严重者面目、周身浮肿。

2. 其他 ①心源性水肿:有心脏病史,水肿以足踝、下肢等部位明显;②肝源性水肿:有肝病史,水肿来势较缓,以腹水及下肢水肿为多见。

知识链接

急性肾小球肾炎诊断要点

①发病前有前驱感染史,呼吸道感染者感染至发病的间歇期为1~2周,皮肤感染者为2~4周。②水肿轻重不等。轻者仅有晨起时双睑水肿;重者可有下肢或全身水肿,甚至出现胸腔积液、腹水,水肿大多按之不凹陷,尿少或无尿,肉眼血尿或镜下血尿,部分有头晕头痛等轻、中度高血压表现。③重症病例可以出现合并症,合并症大多在起病1~2周出现,主要有严重的循环充血、高血压脑病和急性肾功能不全等。④尿常规检查可见蛋白、红细胞或少许白细胞。大多有红细胞沉降率增快、C3降低、ASO增高等。

【辨证论治】

(一)辨证要点

1. 辨阴阳虚实 凡起病急,病程短,水肿先从眼睑开始,逐渐遍及全身,皮肤光亮,按之凹陷即起者,多为阳水,属实;起病缓慢,病程长,水肿以腰以下为主,皮肤苍白,按之凹陷难起,多为阴水,属虚。

2. 辨常证、变证 凡仅见水肿、尿少,精神食欲尚可者,为常证。如水肿见有尿闭、咳喘、心悸、胸满等,为水气凌心射肺之变证;神昏抽搐,呼吸急促者,为邪陷心包,内闭厥阴之险证;见尿闭,恶心呕吐,口有秽气,便溏,衄血,为脾肾败绝之危证。

(二)治疗原则

以邪实为主者,治当因势利导,以发汗、利尿、清热解毒、淡渗利湿等法为主;如由实转虚,应配合培本扶正之法;出现危重变证,宜审因立法,积极救治。病程反复,迁延不愈,则应配合扶正祛邪及活血化瘀之法。

(三)分证施治

1. 常证

(1)风水相搏

证候:水肿先从眼睑开始,继而四肢,甚至全身浮肿,来势迅速,颜面为甚,皮肤光亮,按之凹陷即起,尿少或有血尿,或伴有发热恶风,咳嗽,肢痛,咽喉红肿疼痛,舌质淡,苔薄白或薄黄,脉浮紧或浮数。

证候分析:外感风邪,内停水湿,风水相搏,溢于肌肤,故肌肤浮肿。风性向上,善行数变,故浮肿首见于头面,渐及四肢,继而全身浮肿,且来势迅速,水肿按之即起。邪气犯肺,水道通调失常,故小便短少。若邪郁伤及血络,则有血尿。风热上受,肺失宣发,故发热恶风,咳嗽,身痛,咽喉红肿疼痛。苔薄白、脉浮,为有风邪之征。

本证以眼睑浮肿,皮肤光亮,按之凹陷即起,发热恶风,苔薄白,脉浮为辨证要点。

治法:疏风宣肺,利水消肿。

方药:麻黄连翘赤小豆汤加减。

方中麻黄发散风寒,宣肺利水;连翘清热解毒;赤小豆利水消肿;杏仁宣肺降气以加强利水之功。

若头身疼痛、无汗,加羌活、防风祛风解表;烦躁口渴,加石膏清肺胃之热;血尿明显,加小蓟、白茅根清热凉血;咽喉肿痛,加桔梗、马勃、板蓝根解毒利咽。

(2)湿热内侵

证候:面目浮肿,小便短赤,或有血尿,或伴发热,皮肤疮毒,舌质偏红,苔白腻或黄腻,脉滑数。

证候分析:湿热浸淫,流注三焦,水道通调失司,水湿泛于肌肤而成水肿。湿热流注膀胱,故小便短赤。湿热下注灼伤血络则见血尿。湿热疮毒未愈,故发热,皮肤仍见疮毒。舌红苔黄、脉滑数,为湿热之象。

本证以浮肿,小便短赤,皮肤疮毒,舌红,苔黄腻,脉滑数为辨证要点。

治法:清热解毒,淡渗利湿。

方药:五味消毒饮合五皮饮加减。

方中金银花、野菊花、紫花地丁、紫背天葵、蒲公英清热解毒,陈皮、桑白皮、生姜皮、大腹皮、茯苓皮淡渗利湿。

肿甚者,加车前草、滑石利水消肿;皮肤有疮疡者,加苦参、白鲜皮渗湿解毒;尿血明显者,加小蓟、石韦、牡丹皮凉血止血并能散瘀,或加三七粉、琥珀粉止血行瘀,另调服。

(3)肺脾气虚

证候:肢体浮肿不甚,按之凹陷难起,面色苍白或萎黄,神倦,纳少,便溏,小便短少,自汗,平素易感冒,舌淡苔白,脉缓弱。

证候分析:疾病后期,邪去正虚,脾失健运,水液不能正常转输,泛溢肌肤而见肢体浮肿。脾为湿困,生化乏源,故面色苍白或萎黄,神倦,肢冷,纳少,便溏,小便短少。气虚卫外不固,则自汗,平素易感冒。舌淡苔白、脉缓弱,为肺脾气虚之象。

本证以浮肿不甚,纳少便溏,平素易感冒,舌淡苔白,脉缓弱为辨证要点。

治法:温脾化湿,益气利水。

方药:实脾饮合玉屏风散加减。

方中附子、干姜温脾肾,助气化,散寒行水;茯苓、白术健脾渗湿;木瓜化湿利水;厚朴、木香、大腹皮、草果下气导滞,化湿行水;黄芪、防风扶正祛邪,益气固表。

若迁延日久,症见舌红少苔或无苔,脉细数者,为肾阴不足,治宜补益肾阴,可用六味地黄丸。

（4）脾肾阳虚

证候:全身浮肿,以腰腹、下肢为甚,按之凹陷难起,面色白,神倦肢冷,大便稀溏或五更泄泻,腰膝冷痛,舌淡胖,苔白,脉沉迟无力。

证候分析:脾以阳为运,脾虚则不能传输水湿,肾阳虚则水不化气,致水湿泛滥,出现全身浮肿,按之凹陷难起。湿性重浊,趋势向下,则以腰腹、下肢肿为甚。脾虚气血生化无源,故面色白,神倦肢冷。脾阳虚,清浊不分,混杂而下,则大便稀溏或五更泄泻。腰为肾之府,肾阳虚则腰膝冷痛。舌淡胖、苔白、脉沉迟无力,为脾肾阳虚之象。

本证以全身浮肿,神倦肢冷,腰膝冷痛,舌淡胖,苔白,脉沉迟无力为辨证要点。

治法:温肾健脾,化气行水。

方药:真武汤合黄芪桂枝五物汤加减。

方中附子、干姜温肾暖脾,化气行水;黄芪、茯苓、白术益气健脾利水;桂枝、猪苓、泽泻通阳化气行水;配以白芍养阴利水,且能缓和附子之辛燥。本方益火生土,化气行水,适用于阴水。

阳虚寒甚,加巴戟天、胡芦巴、肉桂温阳补肾;腹泻者,加炮姜、补骨脂温补脾肾。

2. 变证

（1）水凌心肺

证候:全身浮肿明显,少尿或无尿,咳嗽气急,心悸胸闷,烦躁,难以平卧,夜间尤甚,口唇青紫,指甲发绀,舌质黯红,苔白或白腻,脉细数无力。

证候分析:水气上逆,凌心射肺,肺失肃降,心失所养,故咳嗽气急,心悸胸闷。气为血之帅,气滞则血瘀,故口唇青紫,指甲发绀。水湿泛滥,则苔白或白腻。心阳虚衰,无力鼓动血脉,则脉细数无力。

本证以全身严重浮肿,咳嗽气急,心悸胸闷,不能平卧,口唇青紫,脉细数无力为辨证要点。

治法:泻肺逐水,温阳扶正。

方药:己椒苈黄丸合参附汤加减。

若见面色苍白,四肢厥冷,脉微欲绝,是心阳衰微之危象,急用独参汤或参附龙牡救逆汤回阳救逆固脱。

（2）邪陷心肝

证候:肢体面部浮肿,头痛,眩晕,视物模糊,口苦,恶心呕吐,烦躁,甚则抽搐、昏迷,舌质红,苔黄糙,脉弦数。

证候分析:湿邪热毒郁于肝经,耗损肝阴,使肝气横逆,肝阳上亢,故头痛,眩晕,视物模糊。肝主筋,肝阴耗损,筋失濡养,筋脉拘急,可致抽搐。水毒之邪内陷厥阴,神明被扰,则见昏迷。舌质红、苔黄糙、脉弦数,均为热毒内犯之象。

本证以肢体面部浮肿,头痛,眩晕,苔黄,脉弦数为辨证要点。

治法:平肝泻火,清心利水。

方药:龙胆泻肝汤合羚角钩藤汤加减。

方中重用龙胆草泻肝经实火,黄芩、栀子苦寒泻火;泽泻、木通、车前子清热利湿,引邪从小便而出;合羚羊角、钩藤平肝息风,佐以当归、生地黄、白芍养阴柔肝。肝火得泻,肝风得息,痉厥自止。

若湿浊上扰,见呕恶,加半夏、竹茹、胆南星豁痰化浊;神志不清,抽搐者,加服安宫牛黄丸解毒息风开窍。

（3）水毒内闭

证候:全身浮肿,尿少或尿闭,头晕,头痛,恶心呕吐,甚至昏迷,舌淡胖,苔腻,脉滑数或沉细数。

证候分析：此乃浊邪壅塞三焦，气机升降失常，水毒内闭，中焦格拒所出现的恶候。水毒内闭，水湿泛滥，则全身浮肿，少尿或尿闭。全身气化不利，中焦格拒，上下不通，湿浊壅阻上焦，故恶心呕吐。水毒上蒙清窍，则头痛，甚则昏迷。

本证以全身浮肿，尿少或尿闭，头痛，恶心，苔腻，脉滑数或沉细数为辨证要点。

治法：通腑泄浊，解毒利尿。

方药：温胆汤合附子泻心汤加减。

方中大黄、黄芩、黄连辟三焦秽毒之气，清实火；附子温经扶阳；干姜辛开温中；陈皮、半夏燥湿化浊；枳实、竹茹和胃化痰。

恶心呕吐明显，加玉枢丹以增强辟秽解毒作用；抽搐，加羚羊角粉、紫雪丹止痉开窍。

（四）其他治疗

1. 经验方 刘弼臣治疗小儿水肿经验：风水相搏证，治以宣肺发汗，分利小便。方用炙麻黄3g，生石膏25g（先煎），带皮茯苓10g，桑白皮6g，橘皮5g，姜皮15g，大腹皮10g，防风5g，防己6g，炒花椒2g，干浮萍2g，泽泻6g。以上为3岁左右小儿剂量，水煎服，每日1剂。

2. 中成药

（1）参苓白术散：口服。用于肺脾气虚证。

（2）金匮肾气丸：口服。用于脾肾阳虚证。

（3）知柏地黄丸：口服。用于本病恢复期，阴虚邪恋证。

3. 针灸

（1）体针：取水分、气海、三焦俞、足三里。阳证取肺俞、列缺、合谷、人中。阴证取肾俞、脾俞、阴陵泉。

（2）耳针：取肾、脾、膀胱、交感、肾上腺、内分泌等反应点。每次选2～3个穴，埋针24小时为1次，10次为1个疗程。

【预防与调护】

1. 预防感冒，保持皮肤清洁，彻底治疗各种皮肤疮疖。

2. 起病2周内需卧床休息。

3. 水肿期应限制钠盐及水摄入，对早期尿少的患儿，应予无盐饮食，至小便增多，水肿消退，可给低盐饮食。

4. 注意有无并发症的出现及水肿、尿量、尿色的变化。避免使用对肾脏有损害的药物。

第二节 遗 尿

遗尿是指5岁以上的小儿不能自主控制排尿，经常睡中小便自遗，醒后方觉的一种病证，亦称遗溺。婴幼儿时期，由于经脉未盛，气血未充，脏腑未坚，智力未全，对排尿的自控能力较差；学龄期儿童，有因白天游戏过度，精神疲劳，睡前多饮，偶有尿床发生，均非病态。

《灵枢·九针论》："膀胱不约为遗溺。"《诸病源候论·小儿杂病诸候》说："遗尿者，此由膀胱有冷，不能约于水故也……肾主水，肾气下通于阴。小便者，水液之余也。膀胱为津液之腑，既冷，气衰弱，不能约水，故遗尿也。"至明清时期，拓展了肝经郁热与肺脾气虚的病机认识。现代研究通过X线影像诊断，发现部分顽固性遗尿与隐性脊柱裂有关。结合肾主骨，肾虚则骨裂，使遗尿与肾的关系得到进一步证实。

西医学的小儿遗尿症可参考本节治疗。

【病因病机】

尿液的正常排泄，有赖于膀胱和三焦的气化，而三焦之气化又与肺、脾、肾等脏有关，故遗尿的发生,主要病机在于三焦气化失司,膀胱约束无力。下元虚冷,肾气不固是导致膀胱失约的主要原因,肺脾气虚、心肾不交、肝经湿热也是酿成膀胱不约的常见原因。

1. 下元虚冷 肾为先天之本,职司二便;膀胱主藏尿液,与肾互为表里,小便的排泄与贮存,全赖于肾阳的温煦和气化。若小儿先天禀赋不足,肾气亏损,下元虚寒,不能温养膀胱,致膀胱气化功能失调,闭藏失职,而为遗尿。

2. 肺脾气虚 肺主一身之气,为水之上源,有通调水道、下输膀胱的功能;脾属中土,主运化水湿而制水。肺脾功能正常,方能维持机体水液的正常输布和排泄。若肺气虚弱,治节失司;脾气虚弱,不能散津于肺,水无所制,膀胱失约,津液不藏而遗尿。

3. 肝经湿热 肝主疏泄,肝之经脉循绕阴器,抵少腹,调畅气机,通利三焦,疏通水道。肝郁则气机不畅,湿热蕴结,下注膀胱,致膀胱开阖失司而为遗尿。

4. 心肾失交 小儿多有睡眠深沉,难以唤醒或醒后蒙眬等现象。其病机为心火亢盛。因心火亢盛,肾水不济,水不济火,心肾失交,君火动越于上,相火应之于下,夜梦纷纭,或欲醒不能,小便自遗。

此外,亦有自幼缺乏教育,未养成夜间起床排尿的习惯,任其小便于床上,久而久之,形成习惯性遗尿。

【诊断要点】

1. 症状 睡眠较深,不易唤醒,每夜或隔几夜发生尿床,甚则每夜尿床1～2次或以上。可伴食欲不振,自汗出,易感冒;或伴精神萎靡,智力低下;或有烦躁。

2. 体征 下元虚冷和肺脾气虚者,多见舌淡,脉沉细无力;肝经湿热者,见舌红苔黄,脉弦数;心肾失交者,见夜寐不安、烦躁叫扰,兼见多梦易惊、五心烦热,舌红,苔少,脉沉细数。

3. 辅助检查 尿常规及尿培养多无异常发现。X线检查排除隐性脊柱裂以及膀胱、尿道畸形。

【鉴别诊断】

尿失禁 尿液自遗,不分昼夜与寐寤,常伴有其他疾病,如大病后元气大伤或先天性脑发育不良。

【辨证论治】

(一)辨证要点

辨别脏腑寒热虚实 肾虚遗尿,夜尿多而清长,畏寒肢冷,神萎智弱;肺脾气虚遗尿,尿短而频,神疲气弱,易汗出;肝经湿热遗尿,尿少色黄,臊臭异常,烦躁口干。

(二)治疗原则

虚证以扶正培本为主,温肾固摄,补肺健脾。实证以祛邪为主,清热利湿。水火失济者治以清心滋肾。遗尿患儿夜间多不能自醒,可加清心醒神之品。还可配合针灸、外治等疗法。

(三)分证施治

1. 下元虚冷

证候:睡中经常遗尿,多则一夜数次,醒后方觉,小便清长,神疲乏力,面色苍白,肢凉怕冷,腰膝酸软,智力较低,舌质较淡,脉沉无力。

证候分析:肾气虚弱,膀胱虚冷,制约失司,故睡中经常遗尿,小便清长。肾阳不足,命门火衰,故神疲乏力,面色苍白,肢凉怕冷。腰为肾之府,肾虚则腰膝酸软。肾主骨、生髓、充脑,肾虚脑髓失养,则智力较低。舌质较淡、脉沉无力为虚寒之象。

本证以睡中经常遗尿,小便清长,肢凉怕冷,腰膝酸软,脉沉无力为辨证要点。

治法:温补肾阳,固摄小便。

方药:菟丝子散合缩泉丸加减。

菟丝子散中菟丝子、肉苁蓉、附子温补肾阳,以暖下元;五味子、牡蛎益肾固涩,以缩小便。

缩泉丸中益智仁温补肾阳；乌药温化膀胱；山药既温补脾肾，又可固涩小便。

遗尿频繁，加赤石脂固涩小便；纳差、便溏，加党参、白术、茯苓、山楂健脾和中助运；伴有痰湿内蕴，困寐不醒，加胆南星、制半夏、石菖蒲、远志化痰开窍醒神。

2. 肺脾气虚

证候：睡中遗尿，面色少华，少气懒言，食欲不振，大便溏薄，常自汗出，易感冒，舌淡，苔薄白，脉沉细无力。

证候分析：肺脾气虚，上虚不能制下，膀胱失约，则小便自遗。脾虚运化无权，气血生化不足，故面色少华，少气懒言，食欲不振，大便溏薄。肺虚不能固表，故自汗，易感冒。舌淡、苔薄白、脉沉细无力均为肺脾气虚之象。

本证以睡中遗尿，食欲不振，自汗出，易感冒，舌淡苔白，脉沉细无力为辨证要点。

治法：补肺健脾，固涩止遗。

方药：补中益气汤合缩泉丸加减。

方中人参、黄芪、白术、山药、炙甘草补肺健脾；升麻、柴胡升阳益气；当归合黄芪调补气血；益智仁、山药、乌药培元补肾，固涩止遗；陈皮兼利气机。

若困寐不醒，加石菖蒲开窍醒神；大便稀溏，加炮姜温运脾阳。

3. 肝经湿热

证候：睡中遗尿，尿量不多，但尿味腥臊，尿色较黄，平时性情急躁，夜梦纷纭，或夜间龄齿，面赤唇红，口苦，或目睛红赤，舌质红，苔黄，脉滑数。

证候分析：肝经郁热，蕴伏下焦，热迫膀胱，故睡中遗尿。湿热蕴结膀胱，热灼津液，故尿量不多，尿臊色黄。热郁化火，肝火偏亢，故性情急躁。火热内扰心神，故夜梦纷纭，或夜间龄齿。舌红苔黄、脉滑数为肝经湿热之象。

本证以小便黄少腥臊，性情急躁，舌红苔黄，脉滑数为辨证要点。

治法：泻肝清热，固涩止遗。

方药：龙胆泻肝汤加减。

方中龙胆草善泻肝胆实火，并能清下焦湿热，黄芩、栀子、柴胡苦寒泻火，车前子、泽泻清利湿热，使湿热从小便而解；肝经有热则易伤阴血，故佐以生地黄、当归养血益阴；甘草调和诸药。

尿臊臭重，舌苔黄腻，加黄柏、滑石清利湿热；若夜卧不宁，梦语龄齿较明显者，加黄连、连翘、茯神以清热安神。

4. 心肾失交

证候：梦中遗尿，夜寐不宁，烦躁叫扰，白天多动少静，或五心烦热，形体消瘦，舌质红，苔少，脉沉细数。

证候分析：多因心火偏亢，不能下交于肾，故出现夜寐不宁、烦躁多梦、遗尿等症；或肾阴不足，不能上济于心，阴虚阳亢，虚热内生，津液亏耗，失其濡养，故五心烦热，形体消瘦；舌质红、苔少、脉沉细数，为阴虚火旺之征。

本证以夜寐小便自遗、烦扰多梦、五心烦热等心火偏亢，肾阴不足的表现为辨证要点。

治法：清心安神，交通心肾。

方药：交泰丸合导赤散加减。

方中木通清心降火，引火下行；生地入心肾经，甘凉而润；竹叶清心除烦；生甘草清热，调和诸药；黄连、肉桂交泰心肾。诸药合用使水火既济，阴平阳秘。

偏于肾阴虚者，加五味子、枸杞子、覆盆子滋肾养阴，桑螵蛸、山茱萸固肾止遗；食欲不振者，加鸡内金、焦神曲健胃消食。

对于习惯性遗尿，除尿床外，无其他任何症状者，主要是通过教育，纠正不良习惯。

遗尿的西医治疗

1. 药物治疗　盐酸丙米嗪为抗胆碱能药，可放松逼尿肌抑制排尿，还可降低睡眠深度，加强括约肌的自主控制，对睡眠时膀胱充盈不敏感的患儿有效；甲氯芬酯主要作用于中枢外周神经系统，增加膀胱容量，对受抑制的中枢神经有兴奋作用，可用于原发性小儿遗尿症。

2. 行为治疗　如遗尿警报装置，使用对象为七八岁的儿童。夜间在患儿身下放置一个对尿湿有反应的衬垫，尿湿后即发出警报，提醒患儿起床排空膀胱。

（四）其他治疗

1. 经验方　黎炳南治疗小儿遗尿经验：脾肾阳虚证，治以温补脾肾，固涩小便。方用补骨脂、益智仁各10g，黄芪、党参各15g，山茱萸、桂枝各8g，白芍、麦冬各12g，龙骨20g，五味子、炙甘草各6g。以上为9岁左右小儿剂量，水煎服，每日1剂。

2. 中成药

（1）金锁固精丸：用于下元虚冷而致夜间自遗者。

（2）桑螵蛸散：用于心肾两虚，肾关不固，心神失养之遗尿。

3. 外治　五倍子5g，五味子2.5g，菟丝子7.5g。研末，温水调敷于脐部，纱布覆盖，塑料薄膜外敷，每晚1次。

4. 针灸

（1）体针：主穴取肾俞、关元、气海、中极、膀胱俞，配穴取三阴交、阳陵泉、三焦俞。每次选2～3个穴，用补法，留针10～15分钟，起针后再用艾条灸关元穴3～5分钟，每日1次。睡眠较深，加神门、心俞；面色少华，自汗，加肺俞、尺泽。

（2）耳针：取皮质下、内分泌、肾、脾、肺、膀胱、神门等反应点。

（3）艾条灸：取神阙穴，隔盐灸，每日20分钟。用于虚证。

病案分析

　　患儿，男，7岁。患儿自幼尿床，近3个月来，每晚尿床1～2次，小便清长，且伴尿频，患儿无发热、尿急、尿痛等症，无水肿，纳呆，大便稀溏。平素神疲乏力，肢凉怕冷，智力尚可。查体：神清，精神倦怠，面白少华，咽不红，周身无水肿，舌淡，苔白滑，脉沉弱。查尿常规：未见异常。

　　请给出诊断分型、病机分析、治法方药。

【预防与调护】

1. 训练小儿的排尿习惯。避免患儿过度疲劳和情绪激动。

2. 小儿内裤宜宽松柔软，避免不良刺激。每日晚饭后注意控制饮水量，临睡前尽量排空小便，睡后按时唤醒排尿1～2次，从而逐渐养成能自行排尿的习惯。

3. 耐心教育引导，鼓励患儿消除怕羞、紧张的情绪，树立战胜疾病的信心。

第三节　尿　频

　　尿频是以小便频数为特征的小儿病证。本病多发于学龄前儿童，尤以婴幼儿时期发病率最高，女孩多于男孩，约为男孩的3～4倍。本病多预后良好，少数尿路感染患儿反复发作可成为慢性者。临床上若男孩反复出现尿路感染,应认真查找原因,需排除泌尿系统结构异常。

《小儿药证直诀》云:"五脏六腑,成而未全……全而未壮。"故小儿脾肺之气常虚,下元命门之火常亏,稍有失常则可导致膀胱摄纳及蒸化水液功能失常而致尿频、尿急。中医学中部分"淋证"可见尿频症状。《丹溪心法·淋》云:"淋者,小便淋沥,欲去不去,不去又来,皆属于热也。""诸淋所发,皆肾虚而膀胱生热也。"指出了尿频可由湿热下注、肾虚不固所致。

西医学的尿路感染、结石、肿瘤、白天尿频综合征等出现尿频,可参照本节治疗。

【病因病机】

尿频的病因,外因多为感受湿热之邪,内因多由素体虚弱,脾肾亏虚。病位在肾与膀胱。

1. 湿热下注　外感湿热或内生湿热,客于肾与膀胱,湿阻热郁,气化不利,开阖失司,膀胱失约而致尿频。

2. 脾肾两虚　小儿先天不足,素体虚弱,或久病不愈,致脾肾两虚。肾气虚则下元不固,气化不利,开阖失司;脾气虚则运化失常,水失制约。无论肾虚、脾虚,均可使膀胱失约,排尿异常,而致尿频。

3. 阴虚内热　素体阴虚,或尿频日久不愈,湿热久恋,损伤肾阴,虚热内生,虚火客于膀胱,膀胱失约而致尿频。

【诊断要点】

1. 病史　有外阴不洁或坐地嬉戏等湿热外侵病史。

2. 症状　起病急,以小便频数,淋漓涩痛,或伴发热、腰痛等为特征。小婴儿往往尿急、尿痛等症状不突出,可见排尿时哭闹,或以发热等全身症状为主。

3. 体征　多见面色苍白,消瘦,发育缓慢等。

4. 辅助检查　尿常规、尿培养检查可无阳性发现,或以白细胞增多或见脓细胞,或白细胞管型为特点,可见数量不等的红细胞,尿蛋白较少或无。中段尿培养提示尿细菌培养阳性。

【鉴别诊断】

1. 热淋　湿热毒邪客于膀胱,湿热蕴蒸,气化失司,水道不利,症见尿频、尿急、尿涩、灼热刺痛、尿色黄赤等。

2. 糖尿病　糖尿病的典型临床表现为"三多一少",即多饮、多尿、多食和体重下降。可通过血糖测定鉴别。

3. 尿崩症　主要表现是大量地排尿、极度的口渴和大量地饮水,患者常伴情绪烦躁,儿童患者常有不明原因的哭闹、夜间常需要饮水,睡眠质量不好,食欲下降,体重减轻。尤其婴幼儿,如果强制禁水可能会出现脱水、呕吐、便秘、发热、易激惹和生长障碍甚至昏迷、死亡,需引起家长重视。

【辨证论治】

(一)辨证要点

本病的辨证,关键在于辨虚实。病程短,起病急,小便频数短赤,尿道灼热疼痛者,为湿热下注所致,多属实证;病程长,起病缓,小便频数,淋漓不尽,尿热、尿痛之感不明显者,多属虚证。若伴神疲乏力,面白形寒,手足不温,眼睑浮肿者,为脾肾两虚所致;若见低热,盗汗,颧红,五心烦热等症,则为阴虚内热之证。

(二)治疗原则

本病治疗要分清虚实,实证宜清热利湿,虚证宜温补脾肾或滋阴清热。若见本虚标实、虚实夹杂之候,要标本兼顾,攻补兼施。

(三)分证施治

1. 湿热下注

证候:起病较急,小便频数短赤,尿道灼热疼痛,尿液淋漓混浊,小腹坠胀,腰部酸痛,婴儿则时时啼哭不安,排尿时哭闹。常伴有发热、烦躁口渴、恶心呕吐,舌质红,苔薄腻微黄或黄腻,脉数有力。

证候分析：湿热内蕴，下注膀胱，或湿热化火，故见小便频数短赤，尿道灼热疼痛，腰部酸痛；婴儿不能诉说，故常啼哭不安；湿热郁蒸，营卫失和，故发热；火炎于上，热灼津液，故烦躁口渴；湿热内蕴，中焦受困，胃失和降，故恶心呕吐；舌质红、苔薄腻微黄或黄腻、脉数有力，均为湿热俱盛之象。

本证以起病急，尿频，尿急，尿痛，小便短赤，舌红苔腻为辨证要点。

治法：清热利湿，通利膀胱。

方药：八正散加减。

方中木通、萹蓄、车前子、瞿麦、滑石均为利水通淋之品，配栀子、大黄清热泻火，甘草调和诸药。

若小便短赤，尿道灼痛，烦躁口渴，舌红少苔，为心火下移小肠，可用导赤散清心火，利小便；小便带血，尿道灼痛，排尿突然中断，常为砂石阻滞，可重用金钱草，加大蓟、小蓟、白茅根清热利湿，排石止血；肝气不舒，少腹作胀，尿下不畅，酌加柴胡、川楝子、延胡索行气止痛；腹满便溏者，去大黄，予大腹皮、焦山楂健脾止泻；恶心呕吐者，加竹茹、藿香降逆止呕。

2．脾肾两虚

证候：病程日久，小便频数，淋漓不尽，尿液不清，神倦乏力，面色萎黄，食欲不振，甚则畏寒怕冷，手足不温，大便稀薄，眼睑浮肿，舌质淡或有齿痕，苔薄腻，脉细弱。

证候分析：本病迁延日久，或起病缓慢，湿热未化，脾肾气虚，气不化水，故小便频数，淋漓不尽，尿液不清；脾气不足，健运失司，后天失调，故神疲乏力，面色萎黄，食欲不振，大便稀薄；肾阳不足明显者，则见畏寒怕冷，手足不温；舌质淡或有齿痕、苔薄腻、脉细弱，均为脾肾气虚之象。

本证以病程长，小便频数，淋漓不尽，无尿痛、尿热，神倦乏力，面黄，纳差，便溏为辨证要点。

治法：温补脾肾，升提固摄。

方药：缩泉丸合参苓白术散加减。

方中山药、益智仁补肾健脾；乌药味辛性温，归脾、肾、膀胱经，能行气助气化；山药、莲子肉补肾缩尿；桔梗开宣肺气；党参、白术、茯苓、薏苡仁、白扁豆、甘草健脾补气。

夜尿增多者，加桑螵蛸、生龙骨；肾阳虚为主，症见面白无华，畏寒肢冷，下肢浮肿，脉沉细无力者，可用济生肾气丸。

3．阴虚内热

证候：病程日久，小便频数或短赤，低热，盗汗，颧红，五心烦热，咽干口渴，唇干，舌红，苔少，脉细数。

证候分析：小儿素体阴虚，或久病伤阴，肾阴亏耗，虚热内生，热移下焦，故见小便频数或短赤、低热、盗汗、五心烦热等症状；唇干、舌红、苔少、脉细数，均为阴虚内热的表现。

本证以病程长，小便频数，伴低热、盗汗、颧红、五心烦热，舌红，苔少，脉细数为辨证要点。

治法：滋阴补肾，清热降火。

方药：知柏地黄丸加减。

方中知母、黄柏、牡丹皮滋阴清热降火，熟地黄、山茱萸、山药滋补肝肾，泽泻、茯苓健脾泄浊。

若有尿急、尿痛、尿赤者，加黄连、淡竹叶、萹蓄、瞿麦；低热者，加青蒿、地骨皮；盗汗者，加鳖甲、煅龙骨、煅牡蛎。

（四）其他治疗

1．经验方 聂运纪治疗尿频经验：脾肾气虚，治以健脾温肾，化气固尿。方用益智仁 8g，菟丝子 6g，天台乌药 6g，桑螵蛸 8g，肉桂 6g，覆盆子 10g，金樱子 10g，大枣 10g，生姜 3 片。以上为 3 岁左右小儿剂量，水煎服，每日 1 剂。

2．中成药

（1）济生肾气丸：用于偏于脾肾阳虚证。

（2）热淋清颗粒：用于湿热下注证。

3．外治　金银花 30g，蒲公英 30g，地肤子 30g，苦参 20g，通草 6g。水煎坐浴，每日 1～2 次，每次 30 分钟。用于湿热下注证。

4．推拿　揉丹田 200 次，摩腹 20 分钟，揉龟尾 30 次。较大儿童可用擦法，横擦肾俞、八髎，以热为度。用于脾肾气虚证。

5．针灸

（1）急性期：主穴取委中、下髎、阳陵泉、束骨。配穴：热重加曲池；尿血加血海、三阴交；少腹胀痛加曲泉；寒热往来加内关；腰痛取耳穴肾、腰骶区。

（2）慢性期：主穴取委中、阴谷、复溜、照海、太溪。配穴：腰背酸痛加关元、肾俞；多汗补复溜、泻合谷；尿频、尿急、尿痛加中极、阴陵泉；气阳两虚加中脘、照海；肾阳不足加关元、肾俞。

【预防与调护】

1．注意个人卫生，常洗会阴与臀部，防止外阴部感染。

2．勤换尿布和内裤，不穿开裆裤，不坐地玩耍。

3．注意多饮水，少食辛辣食物；虚证患儿要增加饮食营养，加强锻炼，增强体质。

知识链接

新生儿尿路感染

临床症状极不典型。可表现为发热或体温不升，面色灰白，厌食或呕吐、腹泻，生长迟缓，体重不增，有时可见黄疸，半数有中枢神经系统症状如烦躁、嗜睡或抽搐。

第四节　五迟、五软

五迟、五软为小儿生长发育障碍的病证。五迟指立迟、行迟、发迟、齿迟、语迟；五软指头项软、手软、足软、口软、肌肉软。五迟、五软病证既可单独出现，亦可同时并存。两者均是由先天禀赋不足、后天调护失当引起。若症状较轻，由后天调护失当引起者，治疗及时，常可康复；若证候复杂，属先天禀赋不足引起者，往往成为痼疾，预后不良。

《诸病源候论·小儿杂病诸候》中有"齿不生候""数岁不能行候""四五岁不能语候""头发不生候"的记载。《小儿药证直诀·杂病证》则描述了五迟的典型症状表现："长大不行，行则脚细。齿久不生，生则不固。发久不生，生则不黑。"《张氏医通·婴儿门》认为其病因"皆胎弱也，良由父母精血不足，肾气虚弱，不能荣养而然"。

西医学的脑发育不良、脑性瘫痪、智力发育落后、佝偻病等可参照本节辨证治疗。

【病因病机】

五迟、五软的病因多为先天禀赋不足、后天失养，或产伤及其他疾病治疗与护理不当等。

1．先天因素　患儿父母年高，精血亏虚，或孕期精神、饮食、起居、药物等因素调摄失宜，胎元之气受损，先天精气亏损，髓海不足，肝肾亏虚，筋骨肌肉失养，故现五迟、五软。

2．后天因素　患儿由于难产、产伤，或生后病邪损伤脑髓，或病后失调，或喂养不当，致心脾亏损，气血生化无源，气血虚弱，精髓不充，故而见生长发育迟缓。

肾主骨、藏精、生髓,肝主筋,脾主肌肉、四肢,若肝脾肾不足,则髓海失充,筋骨肌肉失养,故而现五迟、五软。其病位主要在肝脾肾。

【诊断要点】

1. 病史 可有孕期调护失宜、药物损害、产伤、窒息、早产,以及喂养不当史,或有家族史,或父母为近亲结婚者。

2. 症状 小儿2～3岁尚不能站立、行走,为立迟、行迟;出生无发或少发,随年龄增长,仍稀疏难长,为发迟;12个月时尚未出牙,以及此后牙齿萌出过慢,为齿迟;1～2岁还不会说话为语迟。小儿周岁前后头项软弱下垂为头项软;咀嚼无力,时流清涎为口软;手臂不能握紧为手软;2～3岁还不能站立、行走为足软;肌肉松软无力或瘫痪为肌肉软。

3. 体征 囟门宽大或迟闭,头发稀疏,形体瘦弱,肌肉萎缩或瘫痪。多见舌淡苔薄,脉沉细或细弱。

4. 辅助检查 血液生化、头颅CT、头颅MRI、染色体等检查有助诊断。

【鉴别诊断】

1. 佝偻病 2岁以内的婴幼儿多见,多为后天因素所致,虽可有五迟、五软见症,但一般程度较轻,尚有多汗、易惊等表现,并有明显骨骼、肌肉改变,一般预后良好。

2. 解颅 类似现称之"脑积水",亦可有五迟、五软见症,但以颅骨骨缝开解、头颅增大、叩之呈破壶音、目珠下垂如落日状为主要特征。

【辨证论治】

（一）辨证要点

1. 辨轻重 五迟、五软仅见一二症,智力基本正常为轻;病程长,五迟、五软同时并见,且见肢体瘫痪、手足震颤、步态不稳、智力低下、痴呆、失语、失聪者为重。

2. 辨脏腑 若表现为立迟、行迟、齿迟、头项软、手足软,则为肝脾肾不足;表现为发迟、语迟、肌肉软、口软、智力低下,属心脾肾不足。

3. 辨病因 肉眼能查出的脑病(包括遗传变性)及原因不明的先天因素、染色体病,可归属于先天不足,病多在肝肾脑髓;代谢营养因素所致者,病多在脾;不良环境,社会心理损伤,伴发精神病者,病多在心肝;感染、中毒、损伤、物理因素所致者,多属痰浊瘀血为患。

（二）治疗原则

五迟、五软多属虚证,补法为其治疗大法。以补益肝肾,健脾养心为主,若兼有痰瘀阻滞者,宜涤痰化瘀。本病药物治疗短期不能见效,需长期调补,综合治疗。可配合针灸、推拿治疗,同时应重点加强功能锻炼、进行语言智力训练等康复治疗。

（三）分证施治

1. 肝肾亏损

证候:坐、立、行走、牙齿发育明显落后于同龄小儿;颈项肌肉痿软或肢体瘫痪,手足震颤,步履不稳,智力低下,或失语失聪,面容痴呆,舌淡,苔薄,脉沉细。

证候分析:肝肾不足,不能濡养筋骨,筋骨不健,故坐、立、行走、生齿均迟;肌肉失养,则肌肉痿软,肢体瘫痪,手足震颤;肾生髓,脑为髓海,肾精不足,髓海空虚,故智力低下,面容痴呆;舌淡、脉沉细,均为精血亏虚之象。

本证以立迟、行迟、齿迟、头项软、手足软为辨证要点。

治法:滋养肝肾,填精补髓。

方药:六味地黄丸加减。

方中熟地黄、山茱萸滋肾养肝;山药、茯苓等健脾填精;泽泻、牡丹皮清泻肝肾之火。

肌肉痿软,加党参、白术、黄芪益气健脾;出牙迟,筋骨不坚,加桑寄生、怀牛膝、杜仲、龙骨、牡蛎补肾强筋壮骨;手足震颤,加天麻、钩藤、僵蚕祛风止颤;智力障碍,加远志、石菖蒲、郁金益智健脑；食欲不佳，加藿香、乌梅、木瓜醒脾开胃。

2. 心脾两虚

证候：面黄肌瘦，语言迟钝，智力低下，四肢痿软，肌肉松弛，多卧少动，步履不稳，食欲不佳，口角流涎，舌伸口外，咀嚼无力，头发稀疏枯槁，舌淡苔少，脉细弱。

证候分析：脾主肌肉四肢，开窍于口；心主血脉、神明，开窍于舌，心脾亏虚，故面黄肌瘦，四肢痿软，肌肉松弛，口角流涎，舌伸口外，咀嚼无力，智力低下。发为血之余，心血不足，则头发稀疏枯槁。舌淡苔少、脉细弱，均为气血不足之象。

本证以语迟、发迟、口软、肌肉痿软为辨证要点。

治法：养心健脾，益气补血。

方药：调元散合菖蒲丸加减。

方中黄芪、人参、茯苓、白术、甘草健脾益气，当归、熟地、川芎滋养阴血，远志、石菖蒲益智养心开窍。

头发稀疏萎黄，加何首乌、肉苁蓉滋肾养血生发；食欲不佳，加麦芽、乌梅、木瓜醒脾开胃。

3. 痰瘀阻滞

证候：失语失聪，意识不清，反应迟缓，动作不自主，或吞咽困难，口角流涎，喉间痰鸣，或关节僵硬，肌肉软弱，或有癫痫发作，舌胖质黯，或见瘀点、瘀斑，苔腻，脉沉滑，指纹黯滞。

证候分析：若因产伤或外伤致痰瘀阻滞脑络，气血运行不畅，脑失所养，则失语失聪，意识不清，反应迟缓，或有癫痫发作；若因先天缺陷或脑病后致痰浊内阻，蒙蔽清窍，则智力低下，口角流涎，喉间痰鸣；痰瘀阻滞经络，筋脉失养，则关节僵硬，肌肉软弱；舌胖质黯，或见瘀点、瘀斑，苔腻，脉沉滑，指纹黯滞，均为痰瘀之象。

本证以关节僵硬，肌肉软弱，口角流涎，喉间痰鸣，舌胖质黯，苔腻，脉沉滑为辨证要点。

治法：涤痰开窍，活血通络。

方药：通窍活血汤合二陈汤加减。

方中半夏、陈皮、茯苓燥湿化痰，桃仁、红花、当归、赤芍、川芎、麝香活血通络。

心肝火旺致惊叫、抽搐者，加钩藤、羚羊角清心平肝；躁动不安，加鳖甲、牡蛎、天麻潜阳息风；大便硬结，加生大黄通腑。

（四）其他治疗

1. 经验方 刘弼臣治疗小儿五迟、五软经验：方用野兔脑、熟地黄、山药、山茱萸、茯苓、牡丹皮、泽泻、石菖蒲、郁金、丹参、赤芍、当归、黄芪等。药量根据患儿年龄、病情而定，水煎服。用于肝肾亏损证。

2. 中成药

（1）河车大造丸：每次3g，每日3次。用于肝肾亏损，髓海空虚证。

（2）十全大补丸：每次3g，每日3次。用于心脾两虚，气血不足证。

3. 针灸

（1）体针：可选肩髃、曲池、外关、合谷、环跳、足三里、阳陵泉、承山、三阴交等肢体穴位交替使用，采用提插及捻转法，不留针，以促进肢体功能恢复。智力低下、语言迟缓，可选百会、风池、神门、哑门等穴，得气后留针15~20分钟，并间歇捻针，隔日1次，1个月为1个疗程。

（2）耳针：可选心、肝、肾、胃、脑干、皮质下等反应点，用短毫针，留针15~20分钟，并间歇捻针，隔日1次，15次为1个疗程。

（3）灸法：灸足两踝、心俞、脾俞、肾俞等，每次各3壮，每日1次。用于心脾两虚证。

4. 推拿 ①头面部：取揉瞳子髎、颊车、地仓、风池、哑门、百会、天柱等穴，用推揉法往返操作5~6次。②颈及上肢部：取天柱至大椎、肩井，用推揉法，并推揉肩关节周围以及肱三头肌、肱二头肌部至肘关节，向下沿前臂到腕部，往返数次。③腰及下肢：从腰部起向下到尾骶部、臀部、循大腿后侧往下至足跟,用推法或滚法;配合肾俞、脾俞、肝俞、环跳、殷门、委中、承山等穴,用按法;接着取仰卧位,从腹股沟向下经股四头肌至小腿前外侧,配合按伏兔、足三里、阳陵泉、解溪等穴,用揉法或滚法,往返数次。

【预防与调护】

1. 大力宣传优生优育知识,避免近亲结婚。
2. 加强孕妇保健,定期做产前检查,避免早产、难产、产伤。
3. 进行按摩、肢体功能锻炼及语言智能训练等康复治疗。

（聂绍通　宋媛媛）

? 复习思考题

1. 简述小儿水肿的病因病机及辨证论治要点。
2. 如何鉴别阳水与阴水?
3. 尿频如何中医辨证?
4. 遗尿的病因病机是什么?
5. 简述小儿五迟、五软的含义。

ER-8-3

扫一扫,测一测

第九章 时 行 疾 病

　　掌握麻疹、风痧、丹痧、奶麻、水痘、手足口病、痄腮、顿咳、暑温、疫毒痢的临床特征、辨证论治；熟悉以上各病的定义、病因病机及与类似病证的鉴别；了解以上各病的辅助检查、其他疗法及预防与调护。

　　时行疾病是指由特异性致病因素——疫疠之气引起的，具有一定的传染性、流行性、季节性和地域性，并且与年龄有明显关系的一类疾病。时行疾病属于中医学温病范畴。小儿由于稚阴稚阳，卫外不固，易感触时邪而发生时行疾病，而且具有起病急、变化快、病情重，多伴有发热、皮疹等特点，一般有卫、气、营、血的传变规律，易伤津耗气，神昏动风，甚则内闭外脱，危及生命。

　　中医历来重视对疾病的预防，主张未病先防，对于时行疾病以"预防为主"。未发病时，积极采取预防接种、增强体质、健康教育等措施；一旦发病，应早发现、早诊断、早治疗、早报告，同时管理好传染源，加强隔离，防止传播；积极抢救变证。

第一节　麻　　疹

　　麻疹是感受麻毒时邪（麻疹病毒）引起的一种急性出疹性肺系时行疾病。以发热恶寒，咳嗽，鼻塞流涕，目赤胞肿，泪水汪汪，畏光羞明，口腔科氏斑，全身红色斑丘疹，皮疹退后有糠麸状脱屑及色素沉着等为主要临床特征。

　　麻疹又称痧证，与痄证、惊风、天花并称为古代儿科四大要证。钱乙在《小儿药证直诀·疮疹候》中称麻疹为"疮疹"，记载了典型症状和治疗方法，并指出本病有传染性。董汲的《小儿斑疹备急方论》中记载了麻疹和天花的区别，是诊治小儿麻疹的第一部专著。王肯堂的《证治准绳·幼科》将麻疹分为初热期、见形期、收后期，为后世麻疹分期奠定了基础。谢玉琼的《麻科活人全书》提出了麻疹在出疹时必有发热的重要论点，认识到病程中容易出现气促、咳喘、鼻翼煽动等症状，并将其命名为"肺炎喘嗽"，指出其为麻疹常见并发症之一。《医宗金鉴·痘疹心法要诀》提出了"疹宜发表透为先，最忌寒凉毒内含"的治疗法则。

　　西医学已证实麻疹是由麻疹病毒引起的急性呼吸道传染病，一年四季均可发病，以冬春季发病率最高，高峰在2～5月份，本病传染性较强，人群普遍易感，特别是6个月～5岁的小儿发病率最高。传染源主要是麻疹急性期患者和亚临床型带病毒者，麻疹患者自发病前5天至出疹后5天均有传染性，主要通过呼吸道分泌物飞沫传播。麻疹在过去常每隔2～3年大流行一次，现在由于麻疹减毒活疫苗的普遍应用，发病率和病死率已显著降低，其流行规律和临床表现又有新的特点：发病率已明显下降；平均发病年龄后移，以未接种疫苗的学龄前期儿童、免疫失败的10岁以上儿童和青年人多见；临床表现不典型，以轻型、无疹型麻疹及成人麻疹多见。无并发症者,预后多良好,病后可获得终身免疫。

【病因病机】

本病病因是感受麻毒时邪,主要病变在肺脾。邪毒从口鼻而入,侵犯肺脾,肺脾热炽,外透肌肤而发病。

麻疹初期,邪犯肺卫,肺气失宣,则见发热、咳嗽、流涕等类似感冒的症状。邪毒由肺入脾,里热炽盛,则见高热、口渴等;正邪交争,驱邪外透肌肤,则见布发皮疹;疹后毒随疹泄,热去津伤,故后期多见肺胃阴伤之象。

若邪毒炽盛,或素体虚弱,或调治失宜,或复感新邪等,均可导致正虚不能驱邪外出,邪毒内陷,则易见逆证。如麻毒闭肺则成肺炎喘嗽、麻毒攻喉则成喉痹、毒陷心肝则成急惊风证。

【诊断要点】

1. 病史 在冬春季节,当地近期有本病发生或流行,易感儿有麻疹患者接触史。

2. 临床表现 潜伏期,一般为6~18天(平均10天);初热期,一般为3~4天,有发热、恶寒、咳嗽、流涕等类似感冒的症状,但目赤胞肿、畏光流泪是特点,口腔颊黏膜出现科氏斑是早期诊断麻疹的重要依据,此斑在皮疹出现后迅速消失,可留有暗红色小点;出疹期,多在发热后3~4天开始出疹,高热、咳嗽、烦躁或嗜睡等症状明显加重,按顺序出疹,先从耳后发际开始,渐及额、面、颈,自上而下至躯干、四肢,最后见于手掌和足底,疹色红润,为玫瑰红色斑丘疹,渐加深呈暗红色,可融合成片,疹间可见正常皮肤;恢复期,一般在出疹3~4天后,皮疹按出疹先后顺序依次消退,疹退后出疹部位可见糠麸状脱屑和棕褐色色素沉着,7~10天痊愈。

知识链接

科氏斑(麻疹黏膜斑)

科氏斑(Koplik spot, Koplik-Filatov spot)又称麻疹黏膜斑,是麻疹早期具有特征性的体征,一般在出疹前1~2天出现。开始时见于下磨牙相对的颊黏膜上,为直径0.5~1.0mm的灰白色小点,周围有红晕,常在1~2天内迅速增多,可累及整个颊黏膜并蔓延至唇部黏膜,于发疹后的第2天逐渐消失,可留有暗红色小点。

3. 辅助检查 白细胞计数正常或减少,淋巴细胞增多;并发细菌感染时,白细胞计数和中性粒细胞计数增多。在出疹前2天至出疹后1天,取患者鼻、咽、眼分泌物做涂片,镜检找到巨核细胞有诊断价值。取初热期或见形期患者血、尿或眼、鼻、咽部分泌物可分离出麻疹病毒。用免疫荧光法检查鼻咽部分泌物中的脱落细胞或尿沉渣涂片中的麻疹病毒抗原,有早期诊断价值。在出疹前1~2天用酶联免疫吸附分析检测急性期患者血清中的特异IgM抗体,有助于早期诊断;非典型麻疹可在发病后1个月做血清学检查,血清抗体超过发病前的4倍或抗体>1∶100时可确诊。

【辨证论治】

(一)辨证要点

辨顺证、逆证 按照麻疹的规律表现,出疹有序,疹色红活,分布均匀,无其他合并症者,为顺证。若壮热不退,疹出不畅,或疹未出齐突然隐退,同时伴有咳喘气促、鼻翼扇动、口唇发绀等(麻毒闭肺);或有咽喉肿痛、呛咳气急、声音嘶哑、咳如犬吠等(麻毒攻喉);或神昏谵语、抽搐惊风等(毒陷心肝)均为逆证。

(二)治疗原则

治疗麻疹以透为顺,以清为要,故本病以"麻不厌透""麻喜清凉"为基本原则。疹前期以清凉透疹为主;出疹期以清热解毒为主,佐以透疹;恢复期以养阴清热为主。注意透发须防伤阴,清解勿用寒凉太过,养阴切忌滋腻恋邪。避免过早使用滋补、升提、固涩之品。出现逆证,则以清热解毒,扶正透疹为原则,麻毒闭肺佐以宣肺化痰,麻毒攻喉佐以利咽消肿,毒陷心肝佐以息风开窍。

(三)分证施治

1.顺证

(1)疹前期(邪犯肺卫):从发热到出疹的时期,3～4天。

证候:发热,咳嗽,微恶风寒,鼻塞流涕,喷嚏,目赤胞肿,畏光羞明,泪水汪汪,体倦思睡,纳呆食少,大便溏薄,小便短赤。第2～3天口腔两颊黏膜红赤,近臼齿处可见科氏斑,舌质偏红,苔薄白或微黄,脉浮数,指纹浮紫。

证候分析:麻毒侵犯肺卫,肺气失宣,故见发热,恶风,鼻塞流涕,喷嚏,咳嗽等;麻毒上熏苗窍,则见目赤胞肿,畏光羞明,泪水汪汪,科氏斑;麻为阳邪,以热象为主,故小便短赤,舌质偏红,苔微黄;肺热移于胃肠,则见食欲不振,大便溏薄。

本证以发热,咳嗽,目赤,羞明,流泪,科氏斑为辨证要点。

治法:辛凉透表,清宣肺卫。

方药:宣毒发表汤加减。

方中升麻、葛根、浮萍辛凉发表透疹,荆芥、防风、薄荷解表透疹,连翘清热解毒,前胡、牛蒡子、桔梗、甘草宣肺利咽。

发热较甚,加金银花、大青叶;咽痛明显,加射干、板蓝根、马勃;咳嗽痰多,加杏仁、浙贝母、前胡;毒热较重,加生地、牡丹皮;壮热伤阴,加生地、玄参、石斛;素体阳虚,无力透疹,加黄芪、党参。

本证早期以风热表证为突出表现者,可用银翘散加减治疗;若发热不甚,可用升麻葛根汤加减治疗。

课堂讨论

如何区别风寒感冒与麻疹早期的症状?请分析麻疹为什么会出现畏光流泪的症状?

---

(2)出疹期(邪犯肺胃):从开始出疹到疹点出齐的时期,3～4天。

证候:壮热持续不退,起伏如潮,阵阵微汗,每潮一次,疹随外出。先发于耳后发际,渐及额、面、颈部,继而躯干、四肢,最后手掌、足底、鼻准部都见疹点,即为出齐。疹点初起稀疏,渐次稠密,稍觉凸起,触之碍手。可伴烦躁或嗜睡,口渴引饮,目赤眵多,咳嗽加剧,小便短赤,大便干结,舌红苔黄,脉数,指纹紫滞。

证候分析:麻为阳邪,非热不出,故此期热势最高,起伏如潮,每潮一次,疹随外出;麻毒内传,肺胃热盛,故高热、烦渴、小便短赤、舌红苔黄;肺气失宣,则咳嗽加剧;邪热伤津,则大便干结。麻疹现形于外,透发按时完成,为麻毒外透顺证之兆。

本证以壮热,起伏如潮,疹随热出,疹从耳后发际始,渐及全身为辨证要点。

治法:清热解毒,透疹达邪。

方药:清解透表汤加减。

方中金银花、连翘、板蓝根清热解毒;桑叶、菊花、蝉蜕、牛蒡子疏风清热,解毒透疹;升麻清热解毒透疹;紫草根清热凉血。

面赤,高热烦渴,疹点紫黯稠密,加生地黄、牡丹皮、赤芍、大青叶清热凉血;咳嗽剧烈,加桑白皮、桔梗、杏仁宣肺止咳;齿衄,鼻衄,加白茅根、牡丹皮、藕节炭凉血止血。

(3)恢复期(邪热伤阴):从疹点出齐到收没的时期,3～4天。

证候：疹点出齐，热势渐退，皮疹按出疹顺序依次渐退，疹退处皮肤出现糠麸状脱屑，并留有棕褐色色素沉着。咳嗽渐轻，胃纳增加，精神好转，咽干口燥，舌红少苔，脉细数。

证候分析：麻疹透发完毕，毒邪随疹外泄，正气渐复，故热势下降，诸症减轻，病情好转。热毒虽退，但津液已伤，故见皮肤脱屑，咽干口燥，舌红苔少，脉细数。

本证以热势渐退，皮疹渐退，出现糠麸状脱屑，咳嗽渐轻，胃纳增加为辨证要点。

治法：养阴生津，清解余邪。

方药：沙参麦冬汤加减。

方以沙参、麦冬、天花粉、玉竹滋养肺胃津液为主，扁豆、甘草养胃健脾，桑叶清解余热。

低热不退，加地骨皮、银柴胡、白薇、知母；食欲未复，加炒谷麦芽、生山楂、山药、鸡内金等；干咳不爽，加瓜蒌皮、冬瓜仁、川贝母；大便干结，加全瓜蒌、火麻仁；咽干口燥，加鲜石斛。

2．逆证

（1）麻毒闭肺

证候：疹点密集紫黯或疹出骤没，高热不退，咳嗽气促，鼻翼扇动，喉间痰鸣，甚则面唇青紫，烦躁不安，大便秘结，小便短赤，舌红，苔黄，脉数。

证候分析：此证是麻疹最常见的逆证，多因调护不当，或失治误治，以致麻毒炽盛，疹毒不得透发，郁闭于肺，故见高热，咳喘，痰鸣，鼻煽；肺气郁闭，心血不畅，气滞血瘀，则面唇青紫；邪热内盛，则大便秘结，小便短赤，舌红，苔黄，脉数。

本证以高热不退，咳嗽气促，鼻翼扇动为辨证要点。

治法：清热解毒，宣肺化痰。

方药：麻杏石甘汤加减。

方中麻黄宣肺平喘，石膏清泻肺胃之火，两者相制为用，既宣肺又清热；杏仁佐麻黄止咳平喘，配甘草化痰止咳。

高热不退，加黄芩、鱼腥草、栀子；痰多，加川贝母、竹沥、天竺黄；喘促痰壅，加葶苈子、瓜蒌、鲜竹沥；口唇发绀，加丹参、红花等。

（2）麻毒攻喉

证候：身热不退，咽喉肿痛，声音嘶哑，或咳声重浊，状如犬吠，甚则吸气困难，烦躁不安，面唇青紫，疹点稠密紫黯，舌质红，苔黄腻，脉滑数，指纹紫滞。

证候分析：热毒炽盛，则身热不退；热毒循经上攻咽喉，则咽喉肿痛，声音嘶哑；热盛炼液成痰，痰阻气道，则咳如犬吠，吸气困难；气滞血瘀，则面唇青紫。

本证以咽喉肿痛，吸气困难，声音嘶哑为辨证要点。

治法：清热解毒，利咽消肿。

方药：清咽下痰汤加减。

方中射干、玄参、桔梗、牛蒡子、甘草宣肺利咽，金银花、板蓝根清热解毒，全瓜蒌、浙贝母、葶苈子化痰散结。

大便干结，加大黄、芒硝；若出现吸气困难，面唇青紫，窒息，宜中西医结合治疗，必要时行气管切开术。

（3）毒陷心肝

证候：高热，烦躁，谵妄，甚则神昏、抽搐，皮肤疹点密集成片，疹色紫黯，舌红绛，苔黄糙，脉数，指纹紫滞。

证候分析：热毒炽盛，内陷心肝，引动肝风，故高热，烦躁，谵妄，神昏，抽搐；毒入营血，灼伤脉络，故见疹点密集紫黯；舌红绛、苔黄糙、脉数、指纹紫滞，为热毒内盛之象。

本证以高热，神昏，抽搐为辨证要点。

治法：清营解毒，凉肝息风。

方药:羚角钩藤汤加减。

本方以羚羊角、钩藤、菊花清热凉肝息风,茯神安神定志,竹茹、川贝母化痰清心,白芍、甘草柔肝缓痉。

可加石菖蒲、郁金豁痰开窍醒神,紫草凉血透疹。高热、神昏、抽搐,加紫雪丹或安宫牛黄丸,凉肝息风开窍。

病案分析

宋某,男,7岁。发热3天,伴喷嚏,流清涕,发热(38.6℃)无汗,咳嗽少痰,目赤畏光流泪,就诊时可见其颊黏膜有黏膜斑,舌质偏红,舌苔薄白,脉浮数有力。

请给出诊断分型、病机分析、治法方药。

(四)其他治疗

1. 经验方

(1)蒲辅周治疗小儿麻疹经验:升麻3.5g,葛根3.5g,赤芍3.5g,僵蚕3g,牛蒡子3.5g,桔梗3g,苇根15g,淡竹叶6g,郁金3.5g,射干2.4g,金银花6g,甘草3g,葱白3寸。水煎服,每日1剂。用于麻疹初期。

(2)赵心波治疗小儿麻疹经验:蝉蜕10g,浙贝母6g,连翘10g,金银花10g,荆芥穗3g,天花粉6g,紫草3g,芦根12g,薄荷2.4g,麦冬10g,桃仁、杏仁各3g。水煎服,每日1剂。用于小儿麻疹未出、已出均可。

2. 中成药

(1)银翘解毒丸:每次3~6g,每日2次,芦根煎汤或温开水送服。用于初热期及出疹早期。

(2)五粒回春丹:每次1~5粒,每日2次,芦根煎汤或温开水送服。用于出疹期。

(3)小儿紫草丸:每次1丸,周岁内减半量,每日2次。用于出疹期。

3. 外治

(1)麻黄、浮萍、芫荽、西河柳各15~30g,黄酒60g,加水适量煮沸,使药蒸气布满室内,再用热毛巾蘸药液擦拭全身。用于初热期及疹未出齐者。

(2)葛根、牛蒡子、连翘各6g,薄荷、蝉蜕各2g,荆芥、桔梗各5g,前胡3g,水煎300ml,装瓶备用。每次取30~40ml,保留灌肠,每日1~2次。用于初热期及疹出未齐者。

【预防与调护】

1. 患儿卧床休息至皮疹消退、体温正常。

2. 保持居室安静,光线柔和,空气新鲜,常进行空气消毒。患儿的衣物及玩具应暴晒,避免直接风吹、强光刺激。保持皮肤及口、鼻、眼清洁卫生。

3. 给予清淡易消化食物,避免生冷、油腻、辛辣等食物,供给充足的水分,多喂温开水和热汤,有利于透疹。

4. 对麻疹患儿应早发现、早报告、早隔离、早治疗。应采取呼吸道隔离至出疹后5天,有并发症者,隔离至出疹后10天。

第二节 风 疹

风疹,又称瘾疹、风瘾,是感受风疹时邪(风疹病毒)引起的急性出疹性肺系时行疾病。临床以轻度发热,咳嗽,全身皮肤出现细沙样玫瑰色斑丘疹,耳后、颈部及枕部臖核(淋巴结)肿大为主要特征。

中医对本病的认识早有记载,清代儿科专著尤其麻疹专书对本病记载较为明确。如叶天士根据本病出疹形态细小如沙,将其命名为"沙子",且将其归为时行疾病。又如《麻科活人全书》："风瘾者,亦有似于麻疹……时值天气炎热,感风热而作……乃皮肤小疾,感风热客于脾肺二家所致,不在正麻之列。"指出了风痧与麻疹的不同。

本病类似西医学的风疹,病因为风疹病毒感染。本病传染源为风疹患者,出疹前后传染性最强。患者鼻咽分泌物中含有大量病毒,主要经空气飞沫传播;孕妇在妊娠初3个月内感染风疹病毒后,病毒可通过胎盘传给胎儿而致各种先天性缺陷,称为先天性风疹综合征。本病多见于1~5岁儿童,冬春季节多见,一般症状轻,病程短,预后良好,病后可获得较持久的免疫力。

知识链接

先天性风疹综合征

先天性风疹综合征是由于妊娠早期感染风疹,风疹病毒通过胎盘感染胎儿,导致胎儿先天畸形的综合征。出生的新生儿可为未成熟儿,或有先天性心脏病、白内障、耳聋、发育障碍等。先天性风疹综合征所致的损害除少数为暂时性外,大多为进行性或永久性的病变,并且无特效疗法。

【病因病机】

本病由感受风痧时邪所致。风痧时邪从口鼻而入,郁于肺卫,与气血相搏,外透于肌肤。由于邪毒较轻,一般侵及肺卫,以致卫表失和,肺气失宣,故见恶风、轻度发热、咳嗽、流涕等症。邪毒与气血相搏,阻滞于少阳经络,则发为耳后、颈部及枕部臖核肿大。正气驱邪外泄,故见皮疹色淡红细小,疹点稀疏,疹出后热退而解。少数病例,由于邪毒炽盛,内传入里,气血两燔,则见高热、烦渴、疹点稠密、色鲜红或紫黯等症。

【诊断要点】

1. **病史** 冬春季节多见,患儿有风疹患者接触史。

2. **临床表现** 病初有发热、恶风等类似感冒的症状;发热1~2天出疹,始见于面部,躯干、背部疹点较多,面部、四肢较少,而手掌、足底疹点较少或无疹,疹色淡红而细小,有痒感,24小时内布满全身;疹出后2~3天,发热渐退,皮疹消退,常是面部皮疹消退后而下肢皮疹方现。无色素沉着及脱屑;一般全身症状轻;可有耳后、枕部、颈后臖核肿大,有轻度压痛。

3. **辅助检查** 白细胞计数正常或稍低,淋巴细胞相对增多,可见非典型淋巴细胞;出疹前后7天,咽部分泌物及血清中可分离出病毒;取急性期和恢复期双份血清,做血凝抑制试验、单扩溶血试验、免疫荧光法和时间分辨荧光免疫分析等方法检测特异性抗体,4倍以上升高者可诊断为近期感染。

【辨证论治】

（一）辨证要点

1. **辨轻重** 发热较轻,疹点细小淡红,分布均匀,24小时内布满全身,持续3~4天后消退,精神、食欲正常者,为轻症;若高热烦躁,疹色黯紫,分布密集,持续5~7天方消退者,为重症。

2. **辨表里** 发热不甚,微恶风寒,咳嗽咽痒,鼻塞流涕,皮疹透发,肌肤作痒,疹稀色红,经3~4天自然消退,为邪郁肺卫;如壮热不退,烦躁口渴,疹点密集,疹色紫黯,为气营两燔。

（二）治疗原则

风痧治疗以疏风清热透疹为基本原则。轻症,邪犯肺卫,治以疏风清热,佐以透疹;重症,邪热炽盛,治以清热凉营,佐以透疹。

（三）分证施治

1. 邪郁肺卫

证候：发热恶风，咳嗽，喷嚏，流涕，发热 1～2 天出疹，先起于头面，继而全身，疹色淡红，伴有痒感，2～3 天消退，耳后、枕部、颈后臀核肿大触痛，舌红，苔薄黄，脉浮数，指纹浮紫。

证候分析：风痧时邪郁于肺卫，肺卫失宣，则见发热、咳嗽、流涕等；邪热与气血相搏，外发于肌肤，则见出疹；邪毒郁于少阳经络，则臀核肿大；舌红、苔薄黄、脉浮数为邪郁肺卫之象。

本证以轻度发热，疹点淡红稀疏细小，耳后、枕部臀核肿大为辨证要点。

治法：疏风清热。

方药：银翘散加减。

方中金银花、连翘、竹叶清热宣解，牛蒡子、薄荷、桔梗、甘草清咽透疹。

臀核肿大，加夏枯草、蒲公英；恶寒头痛，加羌活、紫苏；热重，加大青叶、栀子；痒甚，加赤芍、白鲜皮、蝉蜕、牡丹皮等。

> **病案分析**
>
> 患儿，8 岁。发热咳嗽，微恶风寒，伴咽喉肿痛 1 天，面部及躯干可见散在的皮疹，疹色浅红，且分布均匀，耳后、枕部臀核肿大，舌质红，舌苔薄黄，脉浮数。
>
> 请给出诊断分型、病机分析、治法方药。

2. 邪入气营

证候：壮热，烦渴，疹色鲜红或紫黯，密集成片，耳后、颈部、枕部臀核肿大，压痛明显，大便秘结，小便短赤，舌红，苔黄糙，脉洪数，指纹紫滞。

证候分析：邪毒炽盛，深入气营，则高热烦渴，疹点紫黯；邪郁足少阳经络，则耳后、颈部、枕部臀核肿痛明显；舌红、苔黄糙、脉洪数，为气血两燔之象。

本证以皮疹密集及疹色红赤或紫黯，兼见热、烦、渴、饮等症为辨证要点。

治法：清气凉营解毒。

方药：透疹凉解汤加减。

方中桑叶、菊花、牛蒡子、薄荷、蝉蜕疏风清热，金银花、连翘、紫花地丁、黄连清热解毒，赤芍、红花活血凉营。

壮热不退，加生石膏、寒水石、栀子、黄芩；口渴甚，加天花粉、生石膏、鲜芦根、石斛；疹色紫黯，加生地黄、牡丹皮、紫草；后期伤阴，用沙参麦冬汤；纳呆食少，加神曲、谷麦芽、茯苓、扁豆等。

（四）其他治疗

1. 经验方

大青叶、板蓝根、金银花、牡丹皮、连翘、地龙、淡竹叶、栀子、瓜蒌、柴胡、白薇、黄芩各等份，制成散剂，每袋 10g。5 岁以下每次 10g，5～10 岁每次 20～30g，开水冲服，每日 3 次。用于热毒炽盛证。

2. 中成药

（1）牛黄解毒片、三金片、小儿痧疹金丸：用于邪毒炽盛证。

（2）小儿紫草丸：用于邪郁肺卫证。

3. 外治

（1）花生油 50g，煮沸后稍冷，加入薄荷叶 30g，待完全冷却后过滤去渣。取适量外涂皮肤瘙痒处，有止痒的作用。

（2）皮肤痒甚者，可外涂炉甘石洗剂。

（3）紫背浮萍、荆芥穗、地肤子各适量，用纱布袋装好，加水煎煮，取药液倒入盆中，用毛巾蘸药液温洗患处，每日1次，每次15～20分钟，痊愈为止。用于风痧轻症。

【预防与调护】

1. 风痧流行季节，不带易感儿童去公共场所，避免与风痧患者接触。保护孕妇，尤其妊娠初期2～3个月内，避免接触风痧患者。

2. 发现风痧患儿，应立即隔离，隔离至出疹后5天。

3. 患儿应卧床休息，注意保暖，避免风吹，以防受凉。

4. 保持衣服柔软、皮肤清洁，皮肤瘙痒时切莫抓挠，防止感染。

第三节 丹 痧

丹痧是因感受痧毒时邪所引起的一种急性出疹性肺系时行疾病。临床以发热，咽喉肿痛或伴腐烂，全身布发弥漫性猩红色皮疹，疹退后可见皮肤脱屑为主要特征。由于皮疹色红如丹，故称"丹痧"。属温病范畴，病位虽在肺，而邪毒却深入营血，且咽喉肿痛、腐烂化脓，全身皮疹细小如沙，故又称"烂喉痧""烂喉丹痧"。本病传染性极强，故又有"疫喉痧""疫痧"及"疫疹"等名称。

丹痧的病名最早见于清代顾玉峰《痧喉经验阐解》一书。中医文献中最早明确记载本病的是叶天士的《临证指南医案·疫》，其中对丹痧的症状描述非常详细，指出其"舌如朱"，并称其为"烂喉痧"。

本病类似西医学之猩红热。全年均可以发病，以冬春两季发病率最高，北方发病率高于南方。主要传染源为猩红热患者和带菌者。A族乙型溶血性链球菌感染引起的咽峡炎患者也是重要传染源。主要通过飞沫传播，亦可经皮肤伤口或产道感染，称为"外科型猩红热""产科型猩红热"。人群普遍易感，以3～15岁，尤其2～8岁最为多见。感染后可获较持久的抗菌和抗红疹毒素能力。在抗生素使用前，本病常呈周期性流行，病死率很高。早发现、早诊断、早治疗则预后良好。少数患儿在病后2～3周可发生心肌炎、肾炎、风湿热等变态反应性疾病。

【病因病机】

本病由感受痧毒时邪所致。邪从口鼻而入，侵犯肺胃两经。邪郁化火，内外充斥，上蒸咽喉，内迫营血，外发肌肤而发病。

病之初起，邪犯肺卫，则见恶寒发热等肺卫表证，继而邪毒化火入里，蕴于肺胃，气分热炽，则壮热口渴。咽喉为肺胃之门户，咽通于胃，喉通于肺。肺胃邪热熏蒸，疫火上攻咽喉，则咽喉肿痛或腐烂。邪毒布散于肌表，则透发密集皮疹，色红如丹。舌为心之苗，邪毒化火，耗血伤津，心火上炎，则见舌生芒刺，状如杨梅。邪从火化，易伤阴耗津，故后期可见肺胃阴伤之证，如皮肤干糙、脱屑等。若邪毒炽盛，内陷心肝，则现神昏抽搐等症。

病后余毒未清，伤及心气，心失所养，导致心悸；若流注筋骨关节之间，可引起关节红肿疼痛的痹证；若内归肺脾肾，水液通调失职而致水湿内停，外溢肌肤，可见水肿、小便不利等变证。

【诊断要点】

1. **病史** 冬春季节多见，近期有与丹痧患者接触史。

2. **临床表现** 潜伏期1～7天，平均3天，外科型1～2天。起病急骤，突发高热，咽喉红肿疼痛甚或腐烂，舌苔剥落，舌质红绛，舌乳头肿大如刺，而呈"杨梅舌"。多在发热第2天出疹，热势更高，皮肤弥漫性潮红，布有针尖大小的猩红色丘疹，触之碍手，有瘙痒感，在皮肤皱褶处如腋窝、肘窝、腹股沟等处皮疹最为密集，形成红色的线条，称为"巴氏线"；面部皮肤潮红，口鼻皮肤发白，形成"口周苍白圈"；皮疹先见于颈部、腋下和腹股沟，于24小时内遍及全身，3～4天消退；疹退1周后开始脱皮，皮疹少者呈糠屑样，皮疹多者呈大片状脱皮，持续1～2周，无色素沉着。

身热渐退,咽痛渐轻,出现唇干、口燥等。

3. 辅助检查　白细胞计数及中性粒细胞计数增高,可出现中毒颗粒;咽拭子或皮肤伤口细菌培养有 A 族乙型溶血性链球菌生长;85%～90%的患儿抗链球菌溶血素 O 试验阳性。

【鉴别诊断】

本病须与麻疹、风痧、奶麻等发疹性疾病相鉴别(表9-1)。

表 9-1　麻疹、风痧、奶麻、丹痧四种发疹性疾病鉴别表

病名	麻疹	风痧	奶麻	丹痧
初期症状	发热,咳嗽流涕,泪水汪汪,科氏斑	轻度发热,咳嗽流涕,耳后、枕部臀核肿大并有触痛	突然高热,一般情况良好	发热较甚,咽喉肿痛或伴腐烂
发热与出疹的关系	发热 3～4 天后出疹,出疹时热势更高	发热 1～2 天后出疹,出疹时热势不甚	发热 3～4 天后出疹,热退后出疹	发热数小时至 1 天后出疹,出疹时高热
皮疹特点	玫瑰色斑丘疹,先从耳后、发际开始,渐至额、面、颈,继而躯干、四肢,最后手掌、足底、鼻准部都见疹点,即为出齐,疹间有正常皮肤,3～4 天疹退	淡红色斑丘疹,较麻疹稀少细小,先见于面部,发展迅速,24 小时内布满全身,躯干、背部较多,面部、四肢较少,手足心无疹或疹点很少,2～3 天疹退	玫瑰红色斑丘疹,较麻疹细小,发疹无一定顺序,1 天内布满全身,躯干、腰部、臀部明显,头面及四肢远端较少,1～2 天疹退	皮肤弥漫潮红,布满均匀的针尖大小密集成片的猩红色丘疹,先见于颈部、腋下和腹股沟,24 小时内遍及全身,面部仅见潮红而无疹点,皮肤皱褶处皮疹密集,3～4 天疹退
特殊体征	科氏斑	无	无	口周苍白圈,杨梅舌,线状疹
恢复期	疹退后有糠麸状脱屑,有棕褐色色素沉着	疹退后无脱屑及色素沉着	疹退后无脱屑及色素沉着	疹退后可有脱皮,无色素沉着

【辨证论治】

(一) 辨证要点

1. 辨轻重　发热有汗,疹色红润,疹点稀疏、外达,神情清爽,则为轻症。若高热无汗,咽喉肿烂显著,疹色紫滞夹有瘀点,皮疹密集或融合成片,伴有神昏等症,则为重症。

2. 辨病位　病初邪在肺卫,以发热恶寒,疹疹隐隐,咽喉红肿疼痛为主要症状。邪入气分,则恶寒已罢,以热势增高,疹赤咽烂,烦渴为主要症状。若有嗜睡神昏,疹赤红如丹,此为气血两燔之证。病之后期,热退阴伤,而以口干唇燥,皮肤脱屑,舌红少津为主要症状。

(二) 治疗原则

本病治疗,以清热解毒,凉血利咽为基本原则。初期邪侵肺卫,治宜解表清热,利咽透痧;毒在气营,治以清气凉营,泻火解毒为主,兼以利咽。病之后期,治宜养阴清热,生津润喉。病程中若有变证,则应随证施治。若邪毒内陷心肝,心悸者佐以清心凉肝,惊搐者佐以镇惊息风;出疹后若见水肿,应佐以清热利尿发汗之品或按水肿辨证论治。

(三) 分证施治

1. 邪侵肺卫

证候:骤起发热,恶寒,咽喉肿痛或有白腐糜烂,皮肤潮红,可见隐约细小的红点,头痛,口渴,或伴呕吐,舌质红起刺,苔薄白或薄黄,脉浮数。

证候分析:邪侵肺卫,故见发热恶寒,头痛;邪热入里,上攻咽喉,则有咽喉肿痛或腐烂;邪毒从肌肤外泄,则见皮肤潮红,痧疹隐隐;舌红苔薄黄、脉浮数,为邪郁肺卫之象。

本证以发热，咽喉肿痛或腐烂，痧疹隐隐为辨证要点。

治法：解表清热，利咽透疹。

方药：解肌透痧汤加减。

方中桔梗、马勃、牛蒡子、射干、甘草清热利咽，荆芥、蝉蜕、浮萍、葛根、淡豆豉疏风清热透痧，连翘、僵蚕清热解毒，竹茹、前胡宣肺化痰。

咽喉肿烂，加板蓝根、土牛膝、蒲公英；颈部瘰核肿大，加夏枯草、紫花地丁；汗出不畅，加薄荷、防风；咽痛甚，加玄参、山豆根；口渴，加芦根、天花粉。

2. 气营两燔

证候：壮热不解，面部红赤而无疹点，环口苍白，口渴烦躁，咽喉肿痛或有白腐糜烂，全身皮肤潮红，皮疹密布，色红如丹或紫红有瘀点，大便干结，小便短赤。出疹后1～2天，舌红起芒刺，舌苔黄糙，3～4天后舌苔剥脱，舌面光红，状如杨梅，脉数有力。

证候分析：毒入气营，血热熏蒸，毒从外泄，故见壮热烦渴，咽喉肿痛或有白腐糜烂，皮疹密集，色红如丹。杨梅舌、脉数有力为热毒炽盛之象。

本证以高热，咽喉肿痛腐烂，猩红色皮疹，口周苍白圈，线状疹，杨梅舌为辨证要点。

治法：清气凉营，解毒利咽。

方药：凉营清气汤加减。

方中生石膏、黄连、栀子、连翘、淡竹叶清气泄热，犀牛角（现用水牛角代替）、牡丹皮、赤芍凉营解毒活血，鲜生地黄、鲜石斛、鲜芦根、玄参清热利咽。

若疹出不透，壮热无汗，去黄连、石膏，加葛根、浮萍、淡豆豉等；若舌苔黄糙，便秘，加大黄、芒硝通腑泄热；若神昏抽搐，选用安宫牛黄丸或紫雪丹以清心开窍。

📋 **病案分析**

王某，女，6岁。突发壮热不解，面赤口渴，咽喉肿痛伴有白腐糜烂，发热半天后，全身皮肤发红，颈胸部开始出现皮疹，继而弥漫全身，皮疹密集，色猩红，压之退色，面部仅有红晕而无疹点，见疹1天后，舌质红有明显芒刺，苔黄糙，3天后舌苔剥脱，舌面光红起刺如杨梅，脉数有力。

请给出诊断分型、病机分析、治法方药。

3. 肺胃阴伤

证候：丹痧布齐后1～2天，痧疹消退，身热渐退，咽痛腐烂减轻，口唇干燥，或有干咳，食欲不振，大便干结，有糠屑状或大片状脱皮，无色素沉着，舌红少津，苔剥脱，脉细数。

证候分析：痧疹外透，邪毒外泄，则见身热渐退，咽痛减轻；肺阴伤则见干咳、肤燥脱屑等，胃阴伤则见口唇干燥、食欲不振；而舌红少津、苔剥脱、脉细数，则为肺胃阴伤之象。

本证以口唇干燥，低热，舌红少津，脉细数，脱屑等为辨证要点。

治法：养阴清热，生津润喉。

方药：沙参麦冬汤加减。

若低热不退，加地骨皮、青蒿、鳖甲、银柴胡；咽喉肿痛，加玄参、生地黄、芦根；食欲不振，加佛手、麦芽、石斛；干咳，加百合、桑叶；大便秘结，加火麻仁、知母。

（四）其他治疗

1. 经验方

（1）赵心波治疗小儿丹痧经验：板蓝根10g，石膏18g，竹叶3g，赤芍5g，牡丹皮3g，芦根10g，生地黄12g，金银花10g，连翘10g，牛蒡子3g，玄参6g。水煎服，每日1剂。用于猩红热出疹期。

（2）王伯岳治疗小儿丹痧经验：青黛 8g，儿茶 3g，蝉蜕 8g，大青叶 10g，生地黄 12g，连翘 10g，石膏 20g，知母 8g，黄芩 8g，马勃 6g，蒲公英 10g，甘草 5g。水煎服，每日 1 剂。用于丹痧气营两燔证。

2．中成药

（1）银黄口服液：用于邪侵肺卫证。

（2）三黄片、双黄连口服液：用于毒在气营证。

（3）凉膈散：用于邪侵肺卫伴大便秘结者。

3．外治

（1）吹药：可用锡类散、冰硼散、珠黄散、双料喉风散、金不换散，任选其一，吹喉，每日 2～3 次。治疗咽肿腐烂。

（2）外敷：西瓜霜 10g，青黛面 6g，黄柏面 6g，冰片 0.6g。共研匀，外敷患处。

4．针刺

（1）发热咽痛：取风池、天柱、合谷、曲池、少商、膈俞、血海、三阴交。每次选用 2～3 个穴位，用泻法，不留针，每日 1 次。

（2）咽喉疼痛：取大肠俞、肺俞，点刺出血，或针刺合谷、少商、尺泽。

（3）取双侧合谷、少商、曲池及大椎穴，少商用点刺，挤出少许血液，合谷、曲池、大椎穴用泻法。

【预防与调护】

1．患儿卧床休息 2～3 周，供给充足的水分，饮食以清淡易消化而富有营养的流质或半流质食物为宜，忌食辛辣、香燥之品。

2．高热应适当降温，注意监测体温和病情观察。保持大便通畅。

3．可用淡盐水或银花甘草液或一枝黄花煎汤含漱，每日 4～6 次；可外涂炉甘石洗剂止痒，避免抓破皮肤导致感染；不可强行撕剥脱皮，以免引起感染。

第四节 奶 麻

奶麻是感受幼儿急疹时邪引起的急性出疹性肺系时行疾病。临床以急性发热，3～4 天后体温骤降，同时全身出现玫瑰红色小丘疹为主要特征。由于皮疹形似麻疹，并且多发于乳婴儿，故称之为"奶麻"。

明代《万氏家传痘疹心法·疹毒症治歌括》中就有关于奶麻的记载，并提出本病与麻疹不同。《麻痘定论·分别各麻各样调治论》中记载"奶麻瘾疹之类，皆风热客于肺脾二经所致，用荆芥发表汤，此药大能疏风泄热清热"，指出了本病的病因、病位及治法。

本病西医学称为幼儿急疹，又称婴儿玫瑰疹，是由人类疱疹病毒 6 型、人类疱疹病毒 7 型感染引起的常见于婴幼儿的急性出疹性传染病。本病以 6～18 个月的小儿好发，1 岁以下发病率高，6 个月内婴儿亦有发病。本病一年四季都可发病，但以冬春季节发病率最高。预后良好，患儿多能顺利康复，并能获得持久免疫力，很少见到第二次发病。

【病因病机】

本病由感受幼儿急疹时邪所致。邪从口鼻而入，郁于肺卫，与气血相搏，正邪相争，正气抗邪，时邪出于肺卫，疹透于肌肤。初起见肺卫表证，但为时短暂；继而邪郁化热，邪热蕴郁肺卫，肺卫气分热盛，则骤见高热，烦躁口渴，或伴见咳嗽、呕吐、纳呆等症。风热时邪与气血相搏而发于肌肤，邪热得以外泄，则热退疹出。

【诊断要点】

1. 病史 冬春季多见,患儿多生于2岁以下婴幼儿。

2. 临床表现 起病急骤,突然高热,持续3～4天,全身症状轻微。热退后即出现玫瑰红色皮疹。皮疹以躯干、腰部、臀部为主,面部及肘、膝关节以下少见。皮疹出现后1～2天即消退,疹退后无脱屑及色素沉着。

3. 辅助检查 白细胞计数正常或偏低,淋巴细胞增多。

【辨证论治】

(一)辨证要点

1. 辨常证 奶麻发病由风热时邪从口鼻而入,临床以高热和轻微全身症状为特征。发病前1～2周患儿有精神、食欲等方面的改变,易被忽视。起病时表现为突然高热,体温在数小时内上升至39.5～40℃,甚至更高,持续3～4天后突然降至正常。患儿在高热期仅有目赤、咽红、咳嗽、流涕等类似感冒的症状,全身症状轻微。当热退后,即出现皮疹,皮疹从颈部开始,可在一天之内迅速遍及全身,面部及肘、膝关节以下少见。皮疹呈不规则红色斑点或斑丘疹,周围有浅色红晕,压之退色。皮疹出现后1～2天全部消退,疹退后无脱屑和色素沉着。

2. 辨轻重 奶麻轻症,起病突然高热,持续3～4天,临床表现除发热外,其他症状轻微,神情安静,热退之际或稍后,皮疹透发,部分患儿可见腹泻、纳差、口干。奶麻重症,由于感邪过盛,或小儿正气不足,在发病过程中,因热扰心神而致烦躁不宁;热极生风,肝风内动,则四肢抽搐。

(二)治疗原则

奶麻的治疗以解表清热为基本原则。风热在表,治以疏风清热;热退疹透,治以清热生津。热盛动风,佐以清热止惊;热扰心神,佐以清心除烦;热郁脾胃所致胃失和降,佐以和胃降逆,脾失健运则佐以健脾止泻或润肠通便。

(三)分证施治

1. 邪郁肌表

证候:骤发高热,持续3～4天,精神如常,或稍有烦躁,饮食减少,舌淡红,苔薄黄,脉浮数。

证候分析:邪蕴肺卫,故见高热持续;热扰心神,故见烦躁不安;邪毒停于肺卫,故见舌淡红,苔薄黄,脉浮数。

本证以骤发高热,持续3～4天,其他伴见症状不多为辨证要点。

治法:疏风清热。

方药:银翘散加减。

烦躁不安者,加焦山栀、钩藤;神烦欲惊者,加蝉蜕、僵蚕;时作呕者,加竹茹、生姜;大便泄泻者,加葛根、扁豆。

2. 疹出邪退

证候:身热已退,肌肤出现玫瑰红色小丘疹,皮疹始见于躯干,很快遍及全身,1～2天后皮疹消退,肤无痒感,或有口干、纳差,舌红苔薄,脉细数。

证候分析:邪毒外泄,胃阴伤,则见口唇干燥,纳差;而舌红苔薄、脉细数,则为肺胃阴伤之象。

本证以身热骤降,皮疹透发为辨证要点。气阴耗损者,可见皮肤较干、口干多饮、食欲不振、舌红少津等症。

治法:清热生津。

方药:银翘散合养阴清肺汤加减。

食欲不振,加鸡内金、麦芽;大便干硬,加火麻仁、瓜蒌仁、蜂蜜。

(四)其他治疗

1. 经验方

(1)江育仁治幼儿急疹经验方:金银花10g,连翘10g,薄荷3g,大青叶15g,桔梗4g,赤芍

10g,紫草 10g,生地 10g,甘草 3g。每日 1 剂,水煎服。解表凉血,用于疹出色深者。

(2)牡丹皮 6g,紫草 6g,红花 3g,蝉蜕 3g。加水煎煮,去渣取液,以汤代茶饮。用于疹出稠密者。

2．中成药

(1)小儿热速清口服液:用于奶麻初起,风热在表者。

(2)板蓝根颗粒:用于风热在表,热蕴肺卫者。

(3)银黄口服液:用于热蕴肺胃,高热未退者。

(4)小儿紫草丸:用于热毒炽盛,皮疹稠密者。

3．外治

(1)桑叶 15g,连翘 10g。加水煎煮,去渣取汁,以药液熏洗,每日 1～2 次,每次 15～20 分钟,连续 1～2 天。用于风热在表者。

(2)紫背浮萍 30g,白鲜皮 10g。加水煎煮去渣,以药液洗浴,每日 1 次,每次 15～20 分钟,连续 1～2 天。用于热蕴肺胃,皮疹稠密者。

【预防与调护】

1. 婴幼儿患病期间,宜安静休息,注意避风寒,防感冒。

2. 饮食宜清淡易消化和富有营养,忌食煎炸、油腻、辛辣等食物。

3. 及时隔离患儿至出疹后 5 天,在婴幼儿集体场所,如托儿所、幼儿园等,发现患儿,应隔离观察 7～10 天。

第五节 水 痘

水痘是感受水痘时邪而引起的急性出疹性时行疾病,以发热,皮肤、黏膜分批出现斑丘疹、疱疹、结痂等,呈向心性分布为主要特征。因其疱疹椭圆如豆,疱浆液清亮如水,故称水痘。亦称"水花""水疱""水疮""水喜"等。

宋代《小儿卫生总微论方·疮疹论》指出:"其疮皮薄,如水泡,破即易干者,谓之水痘。"明确提出"水痘"命名及疱疹特点。明代万全在《万氏家传痘疹心法》中指出麻疹、天花之病重于水痘。《景岳全书》中叙述了水痘的临床特征、诊治和调护。《医宗金鉴·痘疹心法要诀》云:"水痘皆因湿热成,外证多与大痘同,形圆顶尖含清水,易胀易靥不浆脓。初起荆防败毒散,加味导赤断相从。"概括了本病的病因、疱疹特点及其治法。

水痘全年均可发病,以冬春季节多见。传染源为水痘患者和带状疱疹患者。水痘传染性极强,可通过接触或飞沫传播,易在集体儿童机构中流行,病后可获持久免疫力。人群普遍易感,6 岁以下小儿最多见。本病一般病情较轻,临床预后良好,愈后皮肤不留瘢痕。但患免疫缺陷病、长期应用糖皮质激素和免疫抑制剂者及患有恶性疾病的患儿,若罹患本病,则病情严重,可侵犯内脏,甚则危及生命。

【病因病机】

本病因外感水痘时行邪毒,从口鼻而入,侵犯肺脾两经,与内蕴之湿邪相搏,外透于肌肤而发病。邪郁于肺,肺失宣肃,则见发热、咳嗽、流涕等症。时邪碍脾,脾失健运,湿邪内生,而时邪与内湿相搏,外透于肌肤,则发为水痘。少数患儿因素体虚弱,或调护不当,以致毒热炽盛,侵犯气营,内陷心肝,则见壮热,烦渴,神昏,抽搐;邪毒外透肌肤,则见疹点稠密,色赤紫黯。

【诊断要点】

1．病史 多见于冬春季节,起病前有水痘患者接触史。

2．临床表现 潜伏期 2 周左右。初起有发热、鼻塞、流涕、咳嗽等类似感冒的症状。发热

1～2 天内开始出疹,初起为红色斑丘疹,很快变成疱疹,呈椭圆形,大小不一,内有透明浆液,周围绕以红晕,疱易破溃,有瘙痒,24 小时浆液变浑浊,持续 3～4 天结痂脱落,不留瘢痕。起病后皮疹分批出现,此起彼落,斑丘疹、疱疹、结痂可同时并见。皮疹呈向心性分布,多分布于躯干,次为头面部,四肢部位较少。口腔、眼结膜、生殖器等处的黏膜亦可见皮疹,且易破溃形成浅溃疡。

3. 辅助检查 白细胞计数大多正常或降低,淋巴细胞百分比可增高。刮取新鲜疱疹基底组织涂片,找到巨核细胞和核内包涵体,可供快速诊断。用单抗-免疫荧光法检测病毒抗原,敏感性高于传统培养法。

【鉴别诊断】

1. 脓疱疮 好发于炎热夏季,多无发热等全身症状。皮疹多分布于头面及四肢,初为疱疹,较大,壁薄,很快成为脓疱,疱疹浆液不透亮,易破溃,经抓破后脓液流溢可自身传播,亦可传染他人。疱浆液为脓液,可培养出细菌。

2. 丘疹性荨麻疹 好发于婴儿,多有过敏史,无发热,皮疹为红色丘疹,大小不一,中心有粟粒大小的水疱,疹壁较坚实,不易破,痒感显著,易反复发作。

【辨证论治】

(一)辨证要点

1. 辨轻重 轻度发热,痘疹稀疏而形小,颜色红润,疱浆清亮,红晕不著,出现 1～2 批之后即病愈,为邪郁肺卫的轻症。若壮热烦渴,疱疹稠密而形大,色紫黯,疱浆混浊,红晕显著,甚则神昏、抽搐,为气血两燔的重症。

2. 辨皮疹分布 邪在肺卫,故皮疹分布稀疏,躯干较多,四肢稀少;毒热炽盛,则皮疹形大,分布稠密,除有皮疹之外,口、鼻、眼等处黏膜上也会有疱疹出现。

(二)治疗原则

治疗水痘,以清热解毒利湿为基本原则。轻症,治宜疏风清热,佐以解毒利湿;重症,治宜清气凉营解毒,佐以利湿。

课堂讨论

在水痘的治疗原则中,有"利湿"之法,那么患儿何处有"湿",其表现如何?

(三)分证施治

1. 邪郁肺卫

证候:低热或不发热,伴鼻塞流涕,咳嗽喷嚏,起病 1 天左右出疹,疹色红润,疱浆清亮,周围红晕不显,痘疹稀疏,分布以躯干为主,伴瘙痒,舌苔薄白,脉浮数,指纹浮紫。

证候分析:时邪郁于肺卫,卫表失和,肺失宣肃,故见发热,鼻塞流涕,喷嚏,咳嗽等;邪入肺脾,与内湿相搏,外透于肌肤,则见水痘显露等。因邪轻病浅,故见痘疹稀疏,疱浆清亮,周围红晕不显。舌苔薄白、脉浮数、指纹浮紫,为邪郁肺卫之象。

本证以低热,痘疹稀疏,疹色红润,疱浆清亮,红晕不显为辨证要点。

治法:疏风清热,解毒利湿。

方药:银翘散合六一散加减。

方以金银花、连翘、淡竹叶清热宣透;荆芥穗、淡豆豉、薄荷疏风解表,透邪外出;牛蒡子、甘草、桔梗宣肺利咽止咳;芦根生津止渴;滑石清热利湿。

若咳嗽有痰,加杏仁、浙贝母;咽喉疼痛,加马勃、山豆根、板蓝根、僵蚕;头痛,加菊花、蔓荆子;皮肤瘙痒,加蝉蜕、白鲜皮、地肤子;偏湿而渗出较多,加薏苡仁、茯苓等。

2.气营两燔

证候:壮热不退,烦躁不安,伴面赤唇红,口舌生疮或齿龈肿痛,口渴欲饮,食纳减少,痘疹分布稠密,根脚红晕显著,疹色紫黯或红赤,疱浆混浊,大便干结,小便黄赤,舌红绛,苔黄糙而干,脉洪数有力。

证候分析:邪毒炽盛,气营两燔,故壮热烦躁,面赤唇红,痘疹红赤或紫黯,疱浆混浊,根脚红晕显著;热盛伤津,则口渴引饮,便秘,溲黄;舌红绛、苔黄糙、脉洪数有力,为气营两燔之象。

本证以壮热,痘疹稠密,疹色红赤或紫黯,疱浆混浊,红晕显著为辨证要点。

治法:清热凉营,解毒利湿。

方药:清胃解毒汤加减。

壮热口渴,重用石膏、知母清气分热;疹色紫黯,加紫草、栀子凉血解毒;痘疹溃烂,加野菊花、苦参、紫花地丁清热解毒除湿;大便干结,加生大黄、枳实;口干舌燥,加沙参、麦冬、石斛;若神昏、抽搐,则用清瘟败毒饮(方中犀角现用水牛角代替)加减。

(四)其他治疗

1.经验方

(1)赵心波治疗小儿水痘经验:蒲公英 6g,金银花 10g,紫花地丁 6g,连翘 10g,黄芩 5g,芦根 10g,炒栀衣 3g,薄荷 2.4g,蝉蜕 3g,木通 3g,滑石 10g,甘草 3g。水煎服,每日 1 剂。用于邪郁肺卫证。

(2)王玉玲治疗小儿水痘经验:金银花 10g,连翘 10g,车前子 8g,紫花地丁 12g,黄花地丁 12g,六一散 10g,赤芍 10g,牡丹皮 10g,紫草 12g,石膏 25g,知母 8g,甘草 5g。水煎服,每日 1 剂。用于气营两燔证。

2.中成药

(1)板蓝根颗粒、银翘解毒丸:用于风热轻症。

(2)五福化毒丸、小儿金丹片:用于热毒重症。

3.外治

(1)痘疹破溃者,可外涂甲紫溶液。

(2)金银花、生甘草适量煎汤漱口,或锡类散、冰硼散、珠黄散任选一种吹口,每日 2～3 次。适用于口腔黏膜水疱破溃成溃疡者。

(3)青黛散:用麻油调后外敷,每日 1～2 次。适用于疱疹破溃化脓者。

【预防与调护】

1.本病流行期间,易感儿应少去公共场所,有接触史的应检疫 3 周。

2.患儿应隔离至疱疹全部结痂,勤剪指甲,婴幼儿可戴并指手套以防抓破皮疹而并发感染。被患者污染过的被服及用具,应严格消毒处理。

3.患儿应充分休息,供给充足的水分,饮食宜易消化且营养丰富,忌油腻、辛辣之品。

4.患儿忌用糖皮质激素类药物;对细胞免疫缺陷者、应用糖皮质激素或免疫抑制剂治疗者、恶性疾病患儿,在接触水痘患者 72 小时内,给予水痘-带状疱疹免疫球蛋白肌内注射。

第六节　手足口病

手足口病是感受手足口病时邪引起的急性时行疾病。临床以手足肌肤、口咽部疱疹,或伴有发热为主要特征。中医古籍对本病无专门记载,根据其发生具有暴发性、季节性及传染性,应属于中医"温病""湿温""时疫"等范畴。

本病采用的是西医学之病名——手足口病,是由肠道病毒感染引起的急性传染病,病原体主要为柯萨奇病毒 A 组、B 组和肠道病毒 71 型。一年四季均可发病,而以夏秋季节多见。本病主要发生于 10 岁以下的儿童,以 5 岁以下发病率最高。患儿及带病毒者为主要传染源。病毒存在于感染者的咽部和粪便中,传染性强,可经呼吸道及接触传播。近年来随着疫苗的使用,多数患儿症状轻微,一般预后较好。极少数重症患儿,可并发心肌炎、脑炎、脑膜炎等,甚至危及生命。

【病因病机】

本病是由感受手足口病时邪所致,病位主要在肺脾二经,病机为邪蕴郁肺脾,外透肌表。小儿脏腑娇嫩,肺脾不足,最易受邪。邪毒初犯,肺气失宣,脾失健运,胃失和降,症见发热、咳嗽、流涕、口痛、纳差、呕吐、泄泻等;邪毒蕴郁,气化失司,水湿内停,与毒相搏,外透肌表,而发疱疹。感邪轻者,疱疹仅现于手足肌肤及口咽部,分布稀疏,全身症状轻浅;若邪毒炽盛,则疱疹分布稠密,红晕显著,甚则神昏抽搐;邪毒犯心,气阴耗损,则心悸气短,甚至阴损及阳,心阳欲脱,危及生命。

【诊断要点】

1. 病史　发病前有手足口病患儿接触史。

2. 临床表现　潜伏期 2～7 天,多数突然起病,发病前 1～2 天或发病的同时出现发热,多在 38℃左右,可伴头痛、咳嗽、流涕、咽痛、纳差、恶心、呕吐、泄泻等症状。一般体温越高,病程越长,则病情越重。主要表现为口腔及手足部发生疱疹。口腔疱疹多发生在硬腭、颊部、齿龈、唇内及舌部,破溃后形成小的溃疡,疼痛较剧,年幼儿常表现烦躁、哭闹、流涎、拒食等。1～2 天后可见皮肤斑丘疹,呈离心性分布,手足部多见,很快变为疱疹,疱疹呈圆形或椭圆形扁平凸起,如米粒至豌豆大,质地较硬,多不破溃,内有混浊液体,周围绕以红晕,其数目少则几个,多则百余个。其长轴与指、趾皮纹走向一致。少数患儿臂、腿、臀等部位也可出现,但躯干及颜面部极少。疱疹一般 7～10 天消退,疹退后无瘢痕及色素沉着。

3. 辅助检查　血白细胞计数正常,淋巴细胞和单核细胞比值相对增高;病毒检测,可发现肠道病毒 71 型、柯萨奇病毒 A16 型。

【鉴别诊断】

1. 水痘　多发于冬春季节,其疱疹形态较手足口病稍大,疱内浆液多,疱壁薄,易破损结痂,呈向心性分布,手足少,且斑丘疹、疱疹、结痂同时并见。

2. 疱疹性咽峡炎　由柯萨奇病毒感染引起,常起病急,突发高热、流涎、口腔疼痛甚或拒食,软腭、悬雍垂、腭舌弓、扁桃体、咽后壁等口腔后部出现灰白色小疱疹,1～2 天内疱疹破溃形成溃疡,颌下淋巴结可肿大,很少累及颊黏膜、舌、龈以及口腔以外部位皮肤。

【辨证论治】

（一）辨证要点

辨轻重　病程短,疱疹仅见于手足掌心及口腔部,疹色红润,稀疏散在,根盘红晕不著,疱液清亮,全身症状轻微,为轻症;病程长,疱疹除分布于手足掌心及口腔部外,也累及四肢、臀部等部位,疹色紫黯,分布稠密,根盘红晕显著,疱液混浊,全身症状明显,甚则毒陷心肝,为重症。

（二）治疗原则

手足口病的治疗,以清热祛湿解毒为主要治疗原则。轻症,治以宣肺解表,清热化湿;重症,则应分清湿、热的主次。湿盛者,以除湿为主,佐以清热解毒;热重者,以清热解毒为主,佐以祛湿;若邪陷心肝,则应镇肝息风开窍。

（三）分证施治

1. 邪犯肺脾

证候:发热轻,流涕咳嗽,呕吐泄泻,1～2 天后现口腔疱疹,破溃后形成溃疡,疼痛流涎,不欲饮食,手足掌心部出现米粒至豌豆大斑丘疹,迅速转为疱疹,分布稀疏,疹色红润,根盘红晕不著,疱液清亮,舌红,苔薄黄腻,脉浮数。

证候分析:邪犯肺脾,肺气失宣,脾运失职,则发热恶寒,流涕咳嗽,纳差流涎,呕吐泄泻;邪毒蕴郁,气化失司,水湿内停,与毒相搏,外透肌表,而发疱疹。

本证以手足肌肤、口腔部疱疹,全身症状轻为辨证要点。

治法:清热宣肺,解表化湿。

方药:甘露消毒丹加减。

方中连翘、黄芩、薄荷清热解毒,宣肺透表;豆蔻、藿香、石菖蒲芳香化湿;滑石、茵陈清热利湿;射干、川贝母解毒利咽,化痰止咳。

恶心呕吐,加紫苏梗、竹茹和胃降逆;泄泻,加泽泻、薏苡仁祛湿止泻;高热,加葛根、柴胡解肌退热;肌肤痒甚,加蝉蜕、白鲜皮祛风止痒。

2．湿热壅盛

证候:身热持续,烦躁口渴,小便黄赤,大便秘结,手足、口部及四肢、臀部疱疹,痛痒剧烈,甚或拒食,疱疹色泽紫黯,分布稠密,或成簇出现,根盘红晕显著,疱液混浊,舌质红绛,苔黄厚腻或黄燥,脉滑数。

证候分析:偏于湿重者,低热起伏,口苦而黏,皮肤疱疹显著,瘙痒不适;偏于热重者,高热不退,口渴引饮,口腔溃疡明显,疼痛流涎。舌质红绛、苔黄厚腻或黄燥、脉滑数,为湿热内蕴之象。

本证以手足、口部及四肢、臀部疱疹,分布稠密,全身症状重为辨证要点。

治法:清热凉营,解毒祛湿。

方药:清瘟败毒饮加减。

加大青叶、板蓝根、紫草解毒透疹。偏于湿重者,去知母、生地黄,加滑石、竹叶清热利湿;大便秘结,加生大黄、芒硝泻热通便;口渴喜饮,加麦冬、芦根养阴生津;烦躁不安,加淡豆豉、莲子心清心除烦。

若邪毒炽盛,内陷厥阴,而见壮热、神昏、抽搐者,宜服用安宫牛黄丸或紫雪丹等。若邪毒犯心,而见心悸、胸闷、气短者,应参照"病毒性心肌炎"辨证治疗。

（四）其他治疗

1．中成药 可使用清热解毒口服液、双黄连口服液、黄栀花口服液、热毒宁注射液、双黄连注射液、参附注射液进行治疗。

2．外治

（1）口腔疱疹:可选用西瓜霜、冰硼散、珠黄散、双料喉风散、锡类散,任选1种,涂搽口腔患处,每日3次。

（2）牙龈红肿:可用板蓝根、黄芩、白鲜皮、竹叶、薄荷煎水含漱。

（3）手足疱疹:可选用金黄散、青黛散、紫金锭,任选1种,麻油调,敷于手足疱疹患处,每日3次。

【预防与调护】

1．及时隔离疑似患者,对密切接触者,应隔离观察7~10天,并给板蓝根颗粒冲服;体弱者接触患儿后,可给予丙种球蛋白肌内注射。

2．对被污染的用具应及时消毒处理,可用3%漂白粉澄清液或84溶液浸泡,衣物置于阳光下暴晒。

3．患病期间,应卧床休息,给予清淡无刺激、富含维生素的流质或软食,进食前后,用生理盐水或温开水漱口。

4．保持皮肤清洁,切勿挠抓皮肤疱疹,以防溃破感染。若已破溃感染,可用金黄散或青黛散调麻油外敷患处。

第七节 痄 腮

痄腮是感受痄腮时邪壅阻少阳经脉引起的时行疾病。临床以发热,耳下腮部漫肿疼痛为特征。年长儿童可并发睾丸肿痛、少腹疼痛;年幼体弱儿童,可发生神昏、抽搐等危重变证。

痄腮病名首见于金代,《疮疡经验全书·痄腮毒》记载:"此毒受在牙根耳聤,通于肝肾,气血不流,壅滞颊腮,此是风毒肿。"指出了痄腮的病因病机和病位。明代《外科正宗·痄腮》进一步阐明:"痄腮乃风热、湿痰所生,有冬温后天时不正感发传染者多。两腮肿痛,初发寒热。"并提出内服柴胡葛根汤,外敷如意金黄散的治疗方法。

西医学称本病为"流行性腮腺炎"。病原体为腮腺炎病毒,痄腮患者及隐性感染者是传染源,通过直接接触、飞沫、唾液污染玩具和食具等传播。本病一年四季均可发生,但多见于冬春季节。其传染性很强,人群普遍易感,以学龄期儿童发病率最高。大多预后良好,患病后可获持久免疫。

【病因病机】

本病是感受痄腮时邪所致。邪毒从口鼻而入,壅阻少阳经脉,与气血相搏,凝滞耳下腮部而发病。若邪毒炽盛,也可传入他脏,发生变证。

1. 邪阻少阳 疾病初起,邪犯卫表,表卫不和,则见发热、微恶风寒、头痛等;邪毒循经上扰,壅阻少阳经脉,凝滞耳下腮部,与气血相搏,气滞血郁,则见腮部漫肿疼痛;邪毒内扰脾胃,则见纳少、恶心、呕吐;若邪毒入里化热,热毒炽盛,则高热、烦躁、口渴、腮肿疼痛拒按。

2. 邪传他脏 邪毒滞留少阳经脉不解,可循经传入足厥阴肝经。因足厥阴肝经循少腹络阴器,故邪毒循经窜入睾腹,蕴结不散,可致睾丸肿痛、少腹疼痛。若肝气横逆犯脾,还可见上腹疼痛、恶心呕吐等。因患儿素体虚弱,邪毒炽盛,正不胜邪,内陷心肝,蒙蔽心窍,引动肝风,则见神昏、抽搐。

总之,痄腮时邪壅阻少阳经脉,凝滞腮部为主要病因病机。邪毒炽盛,传入他脏,则有窜睾入腹、内陷心肝之变。

【诊断要点】

1. 病史 多发于冬春季,发病前有痄腮患者接触史。

2. 临床表现 潜伏期14~25天。初期有发热,继而腮肿疼痛,腮部以耳垂为中心漫肿,边缘不清,皮色不红,压之疼痛及有弹性感,通常一侧先肿,继而波及对侧。腮腺管口可见红肿,挤压腺体时无脓液流出。腮肿经3~4天达高峰,肿胀持续4~5天开始消退。整个病程1~2周。

3. 辅助检查 白细胞计数一般正常,有睾丸炎者白细胞计数可增高。血清及尿中淀粉酶活力与腮腺肿胀程度平行,2周左右恢复正常。患者唾液、脑脊液、尿或血中可分离出病毒。当并发脑膜炎或脑炎时,脑脊液压力增高,细胞数增加,以淋巴细胞为主,氯化物、糖正常,蛋白可轻度增高。

【鉴别诊断】

发颐 继发于伤寒、丹痧等病,临床多为单侧腮肿,以腮部红肿热痛,化脓后按之有波动感,按压腮腺时有脓液自腮腺管口流出为特征。血白细胞计数升高和中性粒细胞明显增多。

【辨证论治】

(一)辨证要点

1. 辨轻重 不发热或发热不高,腮部肿痛较轻,无变证者,为轻症;高热不退,腮肿坚硬,胀痛拒按,或见变证,为重症。

2. 辨常证、变证 以耳下腮部肿痛为主者,属常证;若兼见睾丸肿痛、少腹或上腹疼痛、恶心呕吐、神昏、抽搐者,为变证。

（二）治疗原则

痄腮的治疗,以清热解毒,消肿散结为基本原则。温毒在表,治以疏风清热,解毒散结;温毒入里,治以清热解毒为主,兼散结消肿。邪毒传变,窜睾入腹,佐以清肝泻火;内陷心肝,佐以息风开窍。内服药物与外治疗法配合应用,可以提高疗效。

（三）分证施治

1.常证

（1）邪犯少阳

证候:轻微发热,微恶风寒,一侧或两侧耳下腮部漫肿疼痛,张口不利,咀嚼不便,或头痛、咽痛,舌红,苔薄白或薄黄,脉浮数。

证候分析:邪毒侵袭,卫表失和,则见发热、微恶风寒;时邪上扰,则见头痛、咽痛;邪毒侵犯足少阳经脉,凝滞耳下腮部,气滞血郁,则见腮部漫肿疼痛,张口咀嚼不便;舌红、苔薄黄、脉浮数,为温毒在表之象。

本证以发热,微恶风寒,腮部漫肿疼痛较轻为辨证要点。

治法:疏风清热,消肿散结。

方药:柴胡葛根汤加减。

方中柴胡、黄芩清利少阳,牛蒡子、葛根、桔梗疏风利咽,连翘清热解毒。

咽喉肿痛明显,加马勃、玄参解毒利咽;发热恶寒者,加白芷、紫苏叶疏风解表。

（2）热毒蕴结

证候:高热不退,烦躁口渴,咽痛,或头痛,呕吐,两侧腮部肿痛明显,坚硬拒按,张口咀嚼困难,舌红,苔黄,脉洪数。

证候分析:热毒炽盛,内扰心神,则见高热烦躁,咽痛头痛;热毒犯胃,胃气上逆,则见呕吐;热毒炽盛,壅阻少阳经脉,气血凝滞不通,则腮部肿胀疼痛拒按,张口咀嚼困难;舌红、苔黄、脉洪数,为热毒炽盛之象。

本证以高热,烦渴,耳下腮部漫肿疼痛拒按为辨证要点。

治法:清热解毒,软坚散结。

方药:普济消毒饮加减。

方中黄芩清利少阳,连翘、板蓝根、黄连、升麻清热解毒;牛蒡子、薄荷、玄参、马勃、甘草、桔梗清热利咽;僵蚕解毒通络;陈皮理气,疏通壅滞。

壮热,口渴,加生石膏、知母清热泻火;腮部肿痛甚,加昆布、夏枯草软坚散结;大便秘结,加大黄、芒硝通腑泄热。

2.变证

（1）邪窜睾腹

证候:腮肿渐消,发热不退,一侧或两侧睾丸肿痛,或见少腹疼痛,舌红,苔黄,脉弦数。

证候分析:邪毒未清,则见发热不退;余邪内传厥阴肝经,蕴结睾腹,则见睾丸肿痛,少腹疼痛;舌红、苔黄、脉弦数,为邪毒未清之象。

本证以腮肿兼睾丸肿痛或少腹疼痛为辨证要点。

治法:清肝泻火,活血止痛。

方药:龙胆泻肝汤加减。

睾丸肿痛甚,加荔枝核、橘核行气消肿;少腹疼痛明显,伴腹胀便秘,加大黄、枳壳、木香通腑行气。

（2）邪陷心肝

证候:在腮肿的同时,高热不退,烦躁不安,头痛项强,呕吐,嗜睡神昏,四肢抽搐,舌红,苔黄,脉弦数。

证候分析:邪毒炽盛,内扰心神,故现高热烦躁,头痛项强,甚则嗜睡神昏;热扰胃腑,胃气上逆,则见呕吐;邪热内陷,引动肝风,则四肢抽搐。

本证以腮肿兼高热,神昏抽搐为辨证要点。

治法:清热解毒,息风开窍。

方药:清瘟败毒饮加减。

高热神昏,加服安宫牛黄丸解毒清心开窍;抽搐频作,加服紫雪丹解毒平肝息风。

病案分析

杜某,女,7岁。发病十余日,头晕头痛,呕逆黄水,前天起右颐肿大,曾服普济消毒饮1剂,次晨病情似有转剧之象,体温当时38.2℃,头痛嗜睡,呕吐7~8次,两耳下肿大如杏,并出现病理反射,脑脊液检查:细胞数98个,糖1~4管阳性,蛋白(±)。

请给出诊断分型、病机分析、治法方药。

(四)其他治疗

1. 经验方 董廷瑶治疗小儿痄腮经验:知母6g,石膏30g,黄芩9g,僵蚕9g,天花粉9g,芦根30g,生地黄12g,连翘9g,金银花9g,生大黄6g,碧玉散9g。水煎服,每日1剂。用于热毒蕴结证。

2. 中成药

(1)板蓝根颗粒:用于温毒外袭证。

(2)蒲地蓝消炎口服液:用于热毒蕴结证。

(3)龙胆泻肝丸:用于邪窜睾腹证。

(4)安宫牛黄丸:用于邪陷心肝证。

3. 外治

(1)青黛散、紫金锭、如意金黄散,任选1种,以食醋或清水调匀,外敷患处,每日1~2次。或冲和膏以醋调敷肿处。或生石膏面以鸡子清调敷肿处。

(2)鲜蒲公英、鲜马齿苋、鲜芙蓉叶或花、鲜仙人掌,任选1种,捣烂外敷患处,每日1~2次。

4. 针灸

(1)针法:取大椎、翳风、颊车、曲池、合谷穴。针刺,强刺激,不留针,每日1次。

(2)灸法:将角孙穴处头发剪去,常规皮肤消毒,取灯心草蘸麻油,点燃后,迅速触点穴位,闻及"叭"的响声,立即提起,灸治1~2次即可。

【预防与调护】

1. 疾病流行期间,易感者应少去公共场所,可给予腮腺炎免疫球蛋白。有接触史的易感儿应隔离观察3周。患儿的衣被、用具应煮沸消毒。

2. 隔离患儿至腮肿完全消退。急性期的患儿,应休息至热退。

3. 饮食宜清淡而富有营养,忌油腻、辛辣、坚硬及酸性食物。

4. 睾丸肿痛者,可局部冷湿敷,并用丁字带将睾丸托起,以减轻疼痛。

第八节 顿 咳

顿咳是感受顿咳时邪引起的急性肺系时行疾病。临床以阵发性痉挛性咳嗽,咳后有鸡鸣样吸气性吼声为特征。病程可长达2~3个月,若无并发症,预后多良好;年幼体弱儿容易并发肺炎喘嗽、惊厥等,甚至危及生命。

古代医籍对本病有许多不同命名,因其咳嗽常头倾腰曲,似顿首状,而称为"顿咳""顿嗽""顿呛";因其咳时颈项伸引,状如鹭鸶,而称"鹭鸶咳";因其具有传染性,而称"天哮呛""疫咳"等。《治验·顿咳》有"顿咳一症,古无是名,由《金镜录》捷法歌中,有'连声咳嗽粘痰至之'一语,故而呼为顿咳。其嗽亦能传染,感之则发作无时,面赤腰曲,涕泪交流,每顿嗽至百声,必咳出大痰乃住,或所食乳食尽皆吐出乃止。咳之至久,面目浮肿,或目如拳伤,或咯血,或鼻衄……此症最难速愈,必待百日后可痊"的记载,具体形象地描述了顿咳的临床特点。

本病类似西医学的"百日咳"。本病传染性强,冬春季节发病较多。病原体为百日咳鲍特菌,患儿是主要的传染源,发病前1~2天至病初3周内传染性最强,带菌者与不典型患者均有传染性。本病主要通过空气飞沫传播。病后可获得较持久的免疫力,若再次感染,其症状也较轻。

【病因病机】

本病由感受顿咳时邪所致。邪毒从口鼻而入,侵袭肺卫,化火生痰,痰热互结,阻于气道,肺失清肃,气逆上冲而发病。

1. 邪犯肺卫 邪毒侵犯肺卫,肺气失宣,表卫失和,则见咳嗽流涕,或有发热,类似感冒,但有寒热之别。

2. 痰火阻肺 邪毒不解,郁而化火,深蕴于肺,致肺失肃降,气冲上逆,则见痉咳不止;邪热灼津成痰,且病久伤脾,脾失健运,聚湿生痰,痰浊阻肺,致有鸡鸣样回声;痰火阻肺日久,常累及他脏,如痰火犯胃则呕吐,气逆犯肝则两胁作痛,伤及血络则咯血、衄血、目睛出血等。

若年幼体弱儿,肺气娇弱,痰火内阻气道,呼吸不利,则见憋气窒息,甚则邪陷心肝,而见神昏抽搐;若痰火阻肺或复感外邪,肺气郁闭,并发肺炎喘嗽,可见壮热、咳喘等。

3. 气阴耗伤 邪正交争,病至后期,邪气渐退,气阴耗伤,可见肺脾气虚或肺阴亏损。

总之,时行邪毒入侵肺卫,郁而化火,灼津生痰,痰火阻肺,导致阴虚肺燥,为肺肝脾同病。在疾病不同的阶段又有邪犯肺卫、痰火阻肺、气阴耗伤等不同病机变化。而以痰火阻肺为病机演变中心。

【诊断要点】

1. 病史 未接种百日咳疫苗,发病前1~3周有百日咳患者接触史。

2. 临床表现 潜伏期3~12天。病程较长,临床可分为三期。

(1)初咳期:初起类似感冒咳嗽,常伴发热,3~4天后热退,感冒症状好转,但咳嗽日渐加重,1~2周后进入痉咳期。

(2)痉咳期:阵发性痉挛性咳嗽为本期特征。由单声咳嗽发展为一连串不间断的痉咳,咳后有鸡鸣样吸气性吼声,如此反复多次,直至咳出大量黏稠痰液为止。痉咳日轻夜重,常伴呕吐、面目浮肿、目睛出血、舌系带溃疡等。新生儿及小婴儿一般无典型痉咳,常发生呛咳憋气,唇面青紫,二便失禁,甚则惊厥抽搐,须及时抢救。此期持续2~4周或更长。

(3)恢复期:痉咳次数减少,咳嗽减轻;吸气性吼声消失,逐渐痊愈。此期持续2~3周。

3. 辅助检查 初咳期末或痉咳期(发病第一周末)白细胞计数增多,可达$(20\sim50)\times10^9/L$,淋巴细胞百分比升高,可达60%~80%,无幼稚细胞。用鼻咽拭子做细菌培养和咳碟法早期细菌培养,可有百日咳鲍特菌生长。

【鉴别诊断】

1. 感冒 感冒的咳嗽类似顿咳初咳期咳嗽,但无逐渐加重及日轻夜重的表现。

2. 支气管炎、肺炎 有时有类似顿咳的痉咳,而无鸡鸣样吸气性吼声,肺炎患儿肺部听诊有固定湿啰音。

3. 气管、支气管异物 起病突然,有异物吸入史,可见阵发性痉咳,但无鸡鸣样吸气性吼声。

【辨证论治】

（一）辨证要点

1. 辨轻重 痉咳不甚，发作次数较少，痉咳时痛苦较轻，痉咳期的持续时间较短，易于恢复，为轻症；痉咳剧烈，发作频繁，痉咳时痛苦万状，常伴见咯血、衄血、目睛出血、舌下生疮、面目浮肿、二便失禁等，痉咳期持续时间长，易发生变证，难于恢复，为重症。

2. 辨常证、变证 阵发性痉挛性咳嗽，咳后有鸡鸣样回声，无其他兼证，为常证。若兼见发热、咳嗽、气急、鼻煽等，为痰热闭肺变证；兼见神昏、抽搐，为邪陷心肝变证。

（二）治疗原则

本病以清热泻肺，化痰降逆为治疗原则。初咳期治以疏风达邪，宣肺止咳；痉咳期治以化痰降逆，泻肺清热；恢复期治以养阴润肺或益气健脾。此病虽以痉咳为主，但不可妄用收敛固涩之药，以防闭门留寇。

（三）分证施治

1. 邪犯肺卫

证候：咳嗽，喷嚏，流涕清或浊涕，或有咽红，发热，2～3 天后，咳嗽逐渐加重，日轻夜重，痰液稀白或黄稠，舌红，苔薄白或薄黄，脉浮有力，指纹浮红或浮紫。

证候分析：邪客肺卫，肺失宣发，表卫失和，则见发热，咳嗽喷嚏。邪渐入里，痰热阻肺，肺气上逆，则见咳嗽逐渐加重，日轻夜重。夹风寒者，则涕清痰稀，苔薄白，指纹浮红。夹风热者，则涕浊咽红，痰黄稠，苔薄黄，指纹浮紫。

本证以表证兼见咳嗽逐渐加重，并且日轻夜重为辨证要点。

治法：疏风祛邪，宣肺止咳。

方药：杏苏散或桑菊饮合麻杏石甘汤加减。

风寒证，用杏苏散加减。方中苏叶、前胡解表散邪，桔梗、杏仁、枳壳宣肺降气祛痰，陈皮、半夏、茯苓理气燥湿化痰。若风寒表证重，加荆芥、防风辛温解表；咳嗽重，加百部、紫菀、款冬花化痰止咳。

风热证，用桑菊饮合麻杏石甘汤加减。方中桑叶、菊花、连翘、薄荷疏风清热宣肺，麻黄、桔梗、杏仁宣肺降气化痰，生石膏、甘草、芦根清肺泄热。若痰稠，加胆南星、鲜竹沥、黛蛤散清热化痰；咳重，加龙胆草泻火平肝。

2. 痰火阻肺

证候：阵发性痉咳，伴鸡鸣样吸气性吼声，吐出痰涎及食物而止，入夜尤甚，痰液黏稠，可伴呕吐、胁痛、舌下生疮、目睛出血、咯血、衄血、二便失禁等，舌红，苔薄黄或黄腻，脉滑数，指纹紫滞。小婴儿可伴窒息、神昏、抽搐。

证候分析：邪毒犯肺，化火灼津为痰，痰火壅阻气道，气逆上冲，故痉咳。待吐出痰液乳食，气道通畅，痉咳暂时缓解。肺病及肝，肝气横逆，则见胁痛；肺火炽盛，灼伤血络，则见咯血、衄血等；肺病伤及大肠、膀胱，则见二便失禁。

本证以痉咳阵作伴鸡鸣样吸气性吼声为辨证要点。

治法：泻肺清热，化痰降逆。

方药：桑白皮汤合葶苈大枣泻肺汤加减。

方中桑白皮、黄芩清肺泄热，浙贝母、冬瓜仁清肺化痰，葶苈子、苏子、杏仁、半夏、百部降逆化痰止咳。

痉咳频作，加僵蚕、蜈蚣解痉镇咳；痰液黏稠，加鲜竹沥、海浮石清化热痰；呕吐频繁，加代赭石、旋覆花、淡竹茹降逆止呕；胁痛，加柴胡、郁金、桃仁疏肝和血；目睛红赤，加龙胆草、菊花、生地清肝泻火凉血；咯血、衄血，加白茅根、藕节、侧柏叶凉血止血；面目浮肿，加茯苓皮、车前草利水渗湿；呛咳少痰，舌红少苔，加沙参、麦冬润肺止咳。

3.气阴耗伤

证候:痉咳缓解,鸡鸣样吼声消失,咳声无力,痰白清稀,神疲气短,汗多,食少便溏,舌淡,苔白,脉细弱。或干咳痰少,声嘶,低热烦躁,盗汗,舌红,苔少,脉细数。

证候分析:久咳伤正,肺脾气虚,故症见咳声无力,神疲气短,汗多,食少便溏等;肺阴亏虚,则症见干咳痰少,声嘶,低热烦躁,盗汗,舌红,苔少,脉细数。

本证以咳声无力,痰白清稀,舌淡,苔白,脉细弱,或干咳痰少,低热盗汗,舌红,苔少,脉细数为辨证要点。

治法:益气健脾,或养阴润肺。

方药:人参五味子汤或沙参麦冬汤加减。

肺脾气虚者,以人参五味子汤加减。方中党参、白术、茯苓、生姜、大枣、甘草益气健脾,百部、白前、五味子敛肺止咳。

痰多者,加陈皮、半夏、紫菀、款冬花化痰止咳;食少便溏者,加山楂、神曲、薏苡仁、扁豆运脾消食。

肺阴亏虚者,以沙参麦冬汤加减。方中沙参、麦冬、玉竹、芦根、石斛、甘草润肺养阴,桑叶、川贝母、天花粉、百部润肺止咳。

干咳无痰者,加生地黄、知母、百合润肺止咳;声嘶者,加胖大海、木蝴蝶、玄参、桔梗清咽开音;汗多者,加浮小麦、煅龙骨、地骨皮清热敛汗。

(四)其他治疗

1.经验方

(1)施今墨治疗小儿百日咳经验:炙前胡 5g,炙白前 5g,海浮石 6g,旋覆花 5g,半夏曲 6g,黛蛤散 9g,桔梗 3g,杏仁 6g,炙麻黄 2g,霜桑叶 6g,紫苏子 5g,炙陈皮 5g,炙紫菀 6g,冬瓜仁 12g,茯苓 9g,炙甘草 3g。水煎服,每日 1 剂。用于痉咳期。

(2)刘弼臣治疗小儿百日咳经验:芦根 30g,桃仁 10g,薏苡仁 10g,冬瓜仁 10g,苏子 10g,葶苈子 10g,车前子 15g,钩藤 10g,全蝎 2g,炙枇杷叶 10g,白茅根 30g,制大黄 10g。水煎服,每日 1 剂。用于痉咳期。

2.中成药

(1)羊胆丸:用于初咳期和痉咳期。

(2)鹭鸶咯丸:用于初咳期和痉咳期。

(3)二冬膏:用于恢复期肺阴不足证。

3.针灸

(1)刺四缝法:常规消毒后点刺出黏液,左右手交替进行,每日 1 次,7～10 日为 1 个疗程。用于痉咳期。

(2)主穴取合谷、尺泽、肺俞,配以曲池、丰隆、内关。用泻法,不留针,每日 1 次,5 次为 1 个疗程。用于痉咳期。

4.推拿 逆运八卦 10 分钟,退六腑 10 分钟,推脾经 5 分钟,揉小横纹 10 分钟。每日 1 次,10 次为 1 个疗程。用于痉咳期。

【预防与调护】

1.按计划接种百白破(百日咳、白喉、破伤风)三联疫苗,于婴儿第 3、4、5 个月时各肌内注射 1 次,1.5～2 岁时再加强 1 次。

2.患儿应注意休息、营养;室内空气要流通,保持一定湿度,避免烟尘、异味等诱发咳嗽。

3.隔离患儿 3～4 周,对有密切接触者观察 21 天。易感儿在疾病流行期间避免去公共场所。

4.痉咳时轻拍患儿背部,使痰液易咳出,防止痰液吸入引起窒息。发生窒息、神昏、抽搐时要及时抢救。

第九节 暑 温

暑温是感受暑温邪毒引起的时行疾病。临床以高热，头痛，呕吐，昏迷，抽搐，甚则内闭外脱为特征。本病发病急骤，传变迅速，病情凶险。病情轻者，尚能顺利康复；病情重者，可危及生命或留下严重的后遗症。

小儿暑温之名，首见于《温病条辨·上焦篇》："小儿暑温，身热，猝然痉厥。"根据临床表现的不同，其在古代医籍中尚有"暑风""暑痉""暑厥"等名称。"暑风"以手足搐搦而动为主，"暑痉"以颈项强直或角弓反张命名，但均是指暑邪亢盛引动肝风之证。"暑厥"以兼见手足逆冷为主，是暑邪直侵心包，起病即见神昏、肢厥。《幼科要略·受热厥逆》曰："夏令受热，昏迷若惊，此为暑厥。"进一步指出了本病的发病原因和证候特点。

本病类似西医学的流行性乙型脑炎，简称"乙脑"，是人畜共患疾病，蚊虫是主要的传播媒介。本病有明显的发病季节性，在南方为6～8月，北方为7～9月。本病传染性强，人群普遍易感，以10岁以下儿童多见，尤以2～6岁儿童发病率最高。感染后可获得较持久的免疫力，再次患病者较少。由于预防接种乙脑疫苗，该病发病率明显下降，基本无流行趋势，多以散发为主。

【病因病机】

本病由感受暑温时邪所致。夏季暑气当令，而小儿肌肤疏薄，脏腑娇嫩，神气怯弱，感触暑温时邪，容易发病。暑为阳邪，易化火、生痰、生风、生惊，一经发病，则迅速传变，卫、气、营、血之间的界限往往不甚清楚，常常卫气同病、气营同病、营血同病，同时热、痰、风充斥于发病过程中，在正不胜邪时，又可发生内闭外脱的危象。暑易伤阴耗气，邪正交争，病至后期常致气阴耗伤，余邪留恋，使病情迁延不愈。若日久不愈，脏腑经络难以恢复功能，可致痴呆失聪、肢体瘫痪等后遗症。

1. 邪犯卫气 暑邪侵袭卫分，卫表失和，可见发热、微恶风寒、头痛颈强等。邪入气分，热毒炽盛，则见高热，头痛剧烈，频繁呕吐等。暑多夹湿，若湿邪偏重，易困阻太阴，蒙蔽清阳，可见脘痞、呕恶、便溏、嗜睡等。

2. 气营两燔 热毒蕴结气分不解，内窜营分，陷于厥阴，闭阻心窍，引动肝风，则见高热、昏迷、抽搐。此即热盛生风、生痰、生惊，形成热、痰、风三证。

3. 邪入营血 邪毒炽盛，深入营血，耗伤阴血，阴分受损，热伏于内，则见身热夜甚。痰热胶结，闭阻心窍，引动肝风，则见昏迷、抽搐。血分有热，迫血妄行，则见皮肤发斑、衄血等症。壮热日久，元气大伤，则见呼吸深浅不匀、节律不整，甚则正不胜邪，内闭外脱，而见面白肢厥、脉微欲绝。

4. 正虚邪恋 病至后期，由于长期高热、昏迷、抽搐，气阴耗伤，余邪留恋，热、痰、风不尽，余证丛生。

(1) 余热未尽：暑易伤阴耗气，病后阴液耗伤，则阴虚生内热，见低热不退、夜热早凉等证候。暑必伤气，阳气不足，营卫不和，可见不规则发热、汗出不温等证候。

(2) 痰蒙清窍：热盛生痰，上扰清窍，蒙蔽心窍，则见意识不清，痴呆失聪，吞咽困难，喉间痰鸣。若痰火内扰，心神不安，则见狂躁不安、号叫哭闹。

(3) 内风扰动：邪毒损伤真阴，病后见肝肾阴亏，筋脉失养，虚风内动，则肢体震颤、不自主动作。若风窜络脉，气血痹阻，则见肢体强直性瘫痪，为虚中夹实证候。

总之，暑温属温病范畴，按卫、气、营、血规律传变，热、痰、风相互转化为主要病因病机。由于邪毒传变迅速，常卫气同病、气营同病、营血同病，甚则内闭外脱。气营同病，热、痰、风充斥为病机变化中心，后期邪恋正虚，或余热未尽，或痰蒙清窍，或内风扰动，亦为热、痰、风未尽之病机变化。

【诊断要点】

1. 病史 有严格的季节性,多发生于7、8、9月,有蚊虫叮咬史。

2. 临床表现 潜伏期多为10～14天。发病大多急骤。典型病例可分为四期。①初期:为病初的3～4天,发热,头痛,呕吐,嗜睡,可有不同程度的脑膜刺激征及锥体束征等。②极期:在发病3～4天后,病情加重,壮热不退,烦躁,嗜睡,谵妄,昏迷,抽搐,严重者内闭外脱而死亡。③恢复期:在发病后10余天,体温逐渐下降至正常,抽搐减轻或停止,但重症患儿可有低热不退、神志不清、痴呆、失语、吞咽困难、肢体瘫痪等。④后遗症期:发病后1年仍有痴呆、癫痫、肢体瘫痪等。

3. 辅助检查 白细胞计数一般在发病5日内升高,分类以中性粒细胞为主,占80%以上;脑脊液压力增高,白细胞计数多在$(0.05～0.5)\times10^9/L$,蛋白轻度增高,糖与氯化物正常。发病后3～4天乙脑病毒特异性IgM即可阳性,补体结合试验多在2～5周内阳性,血凝抑制试验5天后出现阳性。

【鉴别诊断】

1. 高热惊厥 多见于6个月～3岁的小儿,常发生在发热疾病的初期,多在体温突然升高同时出现,一般持续数秒或几分钟,抽搐停止后意识正常,一般情况好,多为一过性惊厥,无反复或连续发作,常有既往发作史,无神经系统阳性体征。

2. 疫毒痢 疫毒痢好发于夏季,起病急骤,突然高热、昏迷、抽搐,易内闭外脱。肛拭或灌肠取粪便镜检可见大量的脓细胞、白细胞,并见红细胞、吞噬细胞;大便培养有志贺菌属存在;脑脊液检查无异常。

【辨证论治】

(一)辨证要点

1. 辨轻重 持续高热,意识障碍深、出现早、持续时间长,抽搐重而频繁、持续时间长,甚则出现内闭外脱危象,往往留有后遗症者,为重症。发热不甚,意识障碍浅,抽搐程度不重,病程较短,无后遗症者,为轻症。

2. 辨卫气营血 初期发热,头痛,呕吐,嗜睡,为邪在卫气;极期热、痰、风三证俱全,神昏,抽搐,喉间痰鸣,为邪入气营;若壮热,神昏,抽搐,兼出血之象者,为邪在营血。

3. 辨恢复期热、痰、风三证 余热未清,见低热不退,属热证;痰蒙清窍,见痴呆、狂躁、吞咽困难,属痰证;内风扰动,见肢体震颤、强直,属风证。

(二)治疗原则

本病的治疗,以清热,豁痰,开窍,息风为基本治则。初期、极期以解热为主,根据卫、气、营、血的传变规律,邪在卫表者,宜透表散热;邪在气分者,宜清气泻火或通腑泄热;邪入营血者,宜清营凉血,豁痰开窍,息风镇惊。恢复期扶正祛邪,余热未尽者,宜养阴或益气退热;痰蒙清窍者,宜豁痰开窍;肝肾阴虚,内风扰动者,宜滋阴息风。

(三)分证施治

1. 邪犯卫气

证候:突然发热,或微恶风寒,或但热不寒,头痛项强,无汗或少汗,口渴,恶心,呕吐,烦躁不安或嗜睡,舌质红,苔薄白或黄,脉浮数或洪数,指纹浮紫或紫滞。

证候分析:暑邪侵袭,卫表失和,则见发热,微恶风寒,无汗。邪入气分,上蒙清窍,则见但热不寒,嗜睡,头痛项强等。暑邪夹湿内阻,胃气上逆,则见恶心呕吐。舌红、苔薄白或黄、脉浮数或洪数、指纹浮紫或紫滞,为邪在卫气之象。

本证以发热,头痛项强,嗜睡为辨证要点。

治法:疏风解表,清热解毒。

方药:银翘散合白虎汤加减。

偏卫分证,用银翘散加减。金银花、连翘清热解毒,薄荷辛凉解表。

颈项强直,加葛根、僵蚕、钩藤解痉疏风;呕吐,苔腻,加豆蔻、藿香、佩兰化湿和胃;表证明显,加鲜荷叶、西瓜翠衣解暑透热。

偏气分证用白虎汤加减。石膏清气泄热,知母、粳米、甘草协石膏清热护阴。加黄芩、大青叶、板蓝根清热解毒。

身热不扬,神疲嗜睡,加佩兰、滑石、石菖蒲清暑化湿;大便秘结,加大黄、芒硝通腑泄热,或用凉膈散表里双解。

2.气营两燔

证候:高热持续,口渴引饮,头痛剧烈,恶心呕吐,烦躁不安,神昏谵语,颈项强直,四肢抽搐,喉间痰声辘辘,呼吸不利,大便秘结,小便短赤,舌质红绛,苔黄燥,脉弦数,指纹紫滞。

证候分析:邪入气分,内扰神明,则持续高热,呕吐,头痛剧烈。邪热入营,内陷心肝,肝风内动,则见神昏谵语,颈项强直,四肢抽搐。热盛灼津为痰,痰阻气道,则喉间痰声辘辘,呼吸不利。舌质红绛、苔黄燥、脉弦数、指纹紫滞,为气营两燔之象。

本证以暑邪化火,气营两燔的高热、昏迷、抽搐为辨证要点。

治法:清气凉营,泻火涤痰。

方药:清瘟败毒饮加减。

方中石膏、知母清泄气分之热,犀角(现用水牛角代替)、生地、牡丹皮、赤芍清营分之热,黄芩、黄连、栀子清热泻火解毒。

高热不退,反复抽搐,加羚羊角、钩藤清热平肝息风;神昏谵语,加安宫牛黄丸或紫雪丹清心开窍;喉间痰鸣,加鲜竹沥灌服泄热涤痰开窍,或用礞石滚痰丸通下涤痰;呕吐不止,加玉枢丹辟秽解毒止呕;高热、昏迷、抽搐同时存在,舌质红绛,舌苔黄糙,此时,不论有无腹胀便秘,当使用大剂调胃承气汤或凉膈散,以通腑泻火,釜底抽薪,急下存阴;若口干唇燥,小便短赤,加鲜生地、西瓜汁清暑养阴。

3.邪陷心肝

证候:发热起伏,朝轻暮重,夜间尤甚,昏迷不醒,两目上视,牙关紧闭,颈项强直,反复抽搐,喉间痰鸣,胸腹灼热,四肢逆冷,或有皮肤发斑、衄血、便血,舌质紫绛而干,舌体蜷缩僵硬,舌苔剥脱,脉细弦数,指纹紫。

证候分析:邪毒炽盛,深入营血,伤阴耗血,热伏于内,则见发热朝轻暮重,夜间尤甚。痰热胶结,蒙蔽心窍,引动肝风,则见神昏、痰鸣,反复抽搐。邪热极盛,阳气被遏,深伏于里,不达四肢,则见胸腹灼热,肢端逆冷。邪热迫血妄行,则见皮肤发斑,衄血,便血。舌质紫绛而干、舌体蜷缩僵硬、舌苔剥脱、脉细弦数、指纹紫,为邪入营血,阴分受伤之象。

本证以身热夜甚,昏迷不醒,反复抽搐,各种出血,舌紫绛为辨证要点。

治法:凉血清心,开窍息风。

方药:犀角地黄汤合增液汤加减。

方中犀角(现用适量水牛角代替)、生地清营凉血,牡丹皮、赤芍凉血活血,玄参、麦冬合生地养阴清热。

抽搐不止,加羚羊角、钩藤、地龙凉肝息风;昏迷不醒,加安宫牛黄丸清心化痰开窍;痰鸣,加鲜竹沥、胆南星、天竺黄清热化痰;面白、肢厥,加独参汤灌服,至宝丹开闭固脱;大汗淋漓,脉微欲绝,用参附龙牡救逆汤回阳救逆固脱。

4.邪恋正虚

(1)余热未尽

证候:低热不退,夜热早凉,两颧潮红,时有盗汗,虚烦不宁,口干喜饮,时有惊惕,大便干结,舌红少苔,脉细数。

证候分析:暑易伤阴,阴液亏损,虚热内生,则见低热不退,夜热早凉,两颧潮红,虚烦不宁,口干喜饮；筋脉失养，则时有惊惕；大便干结、舌红少苔、脉细数，为阴虚内热之象。

本证以夜热早凉，虚烦盗汗，舌红少苔，脉细数为辨证要点。

治法：养阴清热。

方药：青蒿鳖甲汤加减。

阴虚发热，选用青蒿鳖甲汤加减。方中鳖甲滋阴退热，生地黄、牡丹皮、知母养阴清热凉血，青蒿清热除烦。

盗汗，加白芍、五味子敛阴止汗；口干喜饮，加石斛、天花粉养阴生津；惊惕，加石决明、珍珠母平肝潜阳息风；心烦不宁，加鸡子黄（冲）、黄连、阿胶、磁石清热养阴，潜阳除烦；大便干结，加火麻仁、知母清肠润燥。

若余热未尽，气阴两伤，可用竹叶石膏汤加减益气养阴，清补兼施。

（2）痰蒙清窍

证候：神识不清，或痴呆失聪，失语，吞咽困难，喉间痰鸣，苔腻，脉滑。或狂躁不宁，号叫哭闹，舌质红绛，苔黄，脉滑数。

证候分析：痰浊内蒙心窍，则见神识不清，痴呆失聪，吞咽困难；痰阻气道，则见喉间痰鸣；痰火内扰心肝，则见狂躁不安，号叫哭闹；舌质红绛、苔黄、脉滑数，为痰热之象。

本证以神识不清，痴呆失聪，或狂躁号叫，舌绛苔黄为辨证要点。

治法：豁痰开窍。

方药：涤痰汤加减。

方中半夏、陈皮、茯苓化痰利气，枳实豁痰宽胸，胆南星、竹茹清热化痰，石菖蒲化痰开窍。

神昏不醒，加苏合香丸芳香化浊开窍；狂躁不宁，加牛黄清心丸清心化痰，镇惊安神。

（3）阴虚动风

证候：肢体震颤，不自主动作，或强直性瘫痪，舌红绛，舌苔剥脱，脉细数。

证候分析：病后肝肾阴伤，筋脉失养，虚风内动，则见肢体震颤，不自主动作。舌红绛、舌苔剥脱、脉细数，为阴虚之象。

本证以肢体震颤或强直，舌红绛，苔花剥为辨证要点。

治法：息风止痉。

方药：大定风珠加减。

阴虚风动，治以养阴息风，用大定风珠加减。方中鸡子黄、阿胶滋阴养液，生地黄、玄参、白芍、麦冬养阴柔肝，龟甲、鳖甲滋阴潜阳，珍珠母、牡蛎平肝潜阳息风。

若体弱多汗，食少面黄，加黄芪、太子参、怀山药健脾益气。

若风窜络脉，气血闭阻，则见肢体强直性瘫痪，用止痉散加减。方中全蝎、蜈蚣、蕲蛇、地龙搜风通络，当归、生地黄、白芍、丹参、红花养血活血，木瓜、鸡血藤舒筋活血通络。

📋 病案分析

患儿，男，6岁。因"发热2天，加重1天"前来就诊。2天前发热，体温38.2℃，四肢抽搐，脉洪数。自服退热药后，热退。复又发热，体温达40℃，神昏谵语，颈项强直，喉间痰鸣，呼吸不利，口渴欲饮，大便秘结，小便短赤，舌红，苔黄糙，脉洪数。

请给出诊断分型、病机分析、治法方药。

（四）其他治疗

1. 经验方

（1）赵心波治疗小儿暑温经验：钩藤6g，僵蚕10g，蝉蜕3g，蜈蚣2条，地龙6g，全蝎3g，桃仁 5g,红花 6g,犀牛角 3g(现用适量水牛角代替),羚羊角粉 1～5g(冲服)。水煎服,每日 1 剂。用于邪入营血。

（2）江育仁治疗小儿暑温经验:香薷 3g,薄荷叶 3g,葛根 5g,淡豆豉 10g,金银花 10g,钩藤 12g,僵蚕 10g,天竺黄 5g,石菖蒲 5g,连翘 10g。水煎服,每日 1 剂。用于邪入气营。

2.中成药
（1）牛黄抱龙丸:适用于气营两燔证。
（2）神犀丹:适用于气营两燔证。
（3）清开灵口服液:适用于气营两燔证。

3.外治
（1）安宫牛黄丸 1 粒,大黄苏打片 10 片,加入温开水 100ml 溶解,保留灌肠 15～20 分钟。用于极期腑实高热、神昏、抽搐。

（2）鲜地龙液 20～30ml,加入温开水 50～100ml,保留灌肠。用于气营两燔,抽搐不止者。

4.针灸
（1）取水沟、印堂、大椎、曲池、合谷、阳陵泉、太冲穴。针刺,用强刺激泻法,点刺十宣出血,每日 2～3 次。用于极期气营两燔。

（2）取水沟、大椎、风府、内关、神门、丰隆穴。针刺,每日 1 次。用于恢复期,痰蒙清窍,狂躁不宁者。

（3）取大椎、风池、百会、内关、神门、丰隆穴。针刺,每日 1 次。用于恢复期,痰蒙清窍痴呆者。

（4）取天突、廉泉、合谷、内庭穴。针刺,每日 1 次。用于恢复期,痰蒙清窍吞咽困难者。

（5）取上肢肩髃、曲池、外关、合谷穴,下肢环跳、风市、阳陵泉、足三里、委中、丘墟、昆仑穴。针刺,每日 1 次。用于恢复期肢体强直性瘫痪者。

（6）取大椎、足三里、间使、合谷、阳陵泉、悬钟穴。针刺,每日 1 次。用于恢复期肢体震颤者。

5.推拿 在恢复期、后遗症期对于关节强直、肢体瘫痪者,常采用推拿疗法。推、揉、运、拿肢体相关经穴和部位,每日 1 次,每次 15～30 分钟,可以缓解痉挛,增强局部血液循环,防止肌肉萎缩,尽快恢复肢体功能。

【预防与调护】
1.按计划进行预防接种乙脑疫苗,保护易感人群。患儿隔离至体温正常。
2.加强体格锻炼,增强体质,减少疾病。
3.注意卫生,积极灭蚊、防蚊,切断传播途径。

第十节 疫 毒 痢

疫毒痢是感受湿热疫毒引起的时行疾病。临床以突然高热、昏迷、抽搐,甚则内闭外脱为主要特征。其起病急骤,传变迅速,病势凶险,病死率高,应特别注意早期诊断,积极救治。

疫毒痢又称"疫痢""时疫痢""热毒痢"等,凸显本病具有传染性、季节性、病情急暴毒烈等特点。如"时疫作痢,一方一家之内,上下传染相似",已认识到本病的传染性(《丹溪心法·痢》);又如"泄痢发搐",特别强调"先发搐而后泄痢者"(《幼科发挥·急惊风证》),与本病发病情况甚为相合。《中医儿科医鉴·小儿赤痢》中指出:"疫痢病情危重,夏秋两季多发。"再如"多由脾胃不和,饮食过度,停积于肠胃,不能克化,又为风寒暑湿干之"(《寿世保元》)指出了病因。

西医学称本病为中毒型细菌性痢疾。本病好发于 2～7 岁的儿童,以夏秋季多见。细菌性痢疾患者和带菌者是本病的传染源,其中非典型患者、慢性患者及带菌者,由于症状轻或无症状易被忽略而成为重要的传染源。本病主要通过粪-口传播,病原菌随患者的粪便排出,污染食物、水、生活用品或手,经口而入,使人感染;也可通过苍蝇污染食物传播。

【病因病机】

小儿脾胃薄弱,卫外不固是发病的内因;湿热疫毒则为本病的外因。在夏秋季节,小儿饮食不洁,感受湿热疫毒,邪从口入,毒蕴肠胃,其毒性暴烈,熏腐肠道化生脓血,且易迅速化火传变。

1. 毒热内闭 疫毒壅盛,正邪相争,邪毒迅速化火,内窜厥阴,闭阻心窍,引动肝风,未及下痢脓血,即见高热、昏迷、抽搐等。

2. 内闭外脱 邪毒鸱张,正不胜邪,致阳气暴脱于外,在毒热内闭同时又见面白、肢厥、汗冷、息微、脉弱等内闭外脱险证。

总之,湿热疫毒蕴伏肠胃,熏腐肠道,化火内传营血为主要病因病机。以毒热内闭为病机演变中心。

【诊断要点】

1. 病史 多发于夏秋季节,发病以2~7岁儿童为多见,有饮食不洁史或与痢疾患者接触史。

2. 临床表现 潜伏期一般为1~2天,短者数小时。发病急暴,有脓血便,伴腥臭味。或虽未见脓血便,而有高热、谵妄、昏迷、抽搐,甚至迅速出现内闭外脱,需经肛拭或灌肠检查方可发现脓血便。

3. 辅助检查 白细胞计数轻至中度增多,多在$(10 \sim 20) \times 10^9/L$,中性粒细胞计数亦增高,并可见核左移。大便外观为黏液脓血便,镜检可见大量脓细胞、红细胞,并有吞噬细胞。病初1~2天取大便脓血部分(大便未解前应做肛门指检)培养,可有志贺菌属生长。

【鉴别诊断】

小儿暑温(乙脑) 小儿暑温高热、昏迷、抽搐一般出现在发病2~3天后,脑膜刺激征阳性,病理反射明显,有脑脊液改变,大便检查正常。

【辨证论治】

(一)辨证要点

1. 辨内闭轻重 高热不甚,抽搐时间短暂、次数少,意识障碍浅,惊止后意识尚清,大便泄利而出,为内闭之轻者;若持续高热,抽搐时间长而频作,意识障碍深,昏迷不醒,大便不下,此为内闭之重者。

2. 辨外脱程度 阳气外脱之症有轻重之分。若见面色苍白,手足发凉,口唇轻度发绀,皮肤轻度发花,小便减少,呼吸急促,脉细数,血压正常或偏低,为轻症;若面色青灰,四肢厥冷,冷汗淋漓,口唇明显发绀,皮肤明显发花,或有其他出血,小便短少或无尿,呼吸深浅不匀、节律不整,脉微欲绝,血压下降或测不出者为重症。

(二)治疗原则

本病发病急,传变快,病情凶险,应积极救治,以清热解毒,开闭固脱为基本原则。毒热内闭者,加以泻火开窍;阳气外脱者,宜回阳救逆固脱。本病凶险,还应中西医结合抢救,以提高疗效。

(三)分证施治

1. 毒热内闭

证候:突然高热,恶心呕吐,烦躁谵妄,甚则昏迷,反复抽搐,唇干口渴,小便短赤,可有痢下脓血,或未见痢下而用肛拭或灌肠取粪便检查证实脓血便,舌红,苔黄厚,脉滑数,指纹紫滞。

证候分析：湿热疫毒，蕴结肠胃，内陷心包，引动肝风，则见壮热烦躁，神昏抽搐；邪犯胃腑，毒熏肠膜，化生脓血，则见下痢脓血；舌红、苔黄厚、脉滑数，乃湿热疫毒内蕴之象。

本证以突然高热、昏迷、抽搐，下痢脓血或粪检有脓血为辨证要点。

治法：清热解毒，泻火开闭。

方药：白头翁汤加减。

方中黄连、黄柏、秦皮清热泻火解毒，白头翁清热凉血止痢。

呕吐剧烈，加玉枢丹辟秽降逆止呕；抽搐不止，加羚羊角、钩藤、地龙、全蝎清热平肝息风；意识不清，加天竺黄、石菖蒲、郁金化痰醒神开窍；昏迷不醒，加安宫牛黄丸、紫雪丹清心开窍。

2．内闭外脱

证候：在高热、昏迷、抽搐等毒热内闭的同时，突然热降，面色苍白或青灰，四肢厥冷，或冷汗淋漓，口唇发绀，皮肤发花，小便短少或无尿，呼吸急促或深浅不匀、节律不整，脉微细而数或微弱欲绝，指纹淡。

证候分析：邪毒鸱张，正不胜邪，阳气外脱，则见热降，面色青灰，肢厥汗出，呼吸不利；气虚血滞，则口唇发绀，皮肤发花；脉微弱欲绝为阳气外脱之象。

本证以阳气外脱见面白、肢厥、汗冷、息微、脉弱为辨证要点。

治法：回阳救逆，益气固脱。

方药：参附龙牡救逆汤加减。

方中人参大补元气，附子回阳救逆，龙骨、牡蛎、白芍、甘草潜阳敛阴固脱。

口唇发绀，皮肤发花，加当归、丹参、赤芍、桃仁、红花活血化瘀；呼吸深浅不匀，加五味子、山茱萸敛肺滋肾摄纳。

（四）其他治疗

1．经验方

（1）何世英治疗小儿疫毒痢经验：川黄连 6g，广木香 4～5g，白头翁 9g，秦皮 6g，山楂炭 9g，厚朴 4～5g，血余炭 9g，藿香梗 4～5g，车前子 9g，谷芽炭 9g，麦芽炭 9g，制成片剂，每片 0.3g。每次 3～6 片，每日 2 次。用于毒热内闭证。

（2）董廷瑶治疗小儿疫毒痢经验：淡附片 4～5g，干姜 3g，肉桂 1～5g，酒浸大黄 9g，玄明粉 9g，炙甘草 3g，当归 4～5g，党参 6g，炒白芍 9g。水煎服，每日 1 剂。用于内闭外脱证。

2．中成药 葛根芩连丸：用于湿热痢。

3．外治 白头翁、苦参、金银花、黄柏各 30g，滑石 60g，加清水浓煎成 200ml。先予以清洁灌肠，再以药液保留灌肠，每日 1 次，连用 3 天。适用于毒热内闭证。

4．针灸

（1）取水沟、印堂、大椎、曲池、合谷、内关、太冲、足三里穴。针刺，用中强刺激法，每日 2～3 次。用于毒热内闭证。

（2）取水沟、中冲穴，针刺，用间歇刺激法；同时取百会、神阙、关元穴，艾条灸。每日 2～3 次。用于内闭外脱证。

【预防与调护】

1．培养良好的卫生习惯，饭前便后要洗手。不喝生水，不吃腐烂不洁的食物。

2．及时隔离、彻底治疗患者，至粪便培养 2 次阴性，带菌者也应彻底治疗。患者食具、用具应予以严格消毒。

3．保持环境安静，室温宜在 30℃ 以下，供给充足的水分、营养。

4．密切观察患儿神志、呼吸、脉搏、血压等变化，及时发现并抢救危重症。

（张卫平 任士庞）

ER-9-3

扫一扫，测一测

复习思考题

1. 简述麻疹顺证、逆证的辨证要点及麻疹治则。
2. 简述幼儿急疹的症状特征及分证论治。
3. 痄腮邪传他脏有哪些主要见症？

第十章 小儿杂病

ER-10-1

PPT 课件

ER-10-2

知识导览

> ## 学习目标
>
> 掌握夏季热、紫癜、传染性单核细胞增多症、维生素 D 缺乏性佝偻病、川崎病、性早熟、蛔虫病与蛲虫病的临床特征、辨证论治；熟悉以上各病的定义、病因病机及与类似病证的鉴别；了解以上各病的辅助检查、其他疗法及预防与调护。

由于有些儿科病证临床多见，但涉及多个脏腑的生理与病理改变，还有一些病证古代文献里没有记载，如性早熟、川崎病，而西医儿科学对这些病证的诊断与命名已经明确，故将这些病证列为小儿杂病一章来讨论。对于这些病证，应在中医基础理论指导下，审证求因，抓住其证候特点，探求其病因病机，以进一步完善中医学治疗小儿杂病的理论与辨证论治的方法。

第一节 夏 季 热

夏季热是婴幼儿在暑天发生的特有的一种季节性疾病。临床以长期发热，口渴多饮，多尿，少汗或汗闭为特征。因本病发生于夏季，故名夏季热，又名暑热证。

本病多见于 6 个月～3 岁的婴幼儿，5 岁以上少见。我国南方气候炎热的地区发病者较多，发病有严格的季节性，多集中在 6、7、8 月，与气候炎热有密切关系，气温愈高，发病者愈多，且病情亦随之而加重。但秋凉之后，症状多能自行消退。本病若无其他合并症，一般预后良好。近年来，随着生活和居住条件的改善，本病发病率有所下降，发病程度也有所减轻，但不典型病例有所增加。

【病因病机】

本病由感受暑气所致。小儿因先天禀赋薄弱，肾气不足，或后天脾胃虚弱，或病后失调，气阴亏虚，入夏以后不能耐受暑气的熏蒸而发病。

1. 暑伤肺胃 小儿禀赋不足，冒受暑气，不能耐受，蕴于肺胃，内热炽盛，故发热，且气候愈热，发热愈甚；暑热灼伤肺胃之津，津亏无以上承，饮水自救，则见口渴多饮；暑热伤津，水源不足，无以敷布肌腠，故见少汗或汗闭；暑热耗气，气虚下陷，水不化气，水液直趋膀胱而多尿。汗与小便同属阴津，异物而同源，所以汗闭则尿多，尿多则津伤，津伤必饮水自救，因而形成汗闭、口渴多饮、多尿的证候。

2. 上盛下虚 疾病初期，暑气熏蒸，热盛于上，但因壮火食气，病久可致气阴耗伤，阴损及阳，真元亏损，命门火衰，不能温煦脾土，脾虚失运，则见下肢冷，小便澄清如水，纳差乏力，大便溏薄，形成上盛下虚之证；或素体脾肾虚弱，外为暑气熏蒸，内则真阳不足，则易出现热淫于上，阳虚于下的"上盛下虚"证。

本病虽发生于夏季，但无一般暑邪致病入营入血的传变规律，至秋凉后，逐渐向愈。

西医学对暑热证发生机制的认识

暑热证的确切病因尚不清楚,推测可能与婴幼儿中枢神经系统发育不健全,体温调节功能较差,不能很好地维持正常的产热和散热的动态平衡,汗腺功能不足,以致排汗不畅,散热慢,难以适应酷暑环境有关。

【诊断要点】

1. 有严格的季节性,发生于夏季6、7、8月。

2. **临床表现** 入夏以后长期发热,发热期可达1～3个月,发热随气温变化而变化,气温愈高发热愈甚,随着气候转凉爽,体温自然降至正常。伴口渴多饮,小便频数清长,每日可达20～30次,或随饮随尿,无汗或少汗等症。发热持续不退时可伴食欲不振,形体消瘦,面色少华,或倦怠乏力,烦躁不安,但很少发生惊厥。

3. **辅助检查** 除部分患儿外周血淋巴细胞百分比增高外,多数检查在正常范围。

【鉴别诊断】

疰夏 疰夏多发生于长夏季节,以青壮年女性为主,但一般不发热,或有低热,身困乏力,食欲不振,一般无高热、口渴多饮、汗闭、多尿等症状。

【辨证论治】

(一)辨证要点

本病在辨证时要根据患儿的体质状况、临床表现来辨别虚实。疾病初起,平素体健者,临床表现为发热,口渴多饮,多尿,纳食正常,舌红脉数,此多为暑伤肺胃;素体虚弱或先天禀赋不足者,发热日久,朝盛暮衰,伴面色苍白、下肢冷、大便稀薄,此乃暑热日久,伤及下焦肾阳,命门火衰不能温煦,为上盛下虚。

(二)治疗原则

本病以清暑泄热,益气生津为基本治疗原则。清暑泄热重在清肺胃之暑热,宜用辛凉清热解暑之品,不能过用苦寒,以免化燥伤阴;益气生津应当养肺胃,助中气,宜甘润之品,不可多用滋腻之物,以防气机阻滞;也不可峻补阳气,以免助热。若上盛下虚者,治以温下清上,助阳护阴。在药物治疗的同时,应降低居室环境温度。

(三)分证施治

1. 暑伤肺胃

证候:发热持续不退,热势多于午后升高,或稽留不退,气温愈高,发热亦愈甚,口渴引饮,皮肤干燥灼热,无汗或少汗,小便频数而清长,烦躁不安,口唇干燥,舌质红,苔薄黄,脉数。

证候分析:感受暑气,蕴于肺胃,内热炽盛,灼伤阴津,故长期发热不退,口渴喜饮,无汗或少汗;暑伤气,虽频频渴饮,而水不化气,下趋膀胱,出现尿频清长;肺胃阴津被灼而耗损,故皮肤、口唇干燥;舌红苔黄、脉数为暑气熏蒸之征。

本证以发热,口渴多饮,多尿,少汗或无汗,舌红,脉数为辨证要点。

治法:清暑益气,养阴生津。

方药:王氏清暑益气汤加减。

方中西瓜翠衣、荷梗解暑清热,西洋参、麦冬、石斛益气生津,黄连、知母、淡竹叶清热泻火,粳米、甘草益胃和中。

纳呆食少,神倦,加神曲、麦芽、白术健脾消食;烦躁明显,加莲子心清心安神;兼外感伤暑症状,去黄连、西洋参、麦冬,加薄荷、豆卷疏表清暑;如兼有湿邪,舌苔白腻,去麦冬、石斛、知母,加藿香、木香、佩兰、扁豆花清暑化湿。

2．上盛下虚

证候:身热不退,朝盛暮衰,口渴多饮,精神萎靡或虚烦不安,面色苍白,下肢冷,食欲不振,小便澄清如水,频数无度,大便稀溏,舌淡苔薄,脉细数无力。

证候分析:暑气熏蒸,热盛于上,耗伤阴津,故发热不退,朝盛暮衰,口渴多饮;热盛耗伤气阳,命门火衰,不能温煦脾土,故面白神萎,纳差便溏,肢冷溲清;舌淡苔薄、脉细数无力为上盛下虚之象。

本证以身热虚烦,口渴多饮,面白肢冷,便溏溲清为辨证要点。

治法:温下清上。

方药:温下清上汤加减。

方中附子下温肾阳,黄连上清心火,龙齿、磁石潜浮越之阳,补骨脂、菟丝子、覆盆子、桑螵蛸、白莲须、缩泉丸温肾固涩,石斛、蛤粉清热生津止渴。

心烦口渴,舌红,加淡竹叶、玄参清心除烦;口渴不止,小便清长,可用白虎加人参汤与金匮肾气丸合治。

（四）其他治疗

1．经验方

（1）董廷瑶治疗夏季热经验:暑热夹湿证,治以芳化透热,清利暑湿。方用豆蔻6g,薏苡仁10g,厚朴3g,半夏3g,通草15g,竹叶6g,藿香6g,佩兰6g,豆豉6g,茯苓10g,黄连3g,栀子3g。水煎服,每日1剂,连服7日。

（2）杨济泉治疗夏季热经验:上盛下虚证,治以温下清上。方用黄连6g,熟附子6g,党参15g,麦冬15g,五味子8g,山药18g,益智仁4g,菟丝子12g,天花粉15g,知母12g,莲须10g。水煎服,每日1剂。

2．针灸　取足三里、中脘、肾俞、大椎、风池、合谷等穴。随症行补泻手法,每日针1次,7次为1个疗程。若脾肾阳虚者,针后加艾灸,每穴2～3分钟。用于暑伤肺胃和上实下虚证。

【预防与调护】

1．积极防治各种疾病,特别是麻疹、顿咳、泄泻、肺炎喘咳、疳证等,病后注意调理,恢复体质。

2．改善居住环境,注意通风,保持凉爽,室内温度保持在26～29℃为宜;如居住在炎热的地区,可考虑易地避暑。

3．饮食宜清淡、营养丰富且易于消化。多补充水分,可用西瓜翠衣煎水、金银花露、绿豆汤等代茶饮。

第二节　紫　癜

紫癜,亦称紫斑,是小儿常见的出血性疾病之一。因血液溢于皮肤、黏膜之下,临床以皮肤、黏膜下出现瘀点、瘀斑,压之不退色为主要特征,常可伴有鼻衄、齿衄,甚则尿血、便血、吐血及关节、内脏等处出血。好发于学龄期儿童,可反复发作。

本病类似中医古籍中所记载的"肌衄""葡萄疫""斑毒"等病证,属于中医学血证范围。《诸病源候论》提出其病因为"热夹毒蕴积于胃,毒气熏发于肌肉";《医宗金鉴》描述其临床症状为"大、小青紫斑点,色状若葡萄,发于遍身,惟腿胫居多"等,与现代的认识较为接近。

西医学过敏性紫癜和自身免疫性血小板减少性紫癜可参照本节辨证治疗。

【病因病机】

紫癜病因有虚实之分,实以外感热毒,迫血妄行为主;虚以气血亏虚,脏腑虚损,血不归经所致。

1. 血热妄行 外感风热之邪,或阴虚而生内热,热伏血分,动血伤络,血不循经,妄行脉外,溢于肌肤,发为紫癜。血随火升,上窜肺络则为鼻衄;热毒内盛,损伤胃络,热邪循经上扰则为吐血、齿衄;若风热夹湿,或与内蕴之湿热相搏,阻滞于大肠则为腹痛便血,阻滞于关节则关节肿痛,移热于肾和膀胱则为尿血。

2. 气不摄血 气血相依,气为血帅,气能行血,又能摄血。脾主运化,为气血生化之源,又能统血。若脾气虚弱,血失统摄,不循常道,溢于脉络之外,则为紫癜、鼻衄、齿衄诸症,此多为慢性出血。

3. 脏腑虚损 血源于肾而生于脾,藏于肝而主于心。若先天不足,后天失养,导致心、肝、脾、肾亏虚,功能失调,则血不循常道而外溢,出现紫癜、衄血、便血等。

【诊断要点】

1. 病史 起病前多有感染或过敏史。

2. 临床表现 过敏性紫癜多见于下肢、臀部,呈对称性分布,为针尖至米粒大小,略高出皮肤的红色或紫红色斑丘疹,压之不退色,部分患者可见到尿血、便血、腹痛、关节肿痛等症;自身免疫性血小板减少性紫癜的出血点遍布全身,以四肢和面部多见,可伴有鼻衄、齿衄、便血及尿血,严重者可因颅内出血而出现抽搐和昏迷。

3. 辅助检查 过敏性紫癜者白细胞计数及嗜酸性粒细胞计数可略增高,而血小板计数,出血、凝血时间等正常,毛细血管脆性试验阳性;自身免疫性血小板减少性紫癜者血小板明显减少,出血时间延长,血块收缩不良,骨髓检查巨核细胞增多。

【鉴别诊断】

1. 过敏性紫癜 过敏性紫癜以皮肤紫癜为必要条件,并伴有下列 4 条中至少 1 条:急性弥漫性腹痛、组织学检查异常(以 IgA 免疫复合物沉积为主的白细胞碎裂性血管炎或 IgA 沉积为主的系膜增殖性肾小球肾炎)、关节炎或关节痛、肾脏受累(蛋白尿、血尿、红细胞管型)。过敏性紫癜在皮损不典型或皮损未出现之前有关节肿痛时,应与风湿性关节炎相鉴别;腹痛严重者应与急性阑尾炎、肠套叠相鉴别。

2. 自身免疫性血小板减少性紫癜 皮肤或黏膜有出血点、瘀斑或瘀点;至少 2 次化验血小板减少、血细胞形态无异常;脾脏一般不增大;骨髓检查巨核细胞数增多或正常、有成熟障碍;排除其他血小板减少症。故自身免疫性血小板减少性紫癜多为不高出皮面的出血点,无血管神经性水肿,血小板减少。

【辨证论治】

(一)辨证要点

1. 辨虚实 主要根据起病、病程、紫癜颜色等表现。起病急,病程短,紫癜颜色鲜明者多属实;起病缓,病情反复,病势缠绵,紫癜颜色较淡者多属虚。

2. 辨轻重 主要以出血量的多少及是否伴有肾脏损害、颅内出血、肠道梗阻等作为依据。紫斑稀疏而少,无其他血证者,病情较轻;若紫斑密集而多,伴有衄血、吐血、便血、尿血、抽搐、昏迷等,甚至气随血脱者,病情较重。

3. 辨病与辨证 过敏性紫癜早期多为风热伤络,血热妄行,常兼见湿热痹阻或热伤胃络,后期多见阴虚火旺或气不摄血。自身免疫性血小板减少性紫癜急性型多为血热妄行,慢性型多为气不摄血或阴虚火旺。

(二)治疗原则

实证治以疏风散邪,清热凉血;虚证治以益气摄血,滋阴降火。若兼血瘀,兼以活血化瘀。

临床须注意其虚实转化,如为虚实夹杂,治疗上又当分清主次,统筹兼顾。

(三)分证施治

1.风热伤络

证候:起病较急,皮肤紫癜散现,尤以下肢及臀部多见,呈对称分布,色泽鲜红,大小不一,或伴瘙痒,可有发热、腹痛、关节肿痛、便血、尿血等,舌质红,苔薄黄,脉浮数。

证候分析:本证由风热外袭,内伤血络所致。热伤血络,血溢脉外则见皮肤紫癜;热为阳邪,故紫癜色泽鲜红;风性善行数变,故紫癜大小不一,伴痒感;风热夹湿,流注关节,则关节肿痛;湿热下注,灼伤膀胱血络则见尿血;邪热郁于肠间,损伤血络则见便血;气滞血瘀,不通则痛,故腹痛;舌红、苔薄黄、脉浮数,皆为风热之象。

本证以起病急,病程短,紫斑色泽鲜红,伴风热表证为辨证要点。

治法:疏风散邪,凉血解毒。

方药:连翘败毒散加减。

方以防风、薄荷、牛蒡子疏散风邪,连翘、栀子、黄芩、升麻清热解毒,当归、赤芍活血凉血解毒。

腹痛明显,加甘草、延胡索行气止痛;关节肿痛,加苍术、川牛膝、黄柏、生薏苡仁清热利湿;尿血,加白茅根、小蓟、藕节炭凉血止血;皮肤瘙痒,加蝉蜕、苦参、地肤子、白鲜皮祛风止痒。

2.血热妄行

证候:发病较急,皮肤出现密集瘀点或瘀斑,色泽鲜红,或伴鼻衄、齿衄、便血、尿血,或伴腹痛,或伴发热,口臭,口渴喜饮,心烦,大便干结,小便短赤,舌质红绛,苔黄燥,脉数有力。

证候分析:热伏血分,血热妄行,故见皮肤瘀点或瘀斑,色泽鲜红;热毒内盛,灼伤肺胃之络,故见鼻衄、齿衄;热伤肠腑则腹痛、便血;热伤膀胱则尿血;肺胃热盛,则口臭、渴饮、大便干结、小便短赤;舌质红绛、苔黄燥、脉数有力,为血分蕴热之象。

本证以起病急,紫癜密集,色泽鲜红,伴热毒内盛证为辨证要点。

治法:清热解毒,凉血止血。

方药:犀角地黄汤加减。

方中犀角(现用水牛角代替)、生地黄清热凉血,牡丹皮、赤芍凉血化瘀。

发热甚,毒热重,加金银花、连翘、大青叶、黄芩、黄连;鼻衄、齿衄明显,加黑栀子、白茅根、黄芩炭;尿血,加大小蓟、仙鹤草、旱莲草;便血,加地榆炭、藕节炭、槐花;出血多而见气随血脱之危象者,急服独参汤以益气固脱。

3.气不摄血

证候:起病缓慢,病程迁延,紫癜反复不已,色泽淡紫,或伴有鼻衄、齿衄,神疲倦怠,面色少华或有水肿,纳呆食少,头晕心悸,舌质淡,苔薄,脉细无力。

证候分析:脾虚气弱,血失统摄,溢于脉外,故见瘀斑反复不已、色淡;脾主肌肉四肢,脾气虚弱,运化不利则神疲倦怠、纳呆食少;气虚血亏则头晕心悸、面色少华;舌质淡、苔薄、脉细无力,为气血不足之象。

本证以起病缓慢,病程迁延,紫斑色淡,反复出现,伴气血虚弱证为辨证要点。

治法:健脾养心,益气摄血。

方药:归脾汤加减。

方中人参、白术、茯苓、甘草健脾益气摄血,当归、黄芪补气生血,远志、酸枣仁、龙眼肉养血宁心,木香醒脾理气,生姜、大枣调和脾胃。

紫癜反复不已,加云南白药、仙鹤草;大便稀溏,加怀山药、扁豆;纳呆食少,加砂仁、鸡内金;水肿,加茯苓、薏苡仁;鼻衄,加侧柏炭、白茅根;血尿,加阿胶、乌梅炭;病程长久,脾肾虚寒,可加肉苁蓉、熟附子等。

4. 阴虚火旺

证候:紫癜时发时止,伴衄血反复发作,血色鲜红,可见低热,盗汗,心烦少寐,大便干燥,小便短赤,舌红少津,苔少,脉细数。

证候分析:阴虚火旺,灼伤络脉,则紫癜时发时止,伴衄血反复发作;虚火内炽,则见低热,盗汗,心烦少寐;而大便干燥、小便短赤、舌红少津、苔少、脉细数,均为阴虚火旺之象。

本证以紫癜时发时止,血色鲜红,伴阴虚火旺证为辨证要点。

治法:滋阴降火,凉血止血。

方药:大补阴丸加减。

方以熟地、龟甲滋阴,黄柏、知母清热降火,蜂蜜养阴润燥。

鼻衄、齿衄,加白茅根、焦栀子凉血止血;低热反复,加地骨皮、银柴胡清退虚热;瘀斑或血肿严重,可酌加云南白药、三七粉、桃仁、红花等活血祛瘀;盗汗甚,加浮小麦、煅龙骨、煅牡蛎等收敛止汗。

📋 病案分析

文某,女,8岁。全身青紫斑点反复发作2个月。患儿2个月前突然鼻腔大出血,血色鲜红,血流如注,经某医院急诊处理,鼻衄已止,但全身青紫斑点此起彼伏,迁延不愈。现症见全身青紫斑点,下肢水肿,四肢不温,食欲不振,短气乏力。

请给出诊断分型、病机分析、治法方药。

(四)其他治疗

1. 经验方 关幼波治疗小儿紫癜经验:血热妄行证,治以清热凉血。方用大黄炭6g,鲜茅根60g,生石膏24g,玄参12g,生地黄15g,牡丹皮6g,阿胶珠10g,金银花30g,天花粉15g,藕节10g,白及6g,麦冬15g,生甘草15g,荷叶炭3g,水牛角粉15g(冲)。水煎服,每日1剂。

2. 中成药

(1)云南白药:可用于各证型,尤其有呕血、便血者。

(2)血宁糖浆:每次5～10ml,每日3次。用于气不摄血证。

【预防与调护】

1. 加强体格锻炼,增强体质,提高抗病能力。

2. 饮食宜清淡、富有营养,忌食辛辣之品及容易引起过敏的食物。

3. 急性期或出血量多时,要卧床休息,限制患儿活动,避免跌仆碰撞,以免引起出血。

第三节 传染性单核细胞增多症

传染性单核细胞增多症是由EB病毒引起的急性感染性疾病,临床表现多样,以发热、咽峡炎、淋巴结及肝脾肿大、外周血中淋巴细胞增多并出现大量非典型淋巴细胞为特征。属中医学温病"瘟疫"范畴。

本病多为散发,四季均有,春秋季节较多。患者和隐性感染者为传染源,通过口咽分泌物接触传播,偶可经输血传播。易感人群多为儿童或青少年,6岁以下儿童常表现为隐性感染或轻症,年长儿症状较重,严重病例可出现脑炎、吉兰-巴雷综合征、肺炎、呼吸道梗阻等严重并发症。本病病程长短不一,自数周至数月不等。患病后一般可获持久免疫力。

【病因病机】

本病的病因为瘟疫时邪，主要病变部位在肺、胃，按卫气营血规律传变，可涉及心、肺、肝、肾。

1. 邪郁肺胃　温邪自口鼻而入，先犯肺卫，症见恶寒、发热、头痛、咳嗽、咽痛。邪犯胃腑，胃气上逆而见恶心呕吐、食欲不振。小儿为纯阳之体，邪毒极易化热生火，肺胃热盛，则肌肤皆热而见大热大汗。

2. 气营两燔　热入营血，灼伤脉络，迫血妄行，可见皮下紫癜；热结下焦，症见尿血；热毒上攻，内陷心肝，则见昏迷、抽搐；火毒上攻咽喉，则见咽喉红肿溃烂，壅塞气道，可致窒息。

3. 痰热流注　热势枭张，炼津成痰，痰火瘀结，流注表里，血行受阻，血流不畅，气血瘀滞，发为腹中痞块，故见发热，颈腋、腹股沟处淋巴结肿大，肝脾肿大；闭阻脑络，可致口眼㖞斜、失语、吞咽困难、肢体瘫痪。

4. 湿热内蕴　湿热胶结，气机阻滞，则见高热持续，缠绵不退，身热不扬，汗出不透，头身重痛，精神困倦，呕恶纳呆，渴不欲饮，胸腹痞闷，大便黏滞不爽，小便短黄不利。湿热中阻，肝失疏泄，胆汁外溢，面色苍黄，发为黄疸。

5. 正虚热恋　热盛伤阴，心失所养，可见心悸怔忡，脉律失常。若气阴耗损而余邪未清，可见低热缠绵，精神萎靡，口干少饮，颧红盗汗，舌红，少苔，脉细数。

【诊断要点】

1. 病史　发病前1～2周有本病患者接触史。

2. 临床表现　起病缓急不一，前驱症状为全身不适，头痛头昏，食纳不佳，恶心呕吐，轻度腹泻等。典型症状为：①发热，体温在38～40℃，热型不定，热程大多1～2周，少数可达数月。中毒症状多不严重。②淋巴结肿大，大多数患者有浅表淋巴结肿大，大小不等，无粘连，在病程第1周即可出现，2周后逐渐消退，少数持续数月甚至数年。③咽峡炎，有咽痛，扁桃体肿大、充血，或咽部有小出血点及溃疡。④肝脾肿大，约半数有轻度脾肿大，伴疼痛及压痛，偶可发生脾破裂。肝大者可有肝功能异常，并伴有急性肝炎的上消化道症状，部分有轻度黄疸。⑤皮疹，全身出现斑疹、丘疹、皮肤出血点或猩红热样斑疹。⑥累及肺、肾、心、脑时，可出现咳喘、血尿，惊厥、瘫痪失语等症状。

3. 辅助检查　血常规：早期白细胞计数多在正常范围内或稍低，发病1周后，白细胞计数增多，淋巴细胞及单核细胞增多，占50%或以上，非典型淋巴细胞百分比大于10%或计数在$1.0×10^9$/L以上。血清学检查：嗜异性抗体效价高于1：64，或EB病毒特异性抗体阳性有诊断意义。

【鉴别诊断】

1. 急性咽峡炎或扁桃体炎　急性溶血性链球菌所致咽峡炎，常有发热、咽部充血、颈部淋巴结肿大，外周血常规示中性粒细胞增多，咽拭子细菌培养可得阳性结果。

2. 急性淋巴细胞白血病　不成熟非典型淋巴细胞较多时，须与急性淋巴细胞白血病鉴别，可做骨髓穿刺明确诊断。

【辨证论治】

（一）辨证要点

1. 辨病位识轻重　邪在卫分、气分，常以发热、咽峡炎、淋巴结及肝脾肿大为主，属轻症；邪在气营（血）分，常伴咳喘、黄疸、热盛动风症状，为重症。

2. 辨病程分虚实　本病初中期，邪在卫、气、营分，属实证；本病后期，津伤气耗，正虚邪恋，迁延不愈，属虚证。辨证时要抓住热、毒、痰、瘀这一基本病理特征，痰结者可见全身淋巴结肿大，血瘀则可见肝脾肿大。病程迁延反复不愈者，可呈现虚中夹实证候，均需细辨。

（二）治疗原则

本病以清热解毒，化痰祛瘀为基本治则。在卫宜疏风解表；在气则清气泄热，化痰散结；毒入营血宜清营凉血。后期气阴耗伤则需益气养阴，兼清余邪；若兼湿邪夹杂，则应化湿利湿，通络达邪。

（三）分证施治

1. 邪郁肺胃

证候：发热，微恶风寒，咽红疼痛，颈部瘰疬，纳差，恶心呕吐，舌边尖红，苔薄白或薄黄，脉浮数。

证候分析：瘟疫时邪，侵犯肺卫，邪郁化热，或犯胃腑，故见本证。

本证以发热恶风，咽红疼痛，颈部瘰疬为辨证要点。

治法：疏风清热，清肺利咽。

方药：银翘散加减。

方以金银花、连翘清热解毒；薄荷、牛蒡子解毒利咽；淡豆豉、荆芥穗发散表邪，透热外出；竹叶清上焦热；芦根清热生津；桔梗宣肺止咳；甘草调和诸药。

咽喉肿痛者，加马勃、射干、山豆根；瘰疬较大者，加夏枯草、浙贝母、蒲公英；皮疹色红者，加紫草、白鲜皮、蝉蜕。

2. 气营两燔

证候：壮热烦渴，咽喉红肿疼痛，乳蛾肿大，甚则溃烂，口臭便秘，面红唇赤，皮疹显露，瘰疬，胁下痞块，舌质红，苔黄糙，脉洪数。

证候分析：表邪不解，入于肺胃，热毒内炽，上攻咽喉，痰热瘀血互结，故见本证。以咽喉红肿疼痛，壮热烦渴，瘰疬，胁下痞块为证候要点。舌质红、苔黄糙、脉洪数，为气营两燔之象。

本证以咽喉肿痛，壮热烦渴，瘰疬，胁下痞块为辨证要点。

治法：清气凉营，解毒化痰。

方药：普济消毒饮加减。

方以黄连、黄芩清热泻火，牛蒡子、连翘、薄荷、僵蚕辛凉疏散风热，玄参、马勃、板蓝根清热解毒，甘草、桔梗清利咽喉，陈皮理气而疏通壅滞，升麻、柴胡疏散风热。

项强抽搐，宜清心开窍，加水牛角、钩藤；头痛，加蔓荆子、菊花；便秘者，加大黄、芒硝；皮肤紫斑瘀点，加紫草、小蓟；肝脾肿大，加柴胡、郁金、牡蛎。

3. 痰热流注

证候：发热，热型不定，颈、腋、腹股沟处浅表淋巴结肿大，以颈部为重，肝脾肿大，舌质红，苔黄腻，脉滑数。

证候分析：热势枭张，炼津成痰，痰火瘀结，流注表里，故见本证。以发热，颈、腋、腹股沟处淋巴结肿大，肝脾肿大，舌质红，苔黄腻，脉滑数为证候要点。

本证以发热，颈、腋、腹股沟处淋巴结肿大，肝脾肿大为辨证要点。

治法：清热化痰，通络散瘀。

方药：清肝化痰丸加减。

方以海藻、贝母、昆布、海带、夏枯草、僵蚕软坚消痰，清肝散结；生地黄、当归、牡丹皮、柴胡清肝行气，养肝活血；连翘、栀子散结清火。

发热甚，肿块触痛明显，去昆布、海藻，加蒲公英、忍冬藤、赤芍；呕吐痰涎，加半夏、竹茹；胁肋胀满疼痛，加枳壳、乳香、川楝子；淋巴结肿大，质硬不痛，加桃仁、红花、皂角刺；肝脾肿大，久而不消，可用血府逐瘀汤。

4. 湿热蕴滞

证候：发热持续，缠绵不退，身热不扬，汗出不透，头身重痛，精神困倦，呕恶纳呆，渴不欲饮,胸腹痞闷,面色苍黄,皮疹红色,大便黏滞不爽,小便短黄不利,舌偏红,苔黄腻,脉濡数。

证候分析:湿热内蕴,肝失疏泄,脾胃困阻,故见本证。以身热不扬,头身困重,呕恶纳呆,面色苍黄,舌偏红,苔黄腻,脉濡数为证候要点。

本证以身热不扬,头身困重,呕恶纳呆,面色苍黄为辨证要点。

治法:清热解毒,行气化湿。

方药:甘露消毒丹加减。

方以滑石清热利湿解暑;茵陈清热利湿退黄;黄芩清热燥湿,泻火解毒;石菖蒲、藿香辟秽和中,宣湿浊之壅滞;豆蔻化湿行气健脾;木通清利湿热;连翘、射干、贝母、薄荷解毒利咽,散结消肿。

热偏重,加龙胆草、蒲公英、败酱草、虎杖;湿偏重,加泽泻、金钱草、土茯苓;呕吐,加半夏、竹茹;腹胀,加枳实、槟榔;纳呆,加山楂、麦芽;黄疸已退,肝大长期不消,用桃红四物汤加丹参。

5. 正虚邪恋

证候:病程日久,发热渐退,或见低热,瘰疬、胁下痞块明显缩小,气短乏力,口渴少饮,小便短赤,大便干结,舌质淡或红,苔少或花剥,脉细弱。

证候分析:热病日久,气阴两伤,余邪未尽,故发热渐退,或见低热,瘰疬、胁下痞块明显缩小;伤气者,则气短乏力;伤阴者,见口渴少饮,小便短赤,大便干结;舌质淡或红,苔少或花剥,脉细弱,乃气阴两伤之象。

本证以发热渐退,或见低热,瘰疬、胁下痞块明显缩小为辨证要点。

治法:益气生津,清解余热。

方药:竹叶石膏汤或青蒿鳖甲汤加减。

气虚邪恋,竹叶石膏汤加减。方以竹叶、石膏清透气分余热,除烦止呕;人参、麦冬补气养阴生津;半夏和胃降逆止呕;甘草、粳米和脾养胃。

阴虚邪恋,青蒿鳖甲汤加减。方以鳖甲滋阴退热;青蒿清热透络,引邪外出;生地滋阴凉血;知母滋阴降火;牡丹皮泄血中伏火。

大便干结,加瓜蒌;食欲不振,加谷芽、麦芽;瘰疬肿大经久不消,加玄参、牡蛎、浙贝母、夏枯草、蒲公英;胁下痞块较大,加丹参、郁金、三棱、莪术;小便黄赤,淋漓不尽,加白茅根、大蓟、小蓟、蒲黄。

📋 病案分析

王某,男,6岁。发热1周,体温最高至40℃,烦躁,口渴欲饮,大便干结,时感胁肋下胀痛。查体:颈、腋、腹股沟多处浅表淋巴结肿大,脾脏肿大。舌质红,苔黄腻,脉数。实验室检查:血常规示白细胞计数为$16×10^9/L$,单核细胞百分比为25%,淋巴细胞百分比为40%,其中非典型淋巴细胞百分比为15%。血清嗜异性凝集试验比值>1:64,EB病毒抗体IgM、IgG均呈阳性。

请给出诊断分型、病机分析、治法方药。

(四)其他治疗

1. 中成药

(1) 紫雪丹,周岁小儿每次0.3g,每增1岁,递增0.3g,冷开水调服,每日1次。5岁以上酌情服用。用于热陷心肝证,抽搐频繁者。

（2）生脉饮口服液：每次 1 支，每日 3 次，口服。用于恢复期气阴两虚证。

2. 外治

（1）锡类散或冰硼散：适量，喷吹于咽喉部位，每日 3 次，有解毒利咽之效。适用于咽喉红肿溃烂者。

（2）三黄二香散：黄连、黄柏、生大黄、乳香、没药各适量，共研末，先用浓茶汁调匀湿敷肿大的淋巴结，干后换贴，后用香油调敷，每日 2 次，直至淋巴结消失。适用于淋巴结肿大者。

（3）如意金黄散：用茶或醋调敷在肿大的淋巴结上，每日换敷 2 次，有清热解毒，散结消肿之效。

【预防与调护】

1. 急性期患者应予隔离，口鼻分泌物及被其污染的物品应严格消毒处理。集体机构发现本病流行，可就地隔离检疫。

2. 急性期患者应卧床休息 2～3 周，减少体力消耗。

3. 高热期间多饮水，进食清淡、易消化的食物，保证营养及足够热量。

4. 脾大者避免剧烈运动及外伤，防止脾破裂

第四节　维生素 D 缺乏性佝偻病

维生素 D 缺乏性佝偻病是小儿因体内维生素 D 不足，引起钙磷代谢失常及骨样组织钙化不良的一种慢性营养缺乏性疾病，病变主要影响正在生长的骨骺端软骨板钙化，严重者可致骨骼畸形。临床以多汗、夜啼、烦躁、枕秃、肌肉松弛、囟门迟闭，甚至鸡胸、肋外翻、下肢弯曲等为特征。

本病多见于 3 岁以下小儿，尤以 9 个月～2 周岁的婴幼儿多见。常发于冬春两季，北方寒冷地区发病率高于南方地区，城市高于农村，山区高于平原地区，人工喂养的婴儿高于母乳喂养者。

中医古籍无佝偻病病名，但根据其表现，可参照"夜惊""汗证""疳证""肾疳""五迟""五软""解颅""龟背""鸡胸"等病证辨治。

西医学认为本病是由于患儿光照不足，或维生素 D 摄入不足，或生长发育过快，或由于肝肾损害使维生素 D 的羟化作用发生障碍，导致钙磷代谢失常，引起的一系列神经、精神症状和骨骼发育障碍。

【病因病机】

中医学认为小儿先天不足或后天失养导致脾肾两虚为佝偻病的主要病因。

1. 胎元失养　多由于孕母起居不慎，少见阳光，营养失调，或疾病影响，导致胎养失宜，而使胎元禀赋未充，先天肾气不足。

2. 饮食失调　婴幼儿为稚阴稚阳之体，如人工喂养不当，或母乳喂养而未及时添加辅食，或每日摄入食物的质和量不足，均可使脾胃后天不足，日久脾肾两虚，促使本病发生。

3. 其他因素　日照不足，或体虚多病等均可引起脏腑功能失调，脾肾不足又可引起心、肺、肝等脏腑功能失职，从而出现多汗、夜惊、烦躁等，并易感外邪，常罹患肺炎、泄泻等。

总之，本病的主要病机是脾肾两虚，常累及心、肺、肝。脾肾不足为关键。

【诊断要点】

1. 病史　有维生素 D 缺乏史，多见于婴幼儿，好发于冬春季。

2. 临床表现　本病临床上分为四期。①初期：有多汗、夜惊、烦躁等神经精神症状，或有发稀、枕秃等症状。血生化轻度改变或正常。②活动期（激期）：除上述表现外，以骨骼改变为主。

骨骼改变以轻、中度为多。X线检查可见临时钙化带模糊,干骺端增宽,边缘呈毛刷状。血清钙、磷水平均降低,碱性磷酸酶水平增高。③恢复期:经治疗后症状、体征改善,X线检查可见临时钙化带重现,血生化基本恢复正常。④后遗症期:临床症状消失,血生化已恢复正常,但可遗留骨骼畸形改变。

3．辅助检查　初期血钙正常或稍低,血磷明显下降,钙磷乘积小于30,血清碱性磷酸酶增高。激期血钙降低,碱性磷酸酶明显增高。骨骼X检查临时钙化带模糊,干骺端增宽,边缘呈毛刷状或杯口状改变。

【鉴别诊断】

1．解颅　发病常在出生后数月,前囟及头颅进行性增大,且前囟饱满紧张,骨缝分离,两眼下视,如"落日状"。X检查示颅骨穹窿膨大,颅骨变薄,囟门及骨缝宽大等。

2．地方性克汀病　又称呆小病,由甲状腺功能减退所致。有出牙与囟门晚闭,患儿智力明显低下,表情呆滞,皮肤粗糙干燥,血钙磷正常,X检查示骨龄延迟,但钙化正常。查甲状腺素和促甲状腺激素水平可资鉴别。

【辨证论治】

(一)辨证要点

本病以虚为主,临证按脏腑进行辨证。根据病史、临床表现,首先应区分病因,其次分清病情轻重,最后应辨脏腑病位。

1．辨病因　区分早产、双胎,以及孕期孕母患病等先天因素;区分乳食喂养不当、生长发育、病后失调等后天调摄因素。

2．辨病情轻重　症见烦躁,多汗,枕秃,纳呆,囟门开大,未见骨骼变化者为轻;症见精神淡漠,汗出如淋,肌肉松弛,颅骨软化,或方颅、前囟迟闭,严重鸡胸,下肢弯曲,脊柱畸形者为重。

3．辨脏腑　病在脾者,症见肌肉松弛,形体消瘦或虚胖,纳差便溏;病在肺者,症见毛发稀软,面色欠华,多汗,易患伤风感冒;病在肝者,症见坐迟立迟,行走无力,性情急躁,时有惊惕,甚或抽搐;病在心者,症见精神烦躁,夜啼,睡卧不安,语迟;病在肾者,症见囟门逾期不合,天柱骨倒,鸡胸龟背,下肢弯曲。一般初期病变脏腑以肺脾为主,激期累及心肝肾,恢复期骨骼改变虽近恢复,但仍可有肺脾等不同程度的虚证,后遗症期病变脏腑以肾脾为主。

(二)治疗原则

本病当以调补脾肾为要,以健脾益气、补肾填精为基本治则。病之初期、激期以健脾益气补肺为主,佐以敛阴、固表、平肝、安神;后遗症期则以补肾填精壮骨为主,佐以益气、养血、固表、生髓。特别强调以防止畸形及复发为目的,宜及早采取综合措施加以调治,包括日光照射,合理膳食及药物,防止并发症等。

(三)分证施治

1．肺脾气虚

证候:形体虚胖,神疲乏力,面色苍白,多汗,发稀易落,肌肉松弛,大便不实,纳食减少,囟门增大,易反复感冒,舌淡,苔薄白,脉细无力。

证候分析:脾虚气弱,化源不足,故见本证。脾主肌肉四肢,脾气虚,化生乏源,运化失健,故面色少华,肌肉松弛,纳呆,大便不调;肺主皮毛,肺气虚,表气亦虚,卫外不固,而见多汗,易反复感冒。

本证以多汗,纳呆,枕秃,易患伤风感冒为辨证要点。

治法:健脾补肺,益气固表。

方药:人参五味子汤加减。

方以党参、白术、茯苓、黄芪、当归、熟地养血补气活血,陈皮、桔梗理气化痰,柴胡、前胡、五味子疏肝,地骨皮、桑白皮止咳化痰。

汗多者,加浮小麦、麻黄根、牡蛎收敛止汗;大便不实者,加山药、白扁豆、莲肉;湿重者,白术易苍术;夜寐哭吵者,酌加合欢皮、夜交藤安神;大便稀者,加山药、扁豆健脾止泻。

2. 脾虚肝旺

证候:头部汗多,面色少华,夜惊啼哭,甚至抽搐,发稀枕秃,神疲纳呆,坐立行走无力,舌质淡,苔薄,脉细弦,指纹淡。

证候分析:脾虚气弱,化源乏力,肝失阴血濡养,肝木偏旺,故见本证。脾虚气弱,化生乏源,故面色少华,多汗,发稀,神疲纳呆;肝主筋,肝血不足,筋脉失养,肝木偏旺,故坐立行走无力,夜惊啼哭;脾虚肝亢化风,内风扰动,可见抽搐。

本证以神疲纳呆,夜惊易啼,坐立行走无力为辨证要点。

治法:健脾助运,平肝息风。

方药:益脾镇惊散加减。

方以人参、白术、茯苓、甘草健脾益气化湿,钩藤平肝息风,灯心草清心降火。

体虚多汗者,加五味子、煅龙骨、煅牡蛎收敛止汗;夜间哭吵者,加木通、竹叶清心安神;睡中惊惕者,加珍珠母、石决明安神定惊;反复抽搐者,加全蝎、蜈蚣、龙骨、牡蛎息风止痉。

3. 脾肾亏损

证候:面色苍白无华,头汗淋漓,肢软乏力,神情淡漠、呆滞,甚或生长发育迟缓,如出牙、坐立、行走迟缓,囟门不闭,头颅方大,鸡胸、龟背,或见漏斗胸,肋外翻,下肢弯曲,舌质淡,苔少,指纹淡,脉细无力。

证候分析:肾精亏损,筋脉失养,脑髓不充而致本证。脾主肌肉,肾主骨生髓,脾虚则面色苍白无华,肢软乏力;肾精亏虚,筋骨软弱,则见出牙、坐立、行走迟缓,囟门不闭,方颅,鸡胸,龟背,下肢弯曲等;脑为髓海,肾虚则髓海空虚而见神情淡漠、呆滞。

本证以齿迟,立迟,囟门不闭,方颅为辨证要点。

治法:补肾填精,佐以健脾。

方药:补肾地黄丸加减。

方以熟地黄滋阴补肾,填精益髓;山茱萸补养肝肾,并能涩精;山药补益脾阴,亦能固精;泽泻利湿泄浊;牡丹皮清泄相火;茯苓运脾除湿;鹿茸、牛膝强健筋骨。

汗多者,加龙骨、牡蛎收敛止汗;纳呆少食者,加砂仁、陈皮、焦三仙、鸡内金健脾消食;智识不聪者,加石菖蒲、郁金开窍醒神。

(四)其他治疗

中成药

(1)玉屏风颗粒:每次 1/2～1 袋,每日 3 次。用于肺脾气虚证以肺虚为主,多汗而反复感冒者。

(2)龙牡壮骨颗粒:2 岁以下每次 5g,2～7 岁每次 7g,7 岁以上每次 10g,每日 3 次。可用于各证型。

(3)六味地黄丸:每次 2～4g,每日 3 次,口服。用于肾精亏损证。

【预防与调护】

1. 加强孕期保健,孕妇应有适当的户外活动,多晒太阳,增强体质,并积极防治慢性病。

2. 加强户外活动,多晒太阳,增强小儿体质。婴儿从 2 个月开始多晒太阳,每日平均 1 小时以上。

3. 提倡母乳喂养,及时添加辅食,多食富含维生素 D 及钙磷的食物。

4. 患儿衣带应宽松,不要久坐、久立,防止发生骨骼变形。不系裤带,穿背带裤,防止肋骨外翻。帮助患儿做俯卧抬头动作,每日 2～3 次,防止鸡胸形成。

📋 **病案分析**

　　王某，男，2岁。患儿因多汗，烦躁，夜眠欠佳而来诊。症见形体虚胖，神疲乏力，面色苍白，多汗，发稀易落，肌肉松软，大便不实，纳食减少，囟门开大，易反复感冒，舌淡，苔薄白，脉细软无力。

　　请给出诊断分型、病机分析、治法方药。

第五节　川　崎　病

　　川崎病，又称黏膜皮肤淋巴结综合征，是一种以全身性血管炎为主要症状的急性发热性出疹性疾病。临床以发热、多形性红斑、双侧结膜充血、颈部淋巴结肿大、手足硬肿及脱皮、口咽黏膜充血及草莓舌为主要表现。本病好发于5岁以下儿童，婴幼儿更常见，男女比例约为1.8∶1，有明显的季节性，春夏为发病高峰。该病大多数儿童经适当治疗后预后良好，呈自限性经过，但少数患儿可发生冠状动脉病变等并发症，甚至因冠状动脉瘤破裂、血栓闭塞、心肌梗死或心肌炎而死亡。

　　病因迄今未明，现认为可能与感染、遗传基因，以及其他非感染因素如环境污染、化学物品过敏等致病因素有关。

　　中医学无此病名，根据其临床表现，可将其归属中医学"温病"范畴，常运用卫气营血辨证施治。

🌐 **知识链接**

自限性疾病

　　自限性疾病，就是疾病在发生发展到一定程度后能自动停止，并逐渐恢复痊愈，并不需特殊治疗，只需对症治疗或不治疗，靠自身免疫就可痊愈的疾病。如某些病毒感染，免疫系统工作一段时间，就可以完全清除体内病毒，恢复机体功能，而且不会造成慢性损伤。常见的自限性疾病有：伤风感冒、玫瑰糠疹、水痘、亚急性甲状腺炎、轮状病毒肠炎等。

【病因病机】

　　本病为外感温热毒邪所致。温热毒邪自口鼻而入，表现为卫气营血的传变过程，病变脏腑则以肺胃为主，亦可累及心肝肾诸脏。

　　1. 卫气同病　温热毒邪自口鼻而入，初犯肺卫，蕴于肌腠，卫表不宣，则见发热、咽红、咳嗽等卫分证；然后迅速入里，化热化火，故有壮热烦渴，肺胃热炽之征。

　　2. 气营两燔　热毒炽盛，由卫气及营，熏蒸营血，热毒随营血走窜流注，充斥内外而见皮疹、目赤、手足硬肿、臀核肿痛，甚可内陷于心，出现面色苍白、口唇青紫、心悸胸闷等心阳不足，瘀血阻滞之证。

　　3. 气阴两伤　疾病后期，热邪久稽，耗气伤阴，肢末失养，则指趾端皮肤脱皮；肺阴伤则咽干唇裂；胃阴伤则口渴喜饮，舌红少苔；"肺朝百脉"，宗气司呼吸，贯心脉，气虚血脉瘀滞，故见疲乏少力，心悸，脉结代。

　　总之，本病主要是温热毒邪自口鼻而入，初犯肺卫，蕴于肌腠，内侵入气，肺胃热炽；及营扰血，气营两燔。热毒随营血走窜，可内陷于心，或流注于经脉、关节，或影响三焦气化功能。病变以肺胃为主,可累及五脏。

【诊断要点】

1. 病史 不明原因的发热持续5天以上,抗生素无效,体温39～40℃,呈稽留热。

2. 临床表现 发热5天以上,伴下列5项临床表现中4项者即可诊断川崎病。①四肢变化,掌红斑,手足硬性水肿,恢复期指趾端膜状脱皮;②多形性红斑;③眼结膜充血;④口唇充血皲裂,口腔黏膜弥漫充血,草莓舌;⑤颈部淋巴结肿大。如5项临床表现中不足4项,但超声心动图有冠状动脉损害,亦可确诊为川崎病。

3. 辅助检查 ①血液学检查:急性期周围血白细胞计数增高,以粒细胞为主,核左移;轻度贫血,血小板早期正常,第2～3周增多;红细胞沉降率明显增快,C反应蛋白等急相蛋白增高;血浆纤维蛋白原增高,血浆黏度增高;血清IgG、IgM、IgA、IgE和血液循环免疫复合物升高。②尿常规:可有白细胞数增多,轻度蛋白尿。③心电图:多为窦性心动过速,可出现ST-T段变化,心肌梗死时相应导联有ST段明显抬高、T波倒置及异常Q波。④超声心动图:可有冠状动脉异常,如冠状动脉扩张、冠状动脉瘤、冠状动脉血栓形成。急性期亦可见心包积液,二尖瓣、主动脉瓣或三尖瓣反流。

【鉴别诊断】

1. 猩红热 多见于3～7岁儿童,多于发热当日或次日出疹,皮疹按顺序发布,呈粟粒样均匀丘疹,疹间皮肤潮红,无明显指趾端硬肿,口唇皲裂不明显,青霉素治疗有效。

2. 幼年型类风湿关节炎全身型 发热时间较长,可持续数月或数周,有对称性、多发性关节炎,尤以指趾关节受累比较突出,类风湿因子可为阳性,无眼结膜充血,无口唇发红、皲裂,无手足硬肿及指趾端膜状脱皮,无冠状动脉损害。

3. 渗出性多形性红斑 婴儿少见,有不规则红斑及多样性皮疹,皮疹范围广泛,皮疹包括斑疹、丘疹、荨麻疹和疱疹,疱疹破裂后可形成溃疡,眼、唇有脓性分泌物及假膜形成。

【辨证论治】

(一)辨证要点

1. 辨传变 本病以卫气营血辨证为纲,初起邪在卫分,症见发热,微恶寒,咽红,舌边尖红,脉浮数;卫分常迅速入里转为气分,症见高热持续,不恶寒,口渴喜饮,汗出,心烦,尿赤,皮疹发布,舌红,苔黄,脉数有力;病邪继续深入营血,症见斑疹红紫,草莓舌,烦躁嗜睡;后期气阴两伤,症见心悸乏力,口渴多汗,指趾脱皮,舌红,苔少,脉细弱。

2. 辨轻重 主要根据热程长短及是否有邪盛正衰、血脉瘀滞等临床症状判断。若高热持续不退,伴面色苍白,口唇青紫,心悸胸闷,手足冰冷,惊厥,昏迷,肢体瘫痪,关节痛,脉数或结代,提示病情较重。

(二)治疗原则

本病治疗以清热解毒,活血化瘀为主。初起则疏风清热解毒,宜辛凉透达;热盛则清气凉营解毒,宜苦寒清透;后期则益气养阴,或兼清余热,宜甘寒清润。本病易于血瘀,应注意活血化瘀;温热毒邪易化火伤阴,注意顾护津液。

(三)分证施治

1. 卫气同病

证候:发病急骤,发热,不恶寒或微恶寒,口渴喜饮,目赤咽红,手掌足底潮红,躯干皮疹隐隐,颈部臖核肿大,或伴咳嗽,纳呆,可有吐泻,尿赤,舌质红,苔薄黄或薄白,脉浮数,指纹紫。

证候分析:温热毒邪从口鼻而入,初犯肺卫,卫气阻遏不能发布于外,故微恶寒;蕴于肌腠,郁而发热;毒热上攻则目赤咽红;热毒内迫,灼伤血络,则斑疹隐隐;热毒流注经络则手掌足底潮红;热毒炼液为痰,痰热结聚于经络,则见臖核肿大;邪毒犯肺,肺失肃降,肺气不利,则咳嗽;热毒内迫,脾胃受累,则纳呆、吐泻;热扰心神则心烦;热伤津液则口渴喜饮、尿赤、苔薄黄;热盛血涌则舌红、脉数。

本证以发热,目赤咽红,口渴喜饮,皮疹隐隐,手掌足底潮红,颈部臀核肿大,舌质红,苔薄黄或薄白,脉浮数,指纹紫为辨证要点。

治法:辛凉透表,清热解毒。

方药:银翘散合白虎汤加减。

银翘散为辛凉平剂,适用于温病初起,邪在肺卫。方中金银花、连翘疏风清热,薄荷、荆芥、淡豆豉辛散透邪,芦根、竹叶清热生津,牛蒡子、桔梗宣肺利咽。白虎汤乃辛凉重剂,可大清气热,甘寒保津。方中生石膏、知母清气分大热,甘草调和药性。

颈部臀核肿大,加夏枯草、浙贝母、僵蚕化痰散结;口渴咽干,加天花粉、麦冬清热养阴;皮疹隐隐,加牡丹皮、赤芍凉血化瘀;手掌足底潮红,加生地黄、牡丹皮凉血化瘀;目赤,加菊花清热明目;咳嗽,加桑叶、枇杷叶清肺止咳。

2.气营两燔

证候:壮热不退,昼轻夜重,咽肿目赤,唇红干裂,烦躁不宁或嗜睡,肌肤斑疹红紫密集,或见关节痛,颈部臀核肿大,掌跖指端或肛周潮红,手足硬肿,舌质红绛,草莓舌,舌苔黄,脉数有力,指纹紫滞。

证候分析:邪入气分,邪正相争,里热炽盛,故壮热不退;热毒之邪上攻,则咽肿目赤;邪毒由气入营,灼伤阴血,阴虚则内热,夜间阳入于阴,故身热夜甚;邪热燔灼营血,血行壅滞,发于肌肤,则掌跖指端或肛周潮红,手足硬肿,疹紫黑,舌质红绛,草莓舌;热毒炼液为痰,痰热结聚于经络,则见臀核肿大;热扰心神则烦躁不宁;邪毒内陷,营阴被耗则嗜睡。

本证以壮热不退,身热夜甚,斑疹红紫,手足硬肿,草莓舌,舌质红绛为辨证要点。

治法:清气凉营,解毒化瘀。

方药:清瘟败毒饮加减。

方中犀角(现用适量水牛角代替)、牡丹皮、赤芍凉血散瘀;生石膏、知母大清气分之热;黄芩、黄连、栀子清热泻火;玄参、生地黄清热养阴;连翘、竹叶为清轻之品,透热转气。

壮热难退,加羚羊角清热凉血解毒;大便秘结,加生大黄、玄明粉泻下存阴;口唇干燥皲裂,酌加麦冬、石斛、天花粉清热生津;颈部臀核肿大明显,加夏枯草、蒲公英、山慈菇清热软坚;皮疹红紫密集,加紫草、青黛凉血透疹;烦热重症,加大生石膏、知母用量。

3.气阴两伤

证候:无热或低热,倦怠乏力,自汗盗汗,斑疹消退,咽干唇裂,口渴喜饮,指趾端膜状脱皮或肛周脱皮,心悸,纳少,舌质红少津,舌苔少或无苔,脉细弱或结代。

证候分析:毒热耗气伤津,气阴两虚。气虚则倦怠乏力,自汗;阴虚则盗汗,阴虚失养则口渴喜饮,咽干唇裂,指趾端膜状脱皮或肛周脱皮;心之气阴亏耗,则心悸,脉细弱或结代;舌质红少津、舌苔少或无苔,均为气阴两伤之象。

本证以身热已退或低热,疲乏少力,口渴喜饮,咽干唇裂,指趾末端脱皮,舌质红少津,舌苔少或无苔为辨证要点。

治法:益气养阴,兼清余热。

方药:沙参麦冬汤合生脉散加减。

方中沙参、麦冬、玉竹、天花粉清养滋润,生地黄、玄参清热凉血,桑叶清泻肺气,太子参气阴两补,扁豆益气和胃。

低热不退,加生石膏、竹叶清热生津;口渴喜饮,加石斛、芦根清热生津;气短、汗多,加黄芪、白术益气健脾;心悸、脉律不整,加丹参、红花活血化瘀;纳呆,加焦山楂、焦神曲、生麦芽;大便硬结,加瓜蒌仁、火麻仁润肠通便。

（四）其他治疗

1．中成药

（1）复方丹参滴丸：每次 1～3 粒，每日 3 次。适用于气营两燔证。

（2）生脉饮口服液：每次 5～10ml，每日 3 次。适用于气阴两伤证。

2．西医治疗

（1）阿司匹林：口服 30～100mg/（kg·d），分 3～4 次，热退后 3 天逐步减量，热退 2 周左右减至 3～5mg/（kg·d），维持 6～8 周；如有冠状动脉病变，应用至冠状动脉恢复正常。

（2）丙种球蛋白：静脉滴注 2g/kg，10～12 小时内输入。建议发病后 5～10 天用药。

（3）糖皮质激素、双嘧达莫、乌司他丁等可根据病情选用。

【预防与调护】

1．合理喂养，适当户外活动，加强锻炼，积极防治各种感染性疾病。

2．急性期饮食宜清淡而富有营养，卧床休息，避免剧烈活动，合并冠状动脉瘤的患儿如运动试验阳性，有缺血症状及接受抗凝治疗，应限制活动。

3．单纯冠状动脉扩张恢复 6 周后方可参加体育活动。

4．川崎病患儿通常发病 2 周、4 周、8 周、6 个月、1 年、2 年、3 年、5 年均应复查心脏彩超；有冠状动脉损害的患儿应加强随访，即出院后 1 个月、3 个月、6 个月均应随访检查（包括体格检查、心电图、超声心动图等），半年后 6～12 个月复诊 1 次，直到冠状动脉扩张损害消失。

5．应用静脉注射免疫球蛋白后 11 个月内不宜进行麻疹、风疹、腮腺炎等疫苗的预防注射。

第六节　性　早　熟

性早熟是指女孩 8 岁以前、男孩 9 岁以前出现第二性征发育的一种内分泌疾病。性征与真实性别一致者为同性性早熟，不一致者为异性性早熟。性早熟根据病因分为促性腺激素依赖性性早熟（又称中枢性性早熟或真性性早熟）和促性腺激素非依赖性性早熟（又称外周性性早熟或假性性早熟）。真性性早熟中由于下丘脑对性激素的负反馈的敏感性下降、促性腺激素释放激素过早分泌增加所致者称为特发性性早熟（又称体质性性早熟）。真性性早熟发病率近年有逐渐上升的趋势。女孩发病率为男孩发病率的 4～5 倍，女孩性早熟中 80%～90% 为特发性性早熟，而男孩真性性早熟多由器质性病变所致，故对男性性早熟更应注意检查是否有原发疾患。不完全性性早熟（或称部分性性早熟）为性早熟的变异，包括单纯性乳房早发育、单纯性阴毛早发育、单纯性早初潮等。

本病在古代医学文献中论述较少。"性早熟"这一名称来源于西医学。现代于 1980 年首次报道用中医中药治疗本病，近年来中医对性早熟的研究也在逐步深入。

【病因病机】

古代医学文献中虽无性早熟的明确记载，但对性发育过程却有深刻的认识，早在《素问·上古天真论》中就明确指出："女子七岁，肾气盛，齿更发长。二七而天癸至，任脉通，太冲脉盛，月事以时下，故有子……丈夫八岁，肾气实，发长齿更。二八，肾气盛，天癸至，精气溢泻，阴阳和，故能有子。"天癸者，阴精也。经络学说认为乳房、阴部皆为足厥阴肝经所络，人体正常的发育及性腺的成熟，主要与肾、肝两脏功能及天癸的形成有关。

现代认为，本病的发生多因疾病、进食含激素的食物、使用含激素的化妆品，或误服某些药物，使阴阳平衡失调，阴虚火旺，相火妄动，或肝郁化火，导致"天癸"早至。其病变主要在肾、肝两脏。

1．阴虚火旺　肾藏精，主生长发育与生殖。小儿肾常虚，在致病因素作用下，易出现肾之阴阳失衡，常为肾阴不足，不能制阳，相火偏亢而天癸早至，第二性征提前出现。火性炎上，故同时表现出烦躁易怒、面红潮热、多汗等症。

2.肝郁化火 肝藏血，主疏泄，为调节气机之主司。小儿肝常有余，若因疾病或精神因素导致肝气郁结，郁而化火，肝火旺盛，引动相火，血海浮动，除可导致"天癸"早至，出现性早熟外，还出现乳核增大，乳房增大、胀痛，胸闷不适，喜叹息；肝经郁阻，湿热熏蒸于上则见脸部痤疮，湿热下注则带下色黄、量多。

【诊断要点】

参照《儿童性早熟中西医结合诊疗指南（2023版）》。

1.性征提前出现（符合定义的年龄：女孩8岁以前，男孩9岁以前），并按照正常发育程序进展。女孩：乳房发育，身高增长速度突增，阴毛发育，一般在乳房开始发育2年后初潮呈现。男孩：睾丸和阴茎增大，身高增长速度突增，阴毛发育，一般在睾丸开始增大2年后出现变声和遗精。

2.性腺发育依据 女孩单侧卵巢容积≥1～3ml，并可见多个直径≥4mm的卵泡，可认为卵巢已进入青春发育状态；子宫长度>3.4～4cm可认为已进入青春发育状态，可见子宫内膜影提示雌激素呈有意义的升高。男孩睾丸容积≥4ml。

3.过程中呈现身高增长突增；骨龄提前，但无诊断特异性。

4.激素检测 ①基础性激素测定：黄体生成素（luteinizing hormone，LH）有筛查意义，如LH<0.1IU/L提示未有中枢性青春发动，LH为3.0～5.0IU/L可肯定已有中枢性青春发动。凭基础值不能确诊时需进行激发试验。雌激素和睾酮水平升高有辅助诊断意义。②促性腺激素释放激素（gonadotropin-releasing hormone，GnRH）激发试验：以GnRH 2.5μg/kg（最大剂量100μg）静脉注射，于注射前和注射后的30、60、90及120分钟测定血清LH和卵泡刺激素（follicle stimulating hormone，FSH）水平。如用化学发光法测定，激发峰值LH为3.3～5.0IU/L是判断真性发育界点，同时LH/FSH比值>0.6时可诊断为中枢性性早熟。目前认为以激发后30～60分钟单次的激发值，达到以上标准也可诊断。如激发峰值以FSH升高为主，LH/FSH比值低下，结合临床可能是单纯性乳房早发育或中枢性性早熟的早期，后者需定期随访，必要时重复检查。

知识链接

青春期

青春期是指从第二性征开始发育至完全发育成熟具有生育能力的阶段。青春期开始的年龄取决于下丘脑-垂体-性腺轴功能启动的迟早。青春期性发育遵循一定的规律，女孩青春期发育顺序为：乳房发育，阴毛、外生殖器的改变，月经来潮，腋毛生长。整个过程需1.5～6年，平均4年。在乳房开始发育1年后，身高会急骤增长。男孩性发育则首先表现为睾丸容积增大（睾丸容积超过4ml时即标志着青春期开始，达到6ml以上时即可有遗精现象），继之阴茎增长增粗，出现阴毛、腋毛生长及变声、长胡须等成年男性体态特征，整个过程需5年以上。在第二性征出现时，儿童身高和体重增长加速。

【鉴别诊断】

1.单纯性乳房早发育 为女孩不完全性性早熟的表现，起病年龄小，常小于2岁，可有单侧或双侧乳腺增大，但无乳头、乳晕色素沉着，生长和骨龄基本正常或稍增速，血浆LH和雌二醇（estradiol，E_2）在低水平，而FSH对GnRH试验比正常儿童水平高。由于部分患儿可逐步演变为真性性早熟，故此类患儿应注意追踪检查。

2.真性性早熟与假性性早熟的鉴别 促性腺激素水平，真性者升高，假性者水平低下。

GnRH激发试验,真性者FSH、LH水平显著升高,假性者无此反应。

3．特发性性早熟与其他类型真性性早熟的鉴别 特发性性早熟者,一般查无原因;其他类型真性性早熟可因肿瘤或占位性病变、中枢神经系统感染、外伤、术后、放疗、化疗、先天发育异常引起,还可因未经治疗的严重甲状腺功能减退、先天性肾上腺皮质增生症引起。

【辨证论治】

（一）辨证要点

性早熟的共有症状为第二性征提前出现,临床应辨别其虚实。虚者为肾阴不足,相火偏旺,症见潮热盗汗,五心烦热,舌红少苔,脉细数。实者为肝郁化火,症见心烦易怒,胸闷叹息,舌红苔黄,脉弦细数。

（二）治疗原则

性早熟治疗以滋阴降火、疏肝泻火为治疗原则。

（三）分证施治

1．阴虚火旺

证候:女孩乳房及内外生殖器发育,或月经提前来潮;男孩生殖器增大,声音变低沉,或有阴茎勃起。颧红潮热,盗汗,头晕,五心烦热,舌红少苔,脉细数。

证候分析:本证是临床上最常见的证候,乃小儿阴阳平衡失调,肾阴不足,相火偏旺,天癸早至,故第二性征提前出现。颧红潮热、盗汗、头晕、五心烦热、舌红少苔、脉细数,均为阴虚火旺之象。

本证以第二性征提前出现,颧红潮热,盗汗,头晕,五心烦热,舌红少苔,脉细数为辨证要点。

治法:滋阴降火。

方药:知柏地黄丸加减。

方中知母、黄柏、牡丹皮滋阴清热降火,熟地黄、山茱萸、山药滋补肝肾,泽泻、茯苓健脾泄浊。

潮热盗汗甚者,加青蒿、鳖甲、煅龙骨、煅牡蛎养阴清热止汗;五心烦热者,加莲子心、黄连、竹叶清心除烦;阴道分泌物色黄量多者,加芡实、椿根皮收涩止带;出血者,加旱莲草、地榆炭凉血止血。

2．肝郁化火

证候:女孩乳房及内外生殖器发育,月经来潮;男孩阴茎及睾丸增大,声音变低沉,面部痤疮,有阴茎勃起和射精。胸闷不舒或乳房胀痛,心烦易怒,嗳气叹息,舌红苔黄,脉弦细数。

证候分析:肝经郁滞,日久化火,肝火上炎,天癸早至,故第二性征提前出现;肝气郁结,气机不畅,故胸闷不舒,乳房胀痛,嗳气叹息,心烦易怒;舌红苔黄、脉弦细数为肝郁化火之象。

本证以第二性征提前出现,伴乳房胀痛、嗳气叹息、急躁易怒,舌红苔黄,脉弦细数为辨证要点。

治法:疏肝泻火。

方药:丹栀逍遥散加减。

方以柴胡、枳壳疏肝解郁;牡丹皮、栀子清血中之伏火;龙胆草、夏枯草泻肝经之实火,且清下焦之湿热;生地黄、当归、白芍养阴和血柔肝;甘草调和诸药。

乳房胀痛者,加香附、郁金、丝瓜络、枳壳、延胡索等疏肝理气,通络止痛;带下色黄而臭秽者,加茵陈、黄柏、苍术清热祛湿;大便硬结者,加生大黄泻下通便。

（四）其他治疗

1．中成药

（1）知柏地黄丸、大补阴丸:每次3～6g,每日2～3次。用于阴虚火旺证。

（2）丹栀逍遥丸:每次3～6g,每日2～3次。用于肝郁化火证。

2. 针灸

（1）耳针：取内分泌、卵巢、睾丸、肝、肾点等。

（2）体针：取三阴交、血海、肾俞、肝俞、太冲等。

（3）耳穴贴压：取交感、内分泌、肾、肝、神门、脾等。用于阴虚火旺证、肝郁化火证。

【预防与调护】

1. 幼儿及孕妇禁止服用含有性激素类的滋补品，如人参蜂王浆、鹿茸、新鲜胎盘、花粉等，以预防假性性早熟的发生。

2. 儿童不使用含激素的护肤品，不看"儿童不宜"的影视片。

3. 对患儿及家长说明特发性性早熟发生的原因，消除其思想顾虑；提醒家长注意保护儿童，避免遭受凌辱，造成身心伤害。

第七节 蛔虫病与蛲虫病

蛔虫病与蛲虫病是小儿常见的肠道寄生虫病。

蛔虫又称长虫，古字"蛕""蚘"亦通"蛔"。蛔虫病以脐周疼痛，时作时止，饮食异常，大便下虫，或粪便镜检有蛔虫卵为主要特征。本病无明显季节性。任何年龄皆可感染，但小儿发病率最高。农村及卫生条件差的地区发病率明显高于城市。《灵枢·厥病》曰："肠中有虫瘕及蛟蛔……心腹痛，恢作痛，肿聚往来上下行，痛有休止，腹热喜渴，涎出者，是蛟蛔也。"以及《伤寒论·辨厥阴病脉证并治》曰："蛔厥者，其人当吐蚘……乌梅丸主之。"均是关于本病的记载。

蛲虫色白，形细小如线头，俗称"线虫"。蛲虫病以夜间肛门及会阴附近奇痒，夜卧不安，在肛门或大便中找到蛲虫为特征。本病在托幼机构常引起反复感染，互相传播。《诸病源候论·九虫病诸候》首次提出蛲虫的命名，沿用至今。

【病因病机】

1. 蛔虫病 主要是饮食不洁，吞入感染性蛔虫卵，化生湿热，损伤脾胃，蛔虫得以滋生。蛔虫寄踞肠内，气机不利，腹痛多发生在脐周，虫静则疼痛缓解。蛔虫扰动胃腑，胃气上逆，见呕恶、流涎；蛔虫上逆，形成吐蛔。虫踞肠腑，劫取水谷精微，损伤脾胃，故见食欲异常，面黄肌瘦，精神疲乏，甚至肚腹胀大，四肢瘦弱，形成蛔疳。虫聚肠内，内生湿热，熏蒸于上，可见鼻痒、面部白斑、白睛蓝斑等症。蛔虫上窜入膈，钻入胆道而发生蛔厥。虫体阻塞胆道，气机不利，疏泄失常，表现为右上腹部剧烈绞痛，伴有呕吐，或为胆汁，或见蛔虫，甚则肢冷汗出，形成"蛔厥"。蛔虫互相扭结，可致肠道阻塞，形成虫瘕。肠腑气机阻塞，不通则痛，故腹痛剧烈，腹部扪之有条索状物；胃失通降，腑气上逆，而见呕恶和大便不通。

2. 蛲虫病 通过被蛲虫卵污染的衣服被褥、玩具、双手等，经口感染，夜间有的虫卵在肛门外孵化，逸出的幼虫再爬进肛门，侵入大肠，而造成逆行感染，甚或侵入邻近的阴道、尿道等器官。蛲虫寄生肠内造成脾胃受损，运化失司，湿热内生等一系列病理改变。虫体游行咬蚀，而致肛门奇痒；湿热下注，则尿频、尿急或遗尿，如《圣济总录·蛲虫》云："蛲虫咬人，下部痒。"若湿热上扰心神，则烦躁、睡眠不宁；蛲虫扰动，气机不利，可见恶心、腹痛；虫积日久，吸取精微，损伤脾胃，患儿纳食减少，气血不足，无以滋养肌肤，则面黄肌瘦，神疲乏力。

【诊断要点】

1. 蛔虫病 反复脐周疼痛，时作时止；可有食欲异常，嗜食异物，形体消瘦，或见挖鼻、咬指甲，睡眠磨牙，面部白斑，腹痛剧烈程度与体征不相符；有吐蛔、排蛔史；粪便中检出蛔虫卵，即可确诊。

2. 蛲虫病 有喜以手摄取食物、吮手指等不良卫生习惯；以夜间肛门及会阴部奇痒，睡眠不安为主要临床表现，并可见尿频、遗尿、腹痛等症。大便或肛周可见白色线状成虫。因蛲虫不在肠内产卵，故粪检虫卵的阳性率极低。主要用肛门拭子法检查虫卵，检查均宜在清晨便前进行，这样检查阳性率高。

【鉴别诊断】

1. 食积腹痛　以脘腹部胀满、疼痛拒按为主症，并伴有呕吐酸腐，腹痛欲泻，泻后痛减，大便臭秽不成形，有不消化残渣，舌苔厚腻等症，有暴饮暴食史和积滞症等。

2. 急腹症腹痛　如急性阑尾炎、急性坏死性肠炎、胃肠道梗阻、肠套叠、嵌顿性腹股沟斜疝等病症，有腹痛腹胀和梗阻现象，全腹压痛、反跳痛，腹肌紧张，肠鸣音消失，大便及血常规化验、X线检查和B超检查等有助于诊断。

3. 肛周湿疹　肛门周围湿疹也有肛周作痒，但昼夜均有症状，局部有丘疹、抓痕等皮肤损害，肛周检查不到蛲虫卵。

【辨证论治】

（一）蛔虫病的治疗

1. 辨证要点　本病以六腑辨证为纲，多为实证。肠虫证最多见，虫踞肠腑，以发作性脐周腹痛为主要症状。蛔厥证，蛔虫入膈，窜入胆腑，腹痛在剑突下、右上腹，呈阵发性剧烈绞痛，痛时肢冷汗出，常伴呕吐胆汁或蛔虫。虫瘕者，虫团聚结肠腑，腹部剧痛不止，阵发性加剧，腹部可扪到条索状或团状包块，伴有剧烈呕吐，大便多不通。

2. 治疗原则　本病治疗以驱蛔杀虫为主，辅以调理脾胃之法，具体应用，当视患儿体质强弱区别对待。体壮者，当先驱虫，后调脾胃；体弱者，驱虫扶正并举；体虚甚者，应先调理脾胃，继而驱虫。如病情较重，腹痛剧烈，或出现蛔厥、虫瘕等并发症者，根据蛔"得酸则安，得辛则伏，得苦则下"的特性，先予酸、辛、苦等药味，以安蛔止痛，待急症缓解，再择机驱虫。本病还可配合外治、针灸、推拿等法，必要时可考虑手术治疗。

3. 分证施治

（1）肠虫证

证候：脐周疼痛，轻重不一，乍作乍止，按之无明显压痛或条索感觉；食欲不振，或嗜食、异食；大便不调，或泄泻，或便秘，或便下蛔虫；面色多萎黄，可见面部白斑，白睛蓝斑，唇内粟状白点；精神烦躁，睡眠不宁，夜寐齘齿。甚者，腹部可扪及条索状物，时聚时散，形体消瘦，肚腹胀大，青筋显露，舌苔多见花剥或腻，舌尖红赤，脉弦滑。

证候分析：饮食不洁，食入虫卵，蛔虫踞于肠腑，内扰肠胃，阻滞气机，故脐周疼痛，精神烦躁，睡眠不宁；虫静，气机通达则痛止；虫踞肠腑，损伤脾胃，脾失健运，湿滞不化，则食欲不振，或嗜食、异食，大便不调；虫踞肠腑，劫取水谷精微，气血耗伤，则形体消瘦，面色多萎黄，日久则肚腹胀大，青筋显露，形成疳证。

本证以脐腹疼痛，饮食异常，大便下虫或粪检见蛔虫卵为辨证要点。

治法：驱蛔杀虫，调理脾胃。

方药：使君子散加减。

方以使君子、芜荑、苦楝皮杀虫驱蛔，调理脾胃；槟榔杀虫下虫；甘草调和诸药。

腹痛明显者，加川楝子、延胡索、木香行气止痛；腹胀满，大便不畅者，加大黄、槟榔或玄明粉杀虫泻下；呕吐者，加陈皮、竹茹、生姜降逆止呕；形体瘦弱，加用异功散或参苓白术散加减，调理脾胃。虫积日久，脾虚胃热，可用攻补兼施之肥儿丸，杀虫消积，调理脾胃，缓以收功。若发热，咳嗽，哮喘，属于蛔虫蚴虫移行症，按咳喘论治，并予驱虫。

（2）蛔厥证

证候：有肠蛔虫症状；突然腹部绞痛，弯腰屈背，辗转不宁，肢冷汗出，恶心呕吐，常吐出胆汁或蛔虫；腹部绞痛呈阵发性，疼痛部位在右上腹或剑突下，疼痛可暂时缓解或减轻，但又反复发作,重者腹痛持续而阵发性加剧,可伴畏寒发热,甚至出现黄疸;舌淡或红,苔白或腻或黄,脉弦数或滑数。

证候分析:本证多有肠蛔虫证的病史,常因胃肠湿热,或腹中寒甚,或寒热错杂,使虫体受扰,钻入胆道,气机逆乱所致。以寒热错杂多见,偏寒重者,呕吐清水,面白肢冷,舌苔白腻;偏热重者,发热,呕吐胆汁,舌苔黄腻,脉滑数。

本证以腹部绞痛,呕吐,肢冷为辨证要点。

治法:理气定痛,安蛔驱虫。

方药:乌梅丸加减。

方用乌梅安蛔止痛;细辛、花椒辛能伏蛔;黄连、黄柏苦能下蛔,配伍使用,辛开苦降,和中止呕;干姜、附子、桂枝暖中散寒以安蛔;当归、人参扶持正气;延胡索、白芍行气缓急止痛。

疼痛剧烈,加木香、枳壳行气止痛;兼便秘腹胀,加生大黄、玄明粉、枳实通便驱虫;湿热壅盛,胆汁外溢,发热,黄疸,去干姜、附子、桂枝等温燥之品,酌加茵陈、栀子、郁金、黄芩、大黄、枳壳清热利湿,安蛔退黄。若确诊为胆道死蛔,不必先安蛔,可直接予大承气汤加茵陈利胆通腑排蛔。若并发胆道感染、肝脓肿,甚至腹腔蛔虫,经药物治疗无效,应及时手术治疗。

(3)虫瘕证

证候:有肠蛔虫症状;突然阵发性脐腹剧烈疼痛,部位不定,频繁呕吐,可呕出蛔虫,大便不下或量少,腹胀,腹部可扪及质软、无痛的可移动团块。病情持续不缓解者,见腹硬、压痛明显,肠鸣,无矢气。舌苔白或黄腻,脉滑数或弦数。

证候分析:多先有蛔虫病史,因成虫较多扭结成团,阻塞肠腔而形成。若阻塞不全,尚可排少量大便;完全阻塞则大便不下,腹痛及呕吐较重,并可能出现阴伤,甚至阴阳气不相顺接,阳气外脱。

本证以脐腹剧痛,伴呕吐、便秘,腹部有可移动的条索或柔软团状为辨证要点。

治法:通腑散结,驱虫下蛔。

方药:驱蛔承气汤加减。

方以大黄、玄明粉、枳实、厚朴行气通腑散蛔;乌梅味酸制蛔,使蛔静而痛止;椒目味辛以驱蛔,性温以温脏祛寒;使君子、苦楝皮、槟榔驱蛔下虫。

早期先考虑药物、推拿等法治疗。若梗阻不得缓解,出现腹硬、压痛,腹部闻及金属样肠鸣或气过水声,应及时手术治疗。

（二）蛲虫病的治疗

1.辨证要点 病初多属实证,轻者一般无明显全身症状,仅有肛门及会阴部奇痒,尤以夜间明显,以致患儿睡眠不宁;重者蛲虫较多,湿热内生,并见烦躁、夜惊、磨牙、恶心、食欲不振、腹痛、腹泻、遗尿等。若病程较久,耗伤气血,可引起脾胃虚弱的证候。

2.治疗原则 本病治疗以驱虫止痒为基本原则,常内服、外治相结合。蛲虫常居于直肠和肛门,故外治法很重要。外治多采用直肠给药和涂药法。对久病脾胃虚弱者,在驱虫、杀虫时,应注意调理脾胃。本病要重视预防,防治结合,才能达到根治的目的。

3.分证施治

蛲侵肠肛

证候:肛门、会阴部奇痒,夜间尤甚,睡眠不宁,烦躁不安,或尿频、遗尿,或女童前阴瘙痒,分泌物增多,或肛门周围湿疹、糜烂,或食欲不振,恶心呕吐,腹痛,形体消瘦,面色苍黄,舌淡,苔白,脉无力。

证候分析:病初无明显全身症状,因奇痒难忍,患儿搔抓常令肛周皮肤破溃、糜烂;蛲虫爬向前阴或钻入尿道,湿热下注,则烦躁不安,阴道分泌物增多,腹痛或尿频、尿急、遗尿;蛲虫扰动,气机不利,可见恶心呕吐,腹痛;蛲虫寄生日久,损伤脾胃,劫取水谷精微,则食欲不振,形体消瘦,面色苍黄。

本证以肛周奇痒,夜间尤甚,肛周、大便中见到蛲虫为特征。

治法:杀虫止痒,结合外治疗法。

方药:驱虫粉。

方用使君子粉杀虫,大黄粉泻下虫体,以 8∶1 比例混合。每次剂量=(年龄+1)×0.3g,每日 3 次,饭前 1 小时吞服,每日总量不超过 12g,疗程为 7 天。此后每周服药 1~2 次,可防止再感染。外用蛲虫膏(含百部、0.2% 甲紫),于每晚睡前涂搽肛门;亦可用生百部 30g,浓煎至 30ml,每晚保留灌肠,连续 10 天。

湿热下注,肛周溃烂,加黄柏、苍术、百部、苦参、地肤子清热燥湿,杀虫止痒;尿频,加黄柏、苍术、滑石清热燥湿,利水通淋;腹痛,加木香、白芍、甘草行气缓急止痛;食少,面黄肌瘦,加党参、茯苓、陈皮、砂仁、神曲健脾理气。

课堂讨论

你是否听过“不干不净,吃了没病”的俗语?列举见过的不卫生行为,分析可能会造成何种危害。

(三)其他治疗

西医治疗　阿苯达唑片:2~12 岁患儿,每日 200mg,顿服。2 岁以下儿童禁用。有严重肝肾功能不良的儿童禁用。

【预防与调护】

1. 注意个人饮食卫生,饭前便后洗手,纠正吮手的不良习惯,不吃生菜及未洗净的瓜果,不饮用生水,以减少虫卵入口的机会。

2. 不随地大便,妥善处理好粪便,切断传播途径,保持水源及食物不受污染,减少感染机会。

3. 服驱虫药宜空腹,服药后要注意休息和饮食,保持大便通畅,注意服药后的反应及排便情况。

4. 患儿被褥及内衣裤应勤换洗,每天用温水清洗患儿肛门及会阴,穿满裆裤,防止小儿用手抓挠肛门。

(袁锦波　杨德芳)

❓ 复习思考题

1. 简述维生素 D 缺乏性佝偻病的分证施治。

2. 如何诊断夏季热?如何理解夏季热的上盛下虚证?

3. 过敏性紫癜与自身免疫性血小板减少性紫癜如何鉴别?紫癜如何分证施治?

4. 试述黏膜皮肤淋巴结综合征的诊断标准。

附　　录

附录一　中医儿科病历书写要求

一、儿科病史采集与体格检查注意事项

（一）儿科病史采集的注意事项

病史采集要准确，不能用暗示的语言诱导家长主观期望的回答。其注意点一是态度温和，语言通俗，取得家长和患儿的信任；二是认真听取，重点询问，获得对疾病诊断有价值的真实线索；三是要与患儿建立良好的关系，尊重家长及孩子的隐私，并注意保密。

（二）儿科体格检查的注意事项

1. 营造良好的氛围　用微笑、友好和表扬的语言鼓励患儿，消除其紧张的心理；也可用玩具或听诊器逗患儿玩耍，消除其恐惧的心理，争取患儿的合作；尽量让患儿与家长在一起，婴幼儿可以坐或躺在家长的怀里检查，这样可以增加患儿的安全感。

2. 灵活掌握检查顺序　体格检查要求全面、仔细、有序进行，主要是避免遗漏有诊断意义的体征，但由于小儿不能够主动配合检查，尤其是婴幼儿注意力集中时间短，因此要根据患儿的具体情况灵活掌握体格检查的顺序。一般在患儿安静时先检查心、肺的听诊以及腹部的触诊等易受哭闹影响的项目，对于容易观察的部位如四肢、躯干、骨骼、全身浅表淋巴结等可以随时检查，而对患儿有刺激的部位如口腔、咽部等放在最后检查，如果有疼痛的部位也应在最后检查。对于急症和危重病例，应首先重点检查生命体征以及与疾病诊断密切相关的部位，也可边抢救边检查，等患儿生命体征平稳后再进行全面的体格检查。

二、中医儿科病历书写基本要求

病历书写是指医务人员通过问诊、查体、辅助检查、诊断、治疗、护理等医疗活动获得的有关资料，并进行归纳、分析、整理形成医疗活动记录的行为。中医儿科病历的书写基本要求与其他科室的一样，即总的要求是客观、真实、准确、及时、完整。具体要求如下。

（一）内容要求

内容要求完整，重点突出，主次分明，条理清晰，文字工整，不出格、跨行，字迹清晰，表述准确，语句通顺，标点正确。

（二）语言表述的要求

1. 准确性　包括客观性和严谨性，即要求语言能最大程度地同表述对象的实际相一致，还要求概念清楚、判断正确、推理严谨，语言单一性，不能含糊不清、模棱两可。

2. 简明性   要求句无虚发,字无多余;简单明确,直截了当,层次分明,条理清楚;语言质朴自然,不能滥用文言词语,不能采用夸张等修辞手法。

3. 规范性   即统一性、标准性。要求语言必须符合医学写作的有关标准和共同要求。

三、中医儿科住院病历书写要求

(一)一般项目

正确记录患儿的姓名、性别、年龄、民族、出生地,其父母或抚养人的姓名、职业、年龄、文化程度、家庭住址及联系方式,发病节气,病史陈述者与患儿的关系。其中年龄的书写,应该书写实足年龄,不是虚岁,新生儿应按天数计算,婴儿应按月计算,幼儿、学龄前小儿应按实岁计算,并具体到月龄。发病节气则应根据二十四节气填写,要求具体到某节气前几天或某节气后几天。

(二)主诉

是指患者就诊时的主要症状、体征及持续时间。要求重点突出,高度概括,简明扼要,不能拖泥带水,一般要求字数在 20 个字以内。可以按照症状出现的时间顺序书写,要求主诉与第一诊断吻合、一致。不能用诊断、实验室或特殊检查结果代替症状的描述。

(三)现病史

围绕主诉系统地记录患者从发病到就诊前疾病的发生、发展、变化和诊治经过。是病史部分的主要内容。要求现病史与主诉和诊断相一致。包括:①起病情况:发病的时间、地点,起病缓急,前驱症状,可能的病因和诱因。②主要症状特点及演变情况:要准确具体地描述每一个症状的发生、发展及其变化,有鉴别诊断意义的阴性症状也要询问并记录。③诊治情况:如果入院前经过诊治,应按时间顺序记录与本次住院疾病有关的已经做过的检查和结果,所接受过的主要治疗方法(药物治疗应记录药物名称、用量、用法等)及其使用时间、效果、不良反应。④一般情况:病后小儿目前的精神、食欲、睡眠、大小便、体重等情况,可以结合"十问歌"询问和记录。

(四)既往史

包括患儿过去的健康和疾病情况。内容有:既往一般健康状态,曾患过的疾病应包括急性、慢性传染病史,预防接种史,外伤、手术史,输血史,药物过敏史和长期用药史。应仔细询问和详尽记录预防接种史,包括疫苗的种类、接种的时间和次数、有无不良反应等。

(五)个人史

包括出生史、喂养史、生长发育史。①出生史:母孕期营养和健康状况,胎次、产次、胎龄、生产方式,出生时有无产伤、窒息,阿普加评分及出生时体重等。②喂养史:婴幼儿要问喂养方式,是母乳喂养或人工喂养、混合喂养,人工或混合喂养要了解乳品种类、调制方式及辅食添加情况;年长儿要问饮食习惯、食物种类、食欲情况以及是否有偏食、零食过多等。③生长发育史:尤其是对于 3 岁以内的小儿,应详细询问其体格、动作、智力发育情况,如会笑、抬头、独坐、会爬、站立、走路及出牙的时间等;年长儿应询问心理、行为、学习的情况等。

(六)家族史

主要询问遗传病和传染病史。父母是否近亲结婚、母亲生育情况、同胞健康状况(死亡者应了解死因和年龄)。必要时可询问家庭成员及亲戚的健康状况、家庭经济情况、居住环境、父母对患儿的关爱情况和对患儿所患疾病的认识程度等。如果有传染病患者,要了解患儿与该患者的接触方式和时间等。

(七)体格检查

应按照系统循序进行书写。内容包括体温、脉搏、呼吸、血压,整体状况(神色、形态、语声、气息、舌象、脉象等),皮肤、黏膜、全身浅表淋巴结,头部及其器官,颈部,胸部(胸廓、肺部、心脏、血管),腹部(肝、脾等),直肠、肛门、外生殖器,脊柱,四肢,神经系统等。不仅要记录阳性体征,对于有诊断意义的阴性体征也要详细记录。

（八）专科情况

根据专科需要记录专科的特殊情况。属于专门科室的书写内容,如肛肠科、骨伤科、神经内科、神经外科等。一般按照各个专科的要求书写,如针灸科需要记录经络、腧穴诊察,包括感传现象、体表经络腧穴压痛、耳穴反应点等。

（九）辅助检查

记录入院前所做的与本次疾病相关的主要检查及其结果。应写明检查日期,如在其他医院做的应写明医院名称。

（十）诊断依据

包括中医辨病辨证依据和西医诊断依据。中医辨病辨证依据是运用中医临床辨证思维方法,汇集四诊资料,得出中医辨病辨证依据。主要是对中医的诊断包括病名诊断（包括主要疾病和其他疾病）和证型诊断（包括相兼证候）给出依据。一般依据患者的主诉或者主要症状、体征以及中医疾病的各个疾病特点给出病名诊断；依据患者的伴随症状、舌脉等情况具体分析病因病机,可得出证型诊断；最后总结疾病的病位病性,做出结论。西医诊断依据可以从病史、症状、体征和辅助检查等方面总结出主要疾病的诊断依据。

（十一）鉴别诊断

主要与容易混淆的疾病进行鉴别,应包括中医鉴别诊断和西医鉴别诊断。

（十二）初步诊断

根据患儿入院时的情况,综合分析所作出的诊断,包括中医诊断和西医诊断。中医诊断应该依照中华人民共和国国家标准《中医临床诊疗术语》《中医病证分类与代码》和中医药行业标准《中医病证诊断疗效标准》等有关标准规范书写,包括疾病诊断（病名）和证候诊断（证型）。西医疾病诊断及手术名称应依照国家标准《疾病分类与代码》书写,要完整确切,应包括主要疾病与并发症的诊断,病因、解剖、病理生理及功能诊断,疾病和症的分型、分期和分度等。若有多个诊断,应按"重要的、急性的、本科在先,次要的、慢性的、他科在后"的顺序分行排列,做到主次分明。不能以症状代替诊断,尽量避免用"待查"字样,但是如果是疑诊,那么应该另起一行,右退一字书写疑诊项目,并在诊断后面打上问号。住院期间如有修正诊断、明确诊断、补充诊断时,应书写在原诊断的左下方并签上姓名和诊断时间。

附录二　小儿针灸常用穴位

附表1　小儿针灸常用穴位

穴名	位置	适应证
百会	头顶正中线与两耳尖连线交叉点处	头痛、惊风、目眩、惊痫、脱肛、遗尿
印堂	两眉头内侧的正中间	昏厥抽搐、慢惊风、感冒、头痛
攒竹	在眉毛内端,入眉约1分处	感冒发热、头痛、精神萎靡、惊惕不安
太阳	眉梢与外眼角中间向后1寸	感冒发热、有汗无汗、头痛、目赤痛
睛明	在内眼角上方1分,靠眼眶缘	目赤肿痛、近视、夜盲、色盲
承泣	眶下缘上方正中	目赤肿痛、夜盲、迎风流泪、口眼㖞斜
迎香	鼻翼旁5分,鼻唇沟中	鼻塞、鼻衄、鼻渊、口㖞、面痒、面肿
人中（水沟）	人中沟上1/3与下2/3交界处	昏厥、惊风、抽搐、唇动

续表

穴名	位置	适应证
承浆	下唇下方正中凹陷处	惊风抽搐、牙疳面肿、口眼㖞斜、中暑
听穴	在听宫和听会之间中点	耳鸣、耳聋
翳明	耳后乳突后下缘凹陷处	头痛、眩晕、目疾、耳鸣、失眠
中脘	剑突与脐孔的中点,脐上4寸	胃脘痛、腹痛、腹胀、食积、呕吐、泄泻
大椎	第七颈椎与第1胸椎棘突之间	发热、项强、咳嗽、感冒、百日咳
定喘	大椎旁开5分	哮喘、咳嗽、肩背痛
命门	第2腰椎棘突下,相当于肋弓下缘水平	遗尿、尿频、泄泻、腰脊强痛
腰脊	第2、3腰椎棘突间旁开5分	腰脊强痛
夹脊	第1胸椎至第5腰椎棘突下,各棘突间旁开5分处,共17对	胸背上部主治心、肺、上肢病;胸背下部治胃肠疾病;腰背部治下肢病
三角肌点	在肩髃下方,三角肌正中点	肩臂疼痛
外关	腕背横纹中央直上2寸,尺桡骨之间	热病、耳鸣、耳聋、目赤痛、肩臂疼痛
内关	前臂掌侧正中两筋间,腕横纹上2寸	呕吐、失眠、热病、癫狂痫
合谷	第1、2掌骨之间,近第2掌骨缘中点	外感发热、惊风、齿痛、疟腮
鱼际	第1掌骨掌侧中点赤白肉际处	咳嗽、咯血、发热、咽喉肿痛
劳宫	在第2、3掌骨之间偏于第3掌骨,握拳屈指时中指尖处	中暑呕吐、癫狂痫、口疮、口臭、鹅掌风
八邪	手五指背侧指缝中,两手共8穴	头痛、项强、咽痛、牙痛、毒蛇咬伤
十宣	两手十指尖端,距指甲游离缘1分,两手共10穴	昏迷、惊厥、中暑、癫痫、咽痛
四缝	第2、3、4、5指中节横纹正中	疳积、百日咳、腹泻、肠蛔虫
环跳	在股外侧部,侧卧屈股,当肌骨大转子最凸点与骶管裂孔连线的外1/3与中1/3交点处	腰腿膝胫疼痛、风疹、下肢痿痹
新伏兔	在伏兔穴(髌骨外缘直上6寸)旁开5分	腰腿疼痛、股膝关节冷痛
鹤顶	膝盖上缘中点	膝关节酸痛、脚气、鹤膝风
膝眼	屈膝垂足,膝盖内外侧凹陷处,外膝眼又称犊鼻	膝关节酸痛、鹤膝风、腿痛、脚气
阳陵泉	腓骨小头前下方凹陷处	呕吐、胁痛、偏瘫
足三里	外膝眼下3寸,胫骨外侧1横指处	腹痛、泄泻、疳积
阑尾	足三里下2寸,压痛明显处	急慢性阑尾炎、肠炎
八风	足趾缝间,趾蹼缘后方赤白肉际处,共8穴	脚趾疼痛、头痛、牙痛、毒蛇咬伤

附录三　小儿推拿常用穴位

附表2　小儿推拿常用穴位

穴名	位置	适应证
脾土	拇指螺纹面	腹泻、呕吐
大肠	自示指端桡侧边缘至虎口成一直线	食积、腹泻

续表

穴名	位置	适应证
板门	大鱼际隆起处	胸闷、呕吐、食积腹满、食欲不振
三关	前臂桡侧边缘,自腕横纹直上至肘横纹成一直线	外感怕冷无汗,营养不良
五经	五手指螺纹面	气血不和,腹胀,抽搐
六腑	前臂尺侧边缘,自腕横纹直上至肘横纹成一直线	发热、多汗。虚证忌用
天河水	前臂掌侧正中,自腕横纹中点至肘横纹中点成一直线	身热烦躁、外感发热
七节	第四腰椎至尾骶骨成一直线	腹泻、痢疾、食积腹胀、肠热便秘
龟尾	尾椎骨处	腹泻、脱肛、便闭
丹田	脐下2寸	少腹痛、遗尿、脱肛、小便赤少
肚角	脐下2寸旁开2寸两大筋	腹痛、腹泻、腹胀、痢疾、便秘
脊柱	大椎至长强成一直线	发热、惊风、夜啼、疳积、腹泻、呕吐、便秘
攒竹(天门)	两眉中间至前发际成一直线	外感发热、头痛
坎宫	自眉心起至眉梢成一横线	外感发热、头痛
眉心(印堂)	两眉内侧端连线中点	感冒、头痛
山根	两目内侧之中,鼻梁上低洼处	慢惊风、抽搐
囟门	前发际正中上2寸,百会前骨陷中	头痛、惊风、鼻塞、衄血、解颅、神昏烦躁
天柱骨	颈后发际正中至大椎成一直线	呕吐、项强、惊风、咽痛
桥弓	颈部两侧,沿胸锁乳突肌成一线	小儿肌性斜颈
二扇门	掌背中指根本节两侧凹陷	外感无汗
四横纹	掌面示指、中指、无名指、小指第一指间关节横纹处	疳积、腹痛、惊风
运土入水	由脾土穴沿手掌缘至小指端肾水穴成一弧形曲线	尿频、尿涩、腹胀、便秘
运水入土	由小指端肾水穴沿手掌缘至脾土穴成一弧形曲线	腹胀、腹痛、泄泻、疳积

小儿保健推拿具有健脾和胃、调和气血、强壮身体的功效。处方:补脾经300～500次,摩腹3～5分钟,揉脐3～5分钟,按揉足三里50～100次,捏脊3～5遍。每日1次,7日为1个疗程,1个疗程后休息3天可继续下一疗程。注意推拿手法应轻快柔和,不宜在小儿过饱、饥饿、患病时进行。小儿推拿一般用于5岁以下小儿的某些疾病。年龄越小,治疗效果越好。

附录四　小儿液体疗法

一、液体疗法常用的补液溶液

1. 常用液体包括非电解质和电解质溶液。其中非电解质溶液常用5%或10%葡萄糖注射液,因葡萄糖输入体内将被氧化成水,故属无张力溶液。电解质溶液包括氯化钠、氯化钾、乳酸钠、碳酸氢钠和氯化铵等,以及它们的不同配制液,详见下页表(附表3)。

附表3　液体疗法常用的补液溶液

溶液	每100ml含溶液质或液量	Na⁺	K⁺	Cl⁻	HCO⁻₃或乳酸根	Na⁺/Cl⁻	渗透压或相对于血浆的张力血浆
血浆		142	5	103	24	3∶2	300mOsm/L
①0.9%氯化钠	0.9g	154		154		1∶1	等张
②5%或10%葡萄糖	5g或10g						
③5%碳酸氢钠	5g	595			595		3.5张
④1.4%碳酸氢钠	1.4g	167			167		等张
⑤11.2%乳酸钠	11.2g	1 000			1 000		6张
⑥1.87%乳酸钠	1.87g	167			167		等张
⑦10%氯化钾	10g		1 342	1 342			8.9张
⑧0.9%氯化铵	0.9g NH₄⁺	167		167			等张
1∶1含钠液	①50ml，②50ml	77		77		1∶1	1/2张
1∶2含钠液	①35ml，②65ml	54		54		1∶1	1/3张
1∶4含钠液	①20ml，②80ml	30		30		1∶1	1/5张
2∶1含钠液	①65ml，④或⑥35ml	158		100	58	3∶2	等张
2∶3∶1含钠液	①33ml，②50ml ④或⑥17ml	79		51	28	3∶2	1/2张
4∶3∶2含钠液	①45ml，②33ml ④或⑥22ml	106		69	37	3∶2	1/3张

2. 口服补液盐（oral rehydration salt，ORS） 口服补液盐是世界卫生组织推荐用于治疗急性腹泻合并脱水的一种溶液，临床取得了良好的效果。WHO 2002年推荐的口服补液盐的配方为：每1 000ml温开水中含氯化钠2.6g，枸橼酸钠2.9g，氯化钾1.5g，葡萄糖13.5g，各种电解质浓度分别为[Na⁺]75mmol/L，[K⁺]20mmol/L，[Cl⁻]65mmol/L，枸橼酸根10mmol/L，葡萄糖75mmol/L，总渗透压是245mOsm/L。ORS配方一般适用于轻度或中度脱水无严重呕吐者，在补充继续损失量和生理需要量时需要适当稀释。

二、液 体 疗 法

液体疗法是儿科学的重要组成部分，其目的是维持或恢复正常的体液容量和成分，以保证正常的生理功能。由于体液失衡的原因和性质非常复杂，在制定补液方案时必须全面掌握病史、体检和实验资料及患儿的个体差异，以便确定合理、正确的输液量、速度、成分及顺序。

1. 补液的量 液体疗法的补液量应包括补充生理需要量、累积损失量和继续丢失量。上述每一部分都可独立地进行计算和补充，例如，对于空腹将接受外科手术的儿童，可能只需补充生理需要量和相应的电解质，而对于腹泻病人则需补充生理需要量、累积损失量和继续丢失量。

（1）补充生理需要量：生理需要量涉及热量、水和电解质。正常生理需要量的估计可按能量需求计算，一般按每代谢100kcal热能需100～150ml水；年龄越小需水相对越多，故也可按简易计算表计算见下页表（附表4）。

附表4　生理需要量简易计算

体重	每天需液量/ml
0～10kg	100ml/kg
11～20kg	1 000+[体重(kg)-10]×50
>20kg	1 500+[体重(kg)-20]×20

生理需要量取决于尿量、大便丢失及不显性失水。大便丢失常可忽略不计,不显性失水约占液体丢失的 1/3,在发热时增加(体温每增加 1℃,不显性失水增加 12%),肺不显性失水在过度通气,如哮喘、酮症酸中毒时增加,在有湿化功能的人工呼吸机应用时肺不显性失水降低。在极低体重儿,不显性失水可多达每天 100ml/kg 以上。

电解质的需求包括每日出汗、正常大小便、生理消耗的电解质等,变化很大。平均钾、钠、氯的消耗量为 2～3mmol/100kcal。生理需要量应尽可能口服液体补充,不能口服而生理需要量不足者可以静脉滴注 1/5～1/4 张含钠液,同时给予生理需要量的钾。发热、呼吸加快的患儿应适当增加进液量;营养不良者应注意能量和蛋白质补充;必要时用部分或全静脉营养。

(2)补充累积损失量:根据脱水程度及性质补充,一般补液量为:轻度脱水为 30～50ml/kg;中度为 50～100ml/kg;重度为 100～120ml/kg。补液的种类通常为:低渗性脱水补 2/3 张含钠液;等渗性脱水补 1/2 张含钠液;高渗性脱水补 1/5～1/3 张含钠液;如临床上判断脱水性质有困难,可先按等渗性脱水处理。

(3)补充继续损失量:在开始补充累积损失量后,腹泻、呕吐、胃肠引流等损失大多继续存在,以致体液继续丢失,如不予以补充将又成为新的累积损失。此种丢失量依原发病而异,每天都有变化,应根据实际损失量进行补充。各种体液丢失的性质见下表(附表 5)。

附表5　各种体液损失成分表

体液	Na⁺/(mmol·L⁻¹)	K⁺/(mmol·L⁻¹)	Cl⁻/(mmol·L⁻¹)	蛋白/(g·dl⁻¹)
胃液	20～80	5～20	100～150	—
胰液	120～140	5～15	90～120	—
小肠液	100～140	5～15	90～130	—
胆汁液	120～140	5～15	50～120	—
回肠造瘘口损失液	45～135	5～15	20～115	—
腹泻液	10～90	10～80	10～110	—
正常出汗	10～30	3～10	10～25	—
烫伤	140	5	110	3～5

2.补液的速度　主要取决于脱水程度和继续损失的量及其速度,原则上应先快后慢。对伴有循环不良和休克的重度脱水患儿,首先应扩容,开始即快速输入等渗含钠液(生理盐水或 2:1 液),按 20ml/kg 计算液体量,总量不超过 300ml,于 30～60 分钟内输入;累积损失量一般在 8～12 小时内补完,每小时 8～10ml/kg;补充继续损失量和生理需要量时速度要减缓,于 12～16 小时内补完,约每小时 5ml/kg。当循环改善而出现排尿后,应注意及时补钾。对于高渗性脱水,需缓慢纠正高钠血症(每 24 小时血钠下降<10mmol/L),也可在数天内纠正。有时需用张力较高甚至等张液体,以防止血钠迅速下降而出现脑水肿。

3.纠正代谢性酸中毒　正常血液的 pH 维持在 7.35～7.45,pH<7.35 为酸中毒,pH>7.45 为碱中毒。代谢性酸中毒是儿科临床上最常见的酸碱平衡失调,轻度酸中毒在纠正脱水的同时,有效循环量与肾功能恢复，即被纠正，中度与重度酸中毒需要补充碳酸氢根。一般用 5% 碳酸氢钠 5ml/kg 或 11.2% 乳酸钠 3ml/kg，可提高 CO_2CP 4.5mmol/L（10vol%）。一般当血气分析的 pH＜7.30 时，用碱性药物，所需补充的碱性溶液 mmol 数＝剩余碱负值（BE）×0.3×体重（kg），因 5% 碳酸氢钠 1ml=0.6mmol，故所需 5% 碳酸氢钠（ml）=（−BE）×0.5×体重（kg），一般将碳酸氢钠稀释成 1.4% 的溶液输入，先给以计算量的 1/2，复查血气后调整剂量。纠正酸中毒后，钾离子进入细胞内使血清钾降低，游离钙也减少，应注意补充钾和钙。

4. 其他情况的补液

（1）低钙：用 10% 葡萄糖酸钙 10ml 加 10% 葡萄糖注射液 20～40ml，10～20 分钟内静脉注射。

（2）低镁：用 25% 硫酸镁 0.1ml/kg，肌内注射，6 小时 1 次，3～4 次即可见效。

（3）婴幼儿肺炎：多数无明显的脱水与电解质紊乱，但重症肺炎，特别是病毒性肺炎，因病程长，进食少，体温高，呼吸快，若伴有腹泻、呕吐，则可有脱水电解质紊乱的表现，也要用液体疗法。伴脱水时，补液量不宜多，总液量不能过多，应按照每日生理需要的最低量来计算，以免诱发或加重心力衰竭。电解质浓度不能过高，以 0.9% 氯化钠液与 10% 葡萄糖注射液配成 1∶3 或 1∶4 的混合盐、糖液为宜。还要注意补液的速度应慢。

（4）营养不良：尤其是重症营养不良患儿，一般细胞外液呈低张性，血清钠、氯、钾、钙及葡萄糖均较低，细胞外液相对较多，心肾功能差。由于皮下脂肪少，皮肤弹性差，体重低于同龄小儿，因此应注意勿将脱水程度估计过高。对于营养不良伴脱水时，补液量比计算的量要少 1/3，已经丢失的量可分数日补充。选用 2/3 张溶液，输液速度宜慢，应及时补充钾盐，还应注意补充钙、镁、维生素甚至血浆或全血。

（5）新生儿：新生儿体液总量多，血清钾、氯、磷酸盐、乳酸、有机酸含量均稍高；而钠的含量则稍低，且其波动范围较大。新生儿缓冲系统及肾调节水与电解质的功能不完善，新生儿 2 周内肾排钠功能差，补钠过多即可引起水肿。因其水和电解质的特点，出生后 10 天内的新生儿，尤其是围产儿，不必补氯化钾；补液成分应以非电解质 10% 葡萄糖注射液为主；输液速度以 5～10 滴/min 为宜，未成熟儿的输液速度应更慢些，以免发生急性心力衰竭、肺水肿等危险。

附录五　中国儿童计划免疫程序

附表 6　中国儿童计划免疫程序

	结核病	脊髓灰质炎	麻疹	百日咳、白喉、破伤风	乙型肝炎
免疫原	卡介苗（减毒活结核菌混悬液）	脊髓灰质炎减毒活疫苗（糖丸）	麻疹减毒活疫苗	百日咳菌苗、白喉类毒素、破伤风类毒素混合制剂	乙肝疫苗
接种方法	皮内注射	口服	皮下注射	皮下注射	肌内注射
接种部位	左上臂三角肌上缘		上臂外侧	上臂外侧	上臂三角肌
初种次数	1	3	1	3	3
初种每次剂量	0.1ml	1 丸三型混合糖丸疫苗	0.2ml	0.2～0.5ml	5μg

续表

	结核病	脊髓灰质炎	麻疹	百日咳、白喉、破伤风	乙型肝炎
初种年龄	出生后第1天～2个月内	第2、3、4个月	第8个月	第3、4、5个月	出生时及第1、6个月
复种年龄	7岁、12岁复查为结核菌素阴性时	4岁	6岁	1.5～2岁、6岁	1岁复查，免疫成功者，3～5年后加强；免疫失败者，重复基础免疫

附录六　中医儿科实训指导

根据三年制大专中医学专业教学计划的规定，在完成理论课教学的同时进行临床实训，是医学教育理论联系实际的重要教学环节，也是训练学生掌握专业知识和技能必不可少的学习环节。为了使学生在继承古代中医药理论的同时，能够运用现代科学理论和技术来努力发掘中医药宝库，在实训中进一步巩固和加深所学知识，获得从事本专业工作能够解决实际问题的能力，培养适应农村基层医疗事业需要的实用型高级中医人才，也为了更好地完成中医儿科学实训任务，掌握中医儿科医术，并能运用中医的辨证论治方法防治儿科多发病和常见病，特制订此实训指导。

实训一　胎　黄

（一）实训目标
能够对胎黄进行正确诊断和中医辨证论治。
（二）实训内容
1. 病史采集要点　母妊娠史、出生史、胎次、喂养情况。注重询问家族中是否有黄疸患者，其母有无肝炎病史，有无输血、流产、早产及死胎史。
2. 证候要点　以皮肤、面目、尿液发黄为主症，可伴嗜睡甚则神昏、不欲吮乳、恶心、呕吐、抽搐、大便稀溏或呈灰白色等症。体征：可有发热、巩膜黄染、肝脾肿大、腹胀，舌红或紫黯或有瘀斑瘀点，苔黄或白腻。
3. 辅助检查　血清胆红素测定、母婴血型测定、肝功能检查以及肝炎相关抗原抗体检查有助诊断与鉴别诊断。
（三）实训步骤
1. 详细收集病史资料。
2. 全面仔细而又有侧重地进行体格检查，注意面色，巩膜，肝、脾触诊，舌象，脉象，指纹等情况。
3. 分析病情，找出引起病理性胎黄的原因，针对不同病因，采取相应治疗，并对证候进行分析，开出必要的检验申请单（血常规、胆红素、血型测定、肝功能及抗体检查）。
4. 结合病史、临床表现和血清胆红素检查，首先区分生理性胎黄与病理性胎黄；如属病理性，应从胎黄出现时间、程度、消退情况及其他临床表现辨别证型（湿热熏蒸、寒湿阻滞、瘀积发黄）。
5. 确立该病的理、法、方、药，开出处方（茵陈蒿汤、茵陈理中汤、血府逐瘀汤）和具体药味、剂量。

6. 说出护理注意事项

（1）婴儿出生后即应注意皮肤色泽变化，如胎黄过早出现或过迟消退，或逐渐加深，以及退而复现等，应及时检查，早期诊断病理性胎黄。

（2）注意新生儿脐部、臀部和皮肤护理，防止感染。

（3）病情观察：观察皮肤、巩膜、大小便的色泽变化，监测生命体征、哭声、吸吮力、肌张力的变化及精神反应。

实训二　感　冒

（一）实训目标

能够对感冒进行正确诊断和中医辨证论治。

（二）实训内容

1. 病史采集要点　出生史、喂养史、生长发育情况，注重患儿年龄、发病节气、密切接触的人群及居住社区有无类似发病情况。

2. 证候要点　以发热、恶寒、鼻塞流涕、喷嚏、咽痒或痛为主症，可伴有咳嗽、呕吐、腹泻，甚至出现高热惊厥。体征：咽红，体温升高，舌苔薄，脉浮等。

3. 辅助检查　病毒感染者周围血常规可有白细胞计数正常或偏低，中性粒细胞减少，淋巴细胞百分比相对增高；而细菌感染则白细胞计数升高，中性粒细胞升高。病毒分离和血清学检查可明确病原体。

（三）实训步骤

1. 详细收集病史资料。

2. 全面仔细而又有侧重地进行体格检查，注意咽喉、肺部、舌象、脉象、指纹（3岁以下）等情况。

3. 分析病情，找出病因或诱因，对证候进行分析，开出必要的检验申请单（血常规）。

4. 进行诊断（风寒、风热、暑邪感冒）与鉴别诊断（肺炎喘嗽、麻疹等温病早期）。注意夹痰、夹食、夹惊的情况。

5. 确立该病的理、法、方、药，开出处方（荆防败毒散、银翘散、新加香薷饮等）和具体药味、剂量。

6. 说出护理注意事项

（1）药物的服用注意：解表药的煎服方法。

（2）饮食宜忌：感冒应给予清淡、易消化的食物，忌食生冷及油腻食物。

（3）病情观察：发热、鼻塞、咳嗽等症状的改善情况以及咽部充血和体温检查的情况，精神、食欲的改善情况等。

实训三　咳　嗽

（一）实训目标

能够对咳嗽进行正确诊断和中医辨证论治。

（二）实训内容

1. 病史采集要点　出生史、喂养史、生长发育情况，注重患儿年龄、发病节气、病程的长短。

2. 证候要点　病前多有感冒病史，以咳嗽为主要症状。注意咳嗽及咳痰的特点及伴随症状。体征：可有咽部充血，双肺呼吸音粗糙，肺部可闻及不固定的、散在干湿啰音。

3. 辅助检查　白细胞总数及分类计数大多在正常范围。鼻咽拭子或分泌物使用免疫荧光技术以明确病原体。X线检查可见肺纹理增粗。

（三）实训步骤

1. 详细收集病史资料。

2. 体格检查应注意咽喉、肺部听诊、舌象、脉象、指纹（3岁以下）等情况。

3. 分析病情，找出病因或诱因，对证候进行分析，开出必要的检验申请单（血常规、X线检查）。

4. 进行诊断（外感咳嗽、内伤咳嗽及具体证型）与鉴别诊断（肺炎喘嗽、顿咳）。

5. 确立该病的理、法、方、药，开出处方（金沸草散、桑菊饮、清金化痰汤等）和具体药味、剂量。

6. 说出护理注意事项

（1）避免煤气、烟尘等刺激；避免患儿过多哭闹、喊叫。

（2）饮食宜清淡，禁食辛辣、香燥、油腻及过咸、过甜之品。

（3）经常变换体位及拍打背部，以利痰液排出。

（4）病情观察：发热、咳嗽等症状的改善情况及痰液的颜色、质地，咳嗽的易发时间，咽部充血和体温检查的情况，精神、食欲、大小便情况等。

实训四　肺炎喘嗽

（一）实训目标

能够对肺炎喘嗽进行正确诊断和中医辨证论治。

（二）实训内容

1. 病史采集要点　出生史、喂养史、生长发育情况。询问起病情况，既往有无反复呼吸道感染现象，发病前有无原发疾病。

2. 证候要点　以发热、咳嗽、气促、鼻翼扇动为主症，可伴有呕吐、纳呆、烦躁不安或神昏等。体征：可有发热，鼻翼扇动，点头呼吸，三凹征，唇周发绀，肺部可闻及较固定的中、细湿啰音。

3. 辅助检查　细菌感染所致者白细胞计数升高，中性粒细胞增多；病毒感染引起者白细胞计数正常或偏低，淋巴细胞百分比增高或出现非典型淋巴细胞。X线检查早期肺纹理增粗，以后出现大小不等的斑片状阴影，可融合成片。

（三）实训步骤

1. 详细收集病史资料。

2. 体格检查应注意体温，呼吸，面色，心、肺听诊，精神状态，舌象，脉象，指纹（3岁以下）等情况。

3. 分析病情，找出病因或诱因，对证候进行分析，开出必要的检验申请单（血常规、X线检查）。

4. 进行诊断（常证、变证及具体证型）与鉴别诊断（咳嗽、哮喘）。

5. 确立该病的理、法、方、药，开出处方（麻杏石甘汤合银翘散、三黄石膏汤、葶苈大枣泻肺汤合五虎汤等）和具体药味、剂量。

6. 说出护理注意事项

（1）保持室内清洁和空气流通。

（2）保持安静，定时翻身拍背，必要时吸痰。

（3）发热时以流质、半流质饮食为宜，给予富有营养的清淡食品，忌油腻及刺激食品。

（4）密切观察患儿生命体征和呼吸困难的程度，及时发现病情变化。

实训五　哮　　喘

（一）实训目标

能够对哮喘进行正确诊断，针对发作期、缓解期进行中医辨证论治。

（二）实训内容

1. 病史采集要点　家族史、过敏史、是否有婴儿期湿疹史、生长发育情况，注重患儿年龄、发病节气、诱发因素、每年发作的次数。

2. 证候要点　常因感冒诱发，病情反复发作。发作时以哮鸣气促，呼气延长，甚则不能平卧为特征。注意咳嗽及咳痰的特点及伴随症状。体征：发作时喉间痰鸣，肺部可闻及哮鸣音，严重者烦躁不安，出现三凹征、发绀。缓解期可无阳性体征，应注意辨别肺、脾、肾亏虚情况。

3. 辅助检查　发作时可有嗜酸性粒细胞增高，并发感染可有白细胞计数增高、中性粒细胞比例增高。X 线检查在哮喘发作时可见两肺透亮度增加，呈过度充气状态。缓解期多无明显异常，可做特异性过敏原检测。

（三）实训步骤

1. 详细收集病史资料。

2. 体格检查应注意面色，咽喉，心、肺听诊，舌象，脉象，指纹等情况。

3. 分析病情，找出诱发因素，对证候进行分析，开出必要的检验申请单（血常规、特异性过敏原检测、X 线检查）。

4. 进行诊断（发作期、缓解期及具体证型）与鉴别诊断（肺炎喘嗽、咳嗽）。

5. 确立该病的理、法、方、药，开出处方（小青龙汤、麻杏石甘汤等）和具体药味、剂量。

6. 说出护理注意事项

（1）避免煤气、烟尘等刺激；避免患儿过多哭闹、喊叫。

（2）饮食宜清淡，禁食生冷、油腻、辛辣及海腥发物。

（3）病情观察：观察患儿基本生命体征的变化和哮喘发作情况，注意心率、脉象变化，警惕喘脱和哮喘大发作的发生。

实训六　泄　　泻

（一）实训目标

能够对泄泻进行正确诊断和中医辨证论治。

（二）实训内容

1. 病史采集要点　出生史、喂养史、生长发育情况，注重患儿年龄，发病节气，饮食情况，大便的次数、性状、颜色和量，居住社区有无类似发病情况等。

2. 证候要点　以大便次数增多，粪质稀薄，甚或呈水样为主症，可伴有呕吐、腹痛、发热、口渴、尿少等症。体征：腹胀，腹部压痛，肠鸣音亢进，体温升高，烦躁，精神萎靡，皮肤干瘪，囟门凹陷，目眶下陷，啼哭无泪，口唇樱红等。伤食泻者，舌苔厚腻或微黄，脉滑有力，指纹沉滞；湿热泻者，舌质红，苔黄腻，脉滑数，指纹紫；脾虚泻者，舌淡苔白，脉细，指纹淡；若气阴两伤，则舌红少津，苔少或无苔，脉细数；阴竭阳脱，则舌淡无津，脉沉细欲绝，指纹淡白。

3. 辅助检查

（1）大便镜检：可有脂肪球或少量白细胞、红细胞。

（2）大便病原学检查：可有轮状病毒等病毒检测阳性，或致病性大肠埃希菌等细菌培养阳性。

（三）实训步骤

1．详细收集病史资料。尤其注意发病的原因（如饮食情况、受寒外感、调护不当等），大便的次数、性状、颜色、量的变化，全身伴随症状，发病的季节是否有流行趋势，有无口渴及尿量减少等。

2．全面仔细而又有侧重地进行体格检查。注意是否有伤津失水的体征，包括患儿的神色、皮肤弹性、眼眶和囟门凹陷的程度；注意体温的变化；注意四肢肌肤的温度、颜色的变化等。

3．分析病情，找出病因或诱因，对证候进行分析，开出必要的检验申请单（血常规、大便常规、粪乳糖测定、大便培养、病毒检测、细菌培养等；必要时可选择血电解质、二氧化碳结合力等）。

4．进行诊断、辨明证型（伤食、风寒、湿热、脾虚、脾肾阳虚泄泻）和鉴别诊断（生理性腹泻、痢疾等）。尤其要注意辨别泄泻的轻重和寒热虚实。

5．确立本病的理法方药

（1）给出本病的治疗原则（消食导滞、疏风散寒、清热利湿、健脾益气、温补脾肾等）。

（2）选择恰当的方剂（保和丸、藿香正气散、葛根黄芩黄连汤、参苓白术散、附子理中汤合四神丸等）。

（3）开出具体的用药和药物剂量。

6．说出护理注意事项

（1）饮食的控制：严重呕吐的暂时禁食，忌油腻、生冷及不易消化的食物。

（2）臀部皮肤的护理：保持清洁，防止红臀。

（3）密切观察病情的变化：尤其是患儿的精神状态、体温、血压、四肢的温度、毛细血管再充盈的情况、皮肤弹性、眼眶和囟门凹陷情况等的变化。

（四）实训要求

1．态度温和，举止端庄，着装整齐（白大褂、口罩、帽子等），要爱护关心患儿，有同情心、责任感。

2．检查患儿时，注意保暖，动作轻柔而迅速。另外注意方式方法，对于婴儿，可由乳母喂乳，然后检查，幼儿则可先用玩具等分散其注意力后再行检查。检查的顺序也要灵活掌握。

3．要特别注意患儿有无失水及失水的轻重程度。

4．采集病史时，要注意可靠程度，应尽可能向与患儿密切相处者采集。

<h2 style="text-align:center">实训七　积　　滞</h2>

（一）实训目标

能够对积滞进行正确诊断和中医辨证论治。

（二）实训内容

1．病史采集要点　出生史、喂养史、生长发育史。注重患儿年龄，有无喂养不当、暴饮暴食或者过食生冷、肥甘油腻，以及是否近期有外感和其他慢性疾病。

2．证候要点　以不思乳食、食而不化、嗳腐吞酸、大便不调为主症。体征：脘腹胀满，烦躁不安，小便黄浊或如米泔。乳食内积者，舌红苔腻，脉弦滑，指纹紫滞；脾虚夹积者，唇舌色淡，苔白腻，脉细滑，指纹淡滞。

3．辅助检查　大便实验室检查可见不消化食物残渣、脂肪滴。

（三）实训步骤

1．详细收集病史资料。尤其注意发病的原因，是喂养不当、暴饮暴食或者是过食生冷、肥甘油腻；询问有无嗳气，排泄物是否酸臭；注意呕吐腹痛的特性；注意是否近期有外感和其他慢性疾病。

2．全面仔细而又有侧重地进行体格检查，仔细观察面部颜色的变化，注重腹部体征，腹部喜按或拒按。

3．分析病情，找出病因或诱因，对证候进行分析，开出必要的检验申请单（血常规、大便常规，必要时可做B超检查）。

4．进行诊断、辨明证型（乳食内积、脾虚夹积）和鉴别诊断（厌食、疳证）。尤其注意虚实的辨别。

5．给出本病的理法方药

（1）给出本病的治疗原则（消食导滞、健脾助运）。

（2）选择恰当的方剂（消乳丸、保和丸、健脾丸）。

（3）开出具体的用药和药物剂量。

6．说出护理注意事项

（1）饮食的控制：暂时控制饮食，积滞消除后逐步恢复正常饮食；病程中饮食宜清淡，少吃零食，忌香燥油煎食物。

（2）病情的观察：进食量的变化，腹部胀满疼痛之症有否改善，肠鸣音是否有改变，患儿的面色、肌肤润燥的改变等。

（四）实训要求

1．态度温和，举止端庄，着装整齐（白大褂、口罩、帽子等），要爱护关心患儿，有同情心、责任感。

2．检查患儿时，注意保暖，动作轻柔而迅速。另外注意方式方法，对于婴儿，可由乳母喂乳，然后检查，幼儿则可先用玩具等分散其注意力后再行检查。检查的顺序也要灵活掌握。

3．要注重腹部体征的检查。

4．采集病史时，要注意可靠程度，应尽可能向与患儿密切相处者采集。

实训八　疳　　证

（一）实训目标

能够对疳证进行正确诊断和中医辨证论治。

（二）实训内容

1．病史采集要点　母亲的受孕史及生产史，喂养史。注重发病的原因，如是否断乳过早、喂养不当；有否过食肥甘，积滞日久，或吐泻大病之后失于调护；了解消瘦发生的时间和速度。

2．证候要点　以形体消瘦、饮食异常、精神萎靡或烦躁不安、大便不调为主症，可出现口舌生疮、眼角赤烂，甚则白翳遮睛。体征：体重低于正常，面黄发枯，肚腹膨胀或腹凹如舟，肌肤干瘪或肢体浮肿，舌红少津或舌淡，脉细等。

3．辅助检查　血红蛋白及红细胞比率低于正常，血浆蛋白降低，血清中多种酶的活力降低，维生素、微量元素以及电解质的浓度降低。

（三）实训步骤

1．详细收集病史资料。注重发病的原因，如是否断乳过早、喂养不当；有否过食肥甘，积滞日久，或吐泻大病之后失于调护；同时要了解母亲的受孕史及生产史，了解消瘦发生的时间和速度，注意症状的表现，饮食情况及性情是否有改变。

2．全面仔细而又有侧重地进行体格检查。仔细观察形体消瘦情况、体重减少的程度、毛发的枯荣、皮肤弹性的改变、皮下脂肪的厚度，观察面部颜色及眼神的变化，注重腹部望诊及触诊，有无肢体浮肿等。

3．分析病情，找出病因或诱因，对证候进行分析，开出必要的检验申请单（血常规，必要时可做血浆蛋白、血清酶、维生素、微量元素以及电解质的测定）。

4．进行诊断、辨明证型（疳气、疳积、干疳）和鉴别诊断（厌食、积滞）。注意眼疳、口疳、疳肿胀等兼证。

5．给出本病的理法方药

（1）给出本病的治疗原则（和胃健脾、消积醒脾、补益气血）。

（2）选择恰当的方剂（资生健脾丸、肥儿丸、八珍汤）。

（3）开出具体的用药和药物剂量。

6．说出护理注意事项

（1）饮食：以富有营养，易于消化为原则，少食多餐，由少到多。少食或不食零食，禁生冷坚果及油炸之品。

（2）加强口腔、眼睛及全身护理，防止口疳、眼疳及褥疮。

（3）恢复期及症状较轻的患儿，应适当户外活动，多晒太阳，注意防寒保暖，预防感冒。

（4）病情观察：体重和身高的变化（患儿应每周测量体重1～2次，每月测身高1次，严重患儿易发生暴脱，更应特别提高警惕）；注重精神性情的改变；全身方面要注意观察患儿面色、毛发、肌肤等情况；注意腹部体征。

（四）实训要求

1．态度温和，举止端庄，着装整齐（白大褂、口罩、帽子等），要爱护关心患儿，有同情心、责任感。

2．检查患儿时，注意保暖，动作轻柔而迅速。另外注意方式方法，对于婴儿，可由乳母喂乳，然后检查，幼儿则可先用玩具等分散其注意力后再行检查。检查的顺序也要灵活掌握。

3．尤其注意测量患儿的体重、皮下脂肪的厚度。

4．采集病史时，要注意可靠程度，应尽可能向与患儿密切相处者采集。

实训九　腹　痛

（一）实训目标

能够对腹痛进行正确诊断和中医辨证论治。

（二）实训内容

1．病史采集要点　患儿病前的饮食情况，有无受寒等。特别还要注意腹痛发生的时间、缓急、部位、性质、持续时间的长短，以及腹痛的发生与饮食等之间有无关联。

2．证候要点　以胃脘以下、脐之四旁以及耻骨以上部位发生疼痛为主症，可伴有呕吐、腹泻、便秘、发热等。疼痛较轻者，有痛苦表情，哭闹或辗转不安；疼痛剧烈者，见面色苍白或发青，大汗淋漓，翻滚，腹胀等。腹部中寒，见唇舌紫黯，舌淡，苔多白滑；乳食积滞，见舌苔厚腻，脉滑有力，指纹沉滞。

3．辅助检查　根据病情可做血常规、血与尿淀粉酶、X线腹部检查、腹部B超、大便常规及隐血等检查。

（三）实训步骤

1．详细收集病史资料。注意发病的原因，是感受外邪或饮食不节或外伤、手术后；了解腹痛与发病原因之间的关系，注意腹痛发生的时间、持续的时间，有无间隙；确定腹痛的部位；询问腹痛的性质（刺痛、绞痛、钝痛）；注意了解病程的长短（起病急骤或迁延反复）；注意发病与发热、呕吐、腹泻、大便等情况的关系；注意局部症状与全身症状的表现。

2．全面仔细而又有侧重地进行体格检查。仔细检查腹部体征，手势要柔和，边触摸边观察患儿的面部表情及躯体的反应,注意腹部有无压痛、反跳痛、肌紧张、包块等体征。

3. 分析病情,找出病因或诱因,对证候进行分析,开出必要的检验申请单(血常规、大便常规及隐血、腹部B超、腹部X线检查、血与尿淀粉酶、查找虫卵等检查,必要时可检查胸片、心电图、脑电图)。

4. 进行诊断、辨明证型(腹部中寒、饮食积滞、脏腑虚冷、气滞血瘀)和鉴别诊断(胃痛、胁痛等)。尤其注意检查腹部有无包块、肠型、肌紧张、压痛及反跳痛,有无排便排气等情况,以排除器质性病变,尤其是外科急腹症引起的腹痛的辨别。

5. 给出本病的理法方药

(1)给出本病的治疗原则(温中散寒、消食导滞、温中补虚、活血行气)。

(2)选择恰当的方剂(养脏散、香砂平胃散、小建中汤合理中汤、少腹逐瘀汤)。

(3)开出具体的用药和药物剂量。

6. 说出护理注意事项

(1)根据不同的病因,给予相应的饮食调护。如食积引起,宜控制饮食;虫积引起,则忌甜食,适当给以酸味食品。

(2)病情观察:腹痛的情况,注意腹痛的性质、部位、程度及规律,腹痛时的体位;注重腹部体检,患儿腹痛,其腹部的体征会随病情的变化而变化,必须反复检查观察,排除外科急腹症;还要注意观察患儿发热、面色、肌肤温度、呕吐腹泻状况的变化。

(3)若患儿腹痛剧烈或持续不止,则应卧床休息,加强病情观察,随时检查腹部体征,并做必要的辅助检查,明确诊断,及时处理。

(四)实训要求

1. 态度温和,举止端庄,着装整齐(白大褂、口罩、帽子等),要爱护关心患儿,有同情心、责任感。

2. 检查患儿时,注意保暖,动作轻柔而迅速。另外注意方式方法,对于婴儿,可由乳母喂乳,然后检查,幼儿则可先用玩具等分散其注意力后再行检查。检查的顺序也要灵活掌握。

3. 检查时要特别注意患儿有无急腹症的体征(反跳痛、肌紧张等)。

4. 采集病史时,要注意可靠程度,应尽可能向与患儿密切相处者采集。

实训十 急 惊 风

(一)实训目标

能够对急惊风进行正确诊断和中医辨证论治。

(二)实训内容

1. 病史采集要点 重点询问惊风发作的次数和持续的时间,有无高热神昏等。注重询问传染病接触史、有无惊恐史、出生史、喂养史、生长发育史,发病年龄、季节,密切接触的人群及居住社区有无类似发病情况等。

2. 证候要点 起病急骤,以肢体抽搐、神志昏迷为主要临床表现。多有高热及原发疾病等。中枢神经系统感染者,神经系统检查病理反射征阳性。

3. 辅助检查 三大常规检查,必要时做血培养、大便培养、脑脊液检查及头颅CT等。

(三)实训步骤

1. 详细收集病史资料。

2. 全面仔细而又有侧重地进行体格检查。注意观察抽搐发作的次数、持续的时间等;重点观察神志、瞳孔、体温、血压、心率、呼吸等情况,神经系统检查及舌脉等。

3. 分析病情,找出病因及诱因,对证候进行分析,开出必要的检验申请单。

4．进行诊断与鉴别诊断,辨病与辨证分析等。

5．确立治法,以及开出具体的方药和剂量等。

6．说出护理注意事项

（1）药物的服用注意事项。

（2）饮食宜忌:给予富含营养、易消化的食物,忌生冷、辛辣、油腻之品。

（3）病情观察:重点观察抽搐的次数、持续的时间,以及神志、瞳孔、体温、血压、心率、呼吸等。

实训十一　病毒性心肌炎

（一）实训目标
能够对病毒性心肌炎进行正确诊断和中医辨证论治。

（二）实训内容

1．病史采集要点　重点询问心悸气短、胸闷胸痛的情况。注重询问出生史、喂养史、生长发育史,发病年龄、季节,密切接触的人群及居住社区有无类似发病情况等。

2．证候要点　以神疲乏力、心悸气短、胸闷胸痛、肢冷多汗为主要临床表现。体征:心音低钝,心率加快,有奔马律、心律不齐等。

3．辅助检查　三大常规检查、心电图检查可示异常,心肌酶谱增高,心肌肌钙蛋白阳性,柯萨奇病毒抗体可呈阳性。心脏X线和B超等检查有助诊断。

（三）实训步骤

1．详细收集病史资料。

2．全面仔细而又有侧重地进行体格检查。注意观察心悸气短、胸闷胸痛的情况;重点观察体温、脉搏、呼吸、血压、心率、心律及舌脉等。

3．分析病情,找出病因及诱因,对证候进行分析,开出必要的检验申请单。

4．进行诊断与鉴别诊断,辨病与辨证分析等。

5．确立治法,以及开出具体的方药和剂量等。

6．说出护理注意事项

（1）药物的服用注意事项。

（2）饮食宜忌:给予富含营养、易消化的食物,忌生冷、辛辣、油腻之品。

（3）病情观察:重点观察心悸气短、胸闷胸痛的情况,以及体温、脉搏、呼吸、血压、心率、心律等。

实训十二　小儿水肿

（一）实训目标
能够对小儿水肿进行正确诊断和中医辨证论治,以及了解西医的常规治疗。

（二）实训内容

1．病史采集要点　重点询问水肿发病前驱感染史和水肿的程度,发病年龄,发病季节,有无呼吸道或皮肤感染,有无猩红热等链球菌感染或其他急性感染史。

2．证候要点　以肌肤浮肿、小便短少等为主要临床表现,可伴有眩晕、尿浊、尿赤、腹水、舌体大、脉滑等。

3．辅助检查　三大常规检查,尿蛋白测定,尿沉渣检查,血压测定,肾功能检查,血脂、血蛋白测定等。

（三）实训步骤

1. 详细收集病史资料。

2. 全面仔细而又有侧重地进行体格检查。注意小儿体重、腹部、浮肿的部位、舌脉等；重点观察血压、心率、体温、血尿、蛋白尿、血脂等。

3. 分析病情，找出病因及诱因，对证候进行分析，开出必要的检验申请单。

4. 进行诊断与鉴别诊断，辨病与辨证分析等。

5. 确立治法，以及开出具体的方药和剂量等。

6. 说出护理注意事项

（1）正确掌握药物的煎服法。

（2）饮食宜忌：如水肿期及血压增高者，应限制盐的摄入，并控制入水量，给予富含营养、清淡、易消化的食物，控制蛋白质的摄入量，避免过量或不足。

（3）病情观察：水肿的程度、高血压脑病、电解质紊乱、心率、呼吸、脉搏、血尿轻重等，每日准确地记录患儿的饮水量及尿量，测体重1次等。

实训十三　麻　疹

（一）实训目标

能够对麻疹顺证进行正确诊断和中医辨证论治。

（二）实训内容

1. 病史采集要点　患儿预防接种史、年龄、发病季节；病前有无传染病接触史，具体接触时间及程度；询问起病诱因及发病日期，发病初期症状或体征；发热的开始时间、高低、热型变化；发热时其他症状是否加重，有无其他症状相伴出现；皮疹出现的日期、数量、性状、顺序及部位如何；入院前曾进行何种检查，其检查日期及结果如何；接受过何种治疗；密切接触的人群及居住社区有无类似发病情况。

2. 证候要点　初热期，有发热、咳嗽、流涕、目赤胞肿、畏光流泪等类似感冒的症状，口腔颊黏膜科氏斑是早期诊断的重要体征；出疹期，多在发热后3～4天出疹，高热，烦躁或嗜睡，咳嗽等明显加重，按顺序出疹，先从耳后发际开始，渐及额、面、颈部，自上而下至躯干、四肢，最后现于手掌和足底，疹色红润，为玫瑰色斑丘疹，渐加深呈暗红色，可融合成片，疹间有正常皮肤，科氏斑于出疹后1～2天迅速消失；恢复期，在出疹3～4天后，皮疹按出疹顺序依次消退，疹退后有糠麸状脱屑及棕褐色色素沉着，这是恢复期的诊断依据。

3. 辅助检查　疹前期白细胞总数正常或减少，淋巴细胞相对减少；非典型麻疹患者，嗜酸性粒细胞增多；病毒分离和血清学检查可明确病原体。

（三）实训步骤

1. 详细收集病史资料。

2. 全面仔细而又有侧重地进行体格检查。注意口腔颊黏膜、咽部、肺部、皮疹等情况。

3. 分析病情，开出必要的检验申请单。

4. 进行诊断（初热期、出疹期、恢复期）与鉴别诊断（奶疹、风痧、丹痧等）。注意有无逆证发生。

5. 开出处方（宣毒发表汤、清解透表汤、沙参麦冬汤）和具体的药味及剂量。

6. 说出护理注意事项

（1）高热的护理：遵循"四不原则"。

（2）皮肤黏膜的护理：注意皮肤、口腔的清洁。

（3）饮食宜忌：饮食宜清淡、易消化、有营养，多喝水，一般不忌口。

（4）病情观察：注意观察呼吸、脉搏、血压、体温的变化，以及出疹的顺序、色泽与全身症状的关系以及时发现逆证的发生。

7. 说出本病的预防方法。

实训十四　水　痘

（一）实训目标

能够对水痘进行正确诊断和中医辨证论治。

（二）实训内容

1. 病史采集要点　患儿预防接种史、年龄、发病季节；病前有无传染病接触史，具体接触时间及程度；询问起病诱因及发病日期，发病初期症状或体征；发热的开始时间、高低、热型变化；发热时其他症状是否加重，有无其他症状相伴出现；皮疹出现的日期、数量、性状、顺序及部位如何；入院前曾进行何种检查，其检查日期及结果如何；接受过何种治疗；密切接触的人群及居住社区有无类似发病情况。

2. 证候要点　初起有发热、鼻塞、流涕、咳嗽等类似感冒的症状。1～2 天内开始出疹，皮疹多呈向心性分布；初起为红色斑丘疹，很快变成疱疹，疱疹呈椭圆形大小不一，内有透明浆液，周围绕以红晕，疱易破溃，瘙痒明显，24 小时浆液变浑浊，持续 3～4 天结痂脱落，痂皮自然脱落则不留瘢痕。发病后皮疹分批出现，此起彼落，斑丘疹、疱疹、结痂三种皮损可同时并见。

3. 辅助检查　疹前期白细胞总数正常或减少，淋巴细胞相对减少。病毒分离或电镜检查有助早期诊断。

（三）实训步骤

1. 详细收集病史资料。

2. 全面仔细而又有侧重地进行体格检查。注意口腔颊黏膜、肺部、皮疹等情况。

3. 分析病情，开出必要的检验申请单。

4. 进行诊断、辨明证型（邪郁肺卫、气营两燔）与鉴别诊断（脓疱疮、丘疹性荨麻疹）。

5. 开出处方（银翘散合六一散、清胃解毒汤）和具体的药味及剂量。

6. 说出护理注意事项

（1）皮肤黏膜的护理：注意皮肤、口腔的清洁，皮肤瘙痒的处理方法。

（2）饮食宜忌：饮食宜清淡、易消化、有营养，多喝水，忌油腻及辛辣之品。

（3）病情观察：注意呼吸、脉搏、血压、体温的变化，皮疹的分布特点。

7. 说出本病的预防方法和药物禁忌。

实训十五　痄　腮

（一）实训目标

能够对痄腮进行正确诊断和中医辨证论治。

（二）实训内容

1. 病史采集要点　患儿预防接种史、年龄、发病季节；病前有无传染病接触史，具体接触时间及程度；询问起病诱因及发病日期，发病初期症状或体征；有无发热、开始时间、程度；有无其他症状相伴出现；腮肿出现的部位、程度如何；密切接触的人群及居住社区有无类似发病情况。

2. 证候要点　初期有发热，继而腮肿疼痛，腮部以耳垂为中心漫肿，边缘不清楚，皮色不红，压之疼痛及有弹性感，通常一侧先肿，继而波及对侧（也可两侧同时肿大）。腮腺管口红肿，挤压腺体时无脓液流出。腮肿经 3～4 天达高峰，整个病程 1～2 周。

3. 辅助检查　白细胞计数一般正常，有睾丸炎者白细胞计数可增高。血清及尿中淀粉酶活性与腮肿程度平行,2 周左右恢复正常。患者唾液、脑脊液、尿或血中可分离出病毒。

（三）实训步骤

1. 详细收集病史资料

2. 全面仔细而又有侧重地进行体格检查。注意腮肿部位、性质与程度、硬度、有无压痛,局部皮肤有无红肿情况,腮腺管口有无分泌物。

3. 分析病情,开出必要的检验申请单。

4. 进行诊断、辨明证型(温毒在表、热毒蕴结)与鉴别诊断(发颐)。注意有无变证发生。

5. 开出处方(银翘散、普济消毒饮)和具体的药味及剂量。

6. 说出护理注意事项

（1）饮食宜忌:饮食宜清淡、易消化,可进食有营养的流质或半流质食物,忌酸、辣、坚硬干燥的食物。

（2）口腔清洁:进食前后淡盐水或银花甘草水漱口。

（3）病情观察:注意体温、精神、神志和腮肿的程度,有无头痛、呕吐,判断有无变证。

7. 说出本病的预防方法。

实训十六 测 体 温

（一）实训目标

根据不同的测量部位选择不同类型的体温计正确测量小儿体温,了解患儿有无发热。

（二）实训内容

1. 口表测体温。

2. 腋表测体温。

3. 肛表测体温。

4. 半导体体温计测体温。

（三）实训步骤

1. 检查前应将体温计的汞柱甩到 36℃ 以下,且附近不应有影响局部体温的冷热物体,如冰袋、热水袋等。

2. **口表** 适用于较大儿童,将消毒过的体温计置于舌上以免冷空气进入口腔影响口腔内的温度,放置 5 分钟后读数;紧闭口唇,不用口腔呼吸。

3. **腋表** 试法简单,易为小儿接受。将腋窝汗擦干,把体温计放在腋窝深处,用上臂将体温计夹紧,时间不应少于 5 分钟,较胖婴儿也可于腹股沟处测试。

4. **肛表** 较准确,将肛表搽润滑剂后缓慢推入肛门 3～4cm,至少测 3 分钟,但对小儿有一定刺激,并需注意清洁消毒。

5. **半导体体温计** 于颈动脉处测试,约半分钟即可得结果,但太灵敏,波动大。

6. 正常小儿的体温腋表为 36～37℃,肛表为 36.5～37.5℃,体温差别除与测试方法有关外,还与小儿的年龄、活动量、穿衣多少及外界温度等有关。

7. 注意年龄愈小体温愈高,一日之间的体温波动在年龄大者较为明显,1 个月时约 0.25℃,6 个月时约 0.5℃,3 岁后约 1℃。

实训十七 测小儿囟门、身高（身长）、头围

（一）实训目标

通过测量小儿囟门、身高（身长）、头围了解患儿发育情况。

（二）实训内容

1. 测量小儿囟门。

2．测量小儿身高（身长）。

3.测量小儿头围。

（三）实训步骤

1. 准备一根标准测量软尺。

2．测量小儿囟门　量囟门一般是测量前囟,用软尺量出的前囟菱形两条对边中点连线的长度即为前囟的大小。

3．测量小儿身高（身长）

1）准备好测量工具,3 岁以下小儿使用标准的量床或量板测身长；3 岁以上小儿使用身长计或固定于墙壁上的软尺测身高。

2）开始测量。3 岁以下小儿仰卧位测量身长:小儿脱去鞋袜,仅穿背心单裤,仰卧于量床底板中线上,助手固定小儿的头使其接触头板,测量者位于小儿右侧,左手握住双膝,使两下肢互相接触并紧贴板底,右手移动足板,使其接触两侧足跟,双侧有刻度的量床应注意测量时两侧读数一致；若用量板,应注意足板底边与量尺紧密接触,使足板面与后者垂直,读刻度,记录到 0.1厘米。3 岁以上小儿测量身高:小儿脱去鞋袜、帽子,取立正姿势,站立于木板台上,两眼直视正前方,胸部稍挺起,腹部微后收,两肩自然下垂,手指并拢,脚跟靠拢,脚尖分开呈 60°,脚跟、臀部和两肩胛角间 3 个点同时接触立柱,头部保持正立位置。测量者手扶滑测板,使之轻轻向下滑动,直到板底与颅顶点恰恰接触,此时再观察被测者姿势是否正确,待校正至符合要求后读滑测板底面立柱上所示数字,以厘米为单位,记录至小数点后 1 位。注意测量者的眼睛要与滑测板在一个水平面上。

3）注意事项:根据年龄选择适当的测量方法；小儿全身正常放松,仰卧位者双下肢并拢伸直,站立位者注意直立,双足并拢,不能抬头,保持双眼平视,不能踮高足跟；站立位时注意滑测板恰好与颅顶点接触即可,不能过度松紧,仰卧位者,注意双侧有刻度的量床测量时两侧读数应一致。

4．测量小儿头围　小儿取立位或坐位（婴儿坐于母亲腿上,由其母扶住其头部）,测量者立于被测者之前,用左手拇指将软尺零点固定于小儿头部右侧,软尺齐小儿眉弓上缘处（软尺下缘恰位于眉毛上缘）,经枕后结节绕头一周的长度为头围。注意软尺应正常松紧,贴紧头皮,左右对称；注意软尺下缘应恰位于眉毛上缘,不可偏高也不可偏低。

实训十八　酒精擦浴法

（一）实训目标

掌握酒精擦浴法,用于高热小儿降温。

（二）实训内容

酒精擦浴法。

（三）实训步骤

1．备环境　挡屏风,根据气温关门窗。

2．备病人　查对,解释,问二便,松被子,脱上衣,松裤带。

3．露出擦治部位,下垫大毛巾,用 30% 酒精浸湿小毛巾,拧至不滴水,以离心方向边擦边轻轻拍打,擦后用大毛巾抹干。

4．擦浴顺序　先上肢后下肢,大动脉处稍加力停留片刻,各肢体先做对侧,后近侧。上肢:从颈部外侧、上臂外侧、手背、胸部内侧、腋窝、上臂内侧、手掌。背部:协助患者转身,暴露背部,由上至下,按"z"字形擦拭。下肢:髂骨、大腿外侧、足背、腹股沟、大腿内侧、内踝、股下、腘窝、足跟。

5. 穿裤整理床位,询问效果,开门窗,撤屏风,清洁物品,洗手,记录。

6. 注意恶寒发热、皮疹性疾病慎用;酒精过敏小儿禁用。拭浴时,以拍拭方式进行,不用摩擦方式,因摩擦易生热;在拭腋窝、腹股沟、腘窝等血管丰富处,应适当延长时间,以利增加散热;拭浴过程中,应随时观察患者情况,如出现寒战、面色苍白、脉搏及呼吸异常时,应立即停止并及时与医生联系。

<h2 style="text-align:center">实训十九　捏脊疗法</h2>

(一)实训目标

掌握小儿捏脊疗法,用于小儿保健,治疗小儿厌食、疳证。

(二)实训内容

小儿捏脊疗法。

(三)实训步骤

1. 做好准备工作,患儿取俯卧位,用婴儿油润滑双手。

2. 将长强、大椎两穴定位,大椎穴位于颈后高骨即第七颈椎棘突下,长强穴位于尾骨尖下,两者连线即为操作区域。具体操作分为以下两种:

(1)拇指前位捏脊法:操作者用双手半握呈空拳状,腕关节略背伸,用两手食、中、无名指和小指的背侧在后顶住皮肤,拇指在前与食指中节相对,以拇指和食指用力捏提皮肤,从尾骨部长强穴开始,沿脊柱两侧,双手交替捏提皮肤,并由下向上捻动推移,直至颈部大椎穴两侧。操作完3遍后,从第4遍起,可"捏三提一",即每侧手捏提、推捻3次后,再三指用力向上提1次,重复1~2遍。

(2)拇指后位捏脊法:操作者用两手拇指在后顶住皮肤,食指、中指两指在前与拇指相对,三指同时用力捏提皮肤,从尾骨部长强穴开始,沿脊柱两侧,双手三指交替捏提皮肤,并由下向上捻动推移,直至颈部大椎穴两侧。操作完3遍后,从第4遍起,可"捏三提一",即每侧手捏提、捻推3次后,再三指用力向上提1次,重复1~2遍。

<h1 style="text-align:center">附录七　儿科常用方剂汇编</h1>

<h2 style="text-align:center">二　　画</h2>

二陈汤(《太平惠民和剂局方》)　半夏　陈皮　茯苓　炙甘草

十全大补汤(《太平惠民和剂局方》)　黄芪　肉桂　当归　川芎　白芍药　熟地黄　人参　白术　茯苓　甘草

丁萸理中汤(《医宗金鉴》)　丁香　吴茱萸　党参　白术　干姜　炙甘草

七味白术散(《小儿药证直诀》)　藿香　木香　葛根　人参　茯苓　甘草

八正散(《太平惠民和剂局方》)　木通　萹蓄　车前子　瞿麦　滑石　炙甘草　大黄　栀子　灯心草

八珍汤(《正体类要》)　当归　川芎　白芍　熟地黄　人参　白术　茯苓　炙甘草

人参乌梅汤(《温病条辨》)　人参　乌梅　木瓜　山药　莲子肉　炙甘草

人参养荣汤(《太平惠民和剂局方》)　人参　当归　炙甘草　白芍　熟地黄　大枣　桂心　陈皮　黄芪　白术　茯苓　五味子　远志　生姜

人参五味子汤(《幼幼集成》)　人参　白术　茯苓　五味子　麦门冬　炙甘草　生姜　大枣

三　画

三子养亲汤(《韩氏医通》)　苏子　白芥子　莱菔子

大定风珠(《温病条辨》)　白芍　阿胶　龟板　生地黄　火麻仁　五味子　牡蛎　麦门冬　炙甘草　鳖甲　鸡子黄

大承气汤(《伤寒论》)　大黄　厚朴　枳实　芒硝

大连翘汤(《婴童百问》)　连翘　防风　瞿麦　荆芥穗　木通　车前子　当归　柴胡　赤芍　滑石　蝉蜕　黄芩　山栀　紫草　甘草

上焦宣痹汤(《温病条辨》)　枇杷叶　郁金　射干　通草　淡豆豉

小青龙汤(《伤寒论》)　麻黄　桂枝　芍药　细辛　半夏　干姜　五味子　甘草

小建中汤(《伤寒论》)　桂枝　白芍　炙甘草　生姜　大枣　饴糖

己椒苈黄丸(《金匮要略》)　防己　花椒　葶苈子　大黄

四　画

五皮饮(《中藏经》)　生姜皮　桑白皮　陈橘皮　茯苓皮　大腹皮

五味消毒饮(《医宗金鉴》)　野菊花　金银花　蒲公英　紫花地丁　紫背天葵

五苓散(《伤寒论》)　桂枝　茯苓　泽泻　猪苓　白术

不换金正气散(《太平惠民和剂局方》)　苍术　厚朴　陈皮　甘草　藿香　半夏　生姜

止痉散(验方)　全蝎　蜈蚣　天麻　僵蚕

少腹逐瘀汤(《医林改错》)　川芎　当归　赤芍药　没药　蒲黄　五灵脂　延胡索　肉桂　小茴香　炒干姜

化斑汤(《温病条辨》)　石膏　知母　粳米　甘草　玄参　犀角(现用适量水牛角代替)

丹栀逍遥散(《内科摘要》)　柴胡　当归　白芍　白术　茯苓　甘草　牡丹皮　栀子　薄荷　生姜

匀气散(《医宗金鉴》)　陈皮　桔梗　炮姜　砂仁　木香　炙甘草　红枣

乌药散(《小儿药证直诀》)　乌药　白芍　香附　高良姜

乌梅丸(《伤寒论》)　乌梅　细辛　干姜　花椒　黄连　黄柏　桂枝　附子　人参　当归

六一散(《伤寒标本心法类萃》)　滑石　生甘草

六磨汤(《证治准绳》)　大槟榔　沉香　木香　乌药　大黄　枳壳

六君子汤(《医学正传》)　陈皮　半夏　人参　茯苓　白术　甘草

六味地黄丸(《小儿药证直诀》)　熟地黄　山茱萸　山药　茯苓　泽泻　牡丹皮

丹参饮(《时方歌括》)　丹参　檀香　砂仁

五　画

玉屏风散(《丹溪心法》)　黄芪　白术　防风

玉真散(《外科正宗》)　天南星　防风　白芷　天麻　羌活　白附子

杏苏散(《温病条辨》)　杏仁　苏叶　橘红　半夏　桔梗　枳壳　前胡　茯苓　甘草　大枣　生姜

石斛夜光丸(《原机启微》)　天冬　麦冬　人参　茯苓　熟地黄　生地黄　牛膝　杏仁　枸杞子　决明子　川芎　犀角(现用适量水牛角代替)　白蒺藜　羚羊角　枳壳　石斛　五味子

青葙子　甘草　防风　肉苁蓉　川黄连　菊花　山药　菟丝子

龙骨散（《外台秘要》）　龙骨　枯矾

失笑散（《太平惠民和剂局方》）　五灵脂　蒲黄

龙胆泻肝汤（《医宗金鉴》）　龙胆草　黄芩　栀子　泽泻　木通　车前子　当归　柴胡　生地黄　甘草

归脾汤（《济生方》）　白术　黄芪　龙眼肉　茯苓　酸枣仁　人参　当归　木香　远志　炙甘草　生姜　大枣

四神丸（《内科摘要》）　补骨脂　五味子　肉豆蔻　吴茱萸

生脉散（《内外伤辨惑论》）　人参　麦门冬　五味子

白虎汤（《伤寒论》）　石膏　知母　甘草　粳米

白头翁汤（《伤寒论》）　白头翁　黄柏　黄连　秦皮

六　画

地黄饮子（《黄帝素问宣明论方》）　熟地黄　巴戟天　山茱萸　石斛　肉苁蓉　附子　五味子　肉桂　白茯苓　麦冬　石菖蒲　远志　生姜　大枣　薄荷

当归四逆汤（《伤寒论》）　桂枝　细辛　白芍　当归　炙甘草　通草　大枣

血府逐瘀汤（《医林改错》）　当归　生地黄　牛膝　红花　桃仁　柴胡　枳壳　赤芍药　川芎　桔梗　甘草

防己黄芪汤（《金匮要略》）　防己　黄芪　甘草　白术　生姜　大枣

导赤散（《小儿药证直诀》）　木通　生地黄　竹叶　生甘草梢

七　画

杏苏散（《温病条辨》）　杏仁　紫苏叶　橘红　半夏　桔梗　枳壳　前胡　茯苓　甘草　大枣　生姜

异功散（《小儿药证直诀》）　人参　白术　茯苓　陈皮　甘草

良附丸（《良方集腋》）　高良姜　香附

附子泻心汤（《伤寒论》）　大黄　黄连　黄芩　附子

附子理中汤（《三因极一病证方论》）　附子　人参　干姜　炙甘草　白术

沙参麦冬汤（《温病条辨》）　沙参　麦冬　玉竹　桑叶　甘草　天花粉　白扁豆

沈氏固泉丸（《杂病源流犀烛》）　益智仁　茯苓　白术　白蔹　栀子　白芍

补中益气汤（《脾胃论》）　黄芪　人参　白术　甘草　当归　陈皮　升麻　柴胡

补肾地黄丸（《医宗金鉴》）　熟地黄　山茱萸　山药　茯苓　泽泻　牡丹皮　牛膝　鹿茸

八　画

固真汤（《证治准绳》）　人参　白术　茯苓　炙甘草　黄芪　附子　肉桂　山药

青蒿鳖甲汤（《温病条辨》）　青蒿　鳖甲　生地黄　知母　牡丹皮

茵陈蒿汤（《伤寒论》）　茵陈　山栀　大黄

茵陈理中汤（《张氏医通》）　茵陈　干姜　人参　白术　甘草

知柏地黄丸（《医宗金鉴》）　知母　黄柏　熟地黄　山茱萸　山药　泽泻　牡丹皮　茯苓

金沸草散（《南阳活人书》）　金沸草　前胡　荆芥　细辛　半夏　茯苓　甘草　生姜　大枣

肾气丸(《金匮要略》)　熟地黄　山药　山萸肉　牡丹皮　泽泻　茯苓　桂枝　附子

肥儿丸(《医宗金鉴》)　人参　白术　茯苓　甘草　黄连　胡黄连　使君子　芦荟　神曲　麦芽　山楂

泻心导赤汤(《医宗金鉴》)　木通　生地黄　黄连　甘草　灯心草

实脾饮(《济生方》)　白术　茯苓　大腹皮　木瓜　厚朴　木香　草豆蔻　附子　干姜　甘草　生姜　大枣

定吐丸(《医宗金鉴》)　丁香　蝎尾　半夏　枣肉

定痫丸(《医学心悟》)　天麻　川贝母　胆南星　半夏　陈皮　茯苓　茯神　丹参　麦冬　石菖蒲　远志　全蝎　僵蚕　琥珀　辰砂　竹沥　姜汁　甘草

参附汤(《校注妇人良方》)　人参　附子　生姜　大枣

参附汤(《济生续方》)　人参　黄芪　附子　巴戟天　桂枝　细辛　当归

参苓白术散(《太平惠民和剂局方》)　人参　白术　茯苓　甘草　薏苡仁　桔梗　山药　扁豆　莲子肉　砂仁　大枣

参附龙牡救逆汤(验方)　人参　附子　龙骨　牡蛎　白芍药　炙甘草

九　　画

荆防败毒散(《外科理例》)　荆芥　防风　羌活　独活　柴胡　前胡　川芎　枳壳　人参　茯苓　桔梗　甘草

茜根散(《重订严氏济生方》)　茜根　地榆　生地黄　当归　山栀　黄芩　黄连　犀角(现用适量水牛角代替)

香砂平胃散(《医宗金鉴》)　香附　砂仁　苍术　陈皮　厚朴　山楂　神曲　麦芽　枳壳　白芍甘草

保元汤(《博爱心鉴》)　人参　黄芪　甘草　肉桂

独参汤(《十药神书》)　人参

保和丸(《丹溪心法》)　山楂　神曲　半夏　茯苓　陈皮　连翘　莱菔子　麦芽

养胃增液汤(验方)　石斛　乌梅　北沙参　玉竹　白芍　甘草

养脏散(《医宗金鉴》)　当归　沉香　丁香　木香　肉桂　川芎

宣毒发表汤(《痘疹仁端录》)　升麻　葛根　枳实　防风　荆芥　薄荷　木通　连翘　牛蒡子　竹叶　甘草　前胡　桔梗　杏仁

十　　画

都气丸(《医宗己任编》)　熟地黄　山药　山萸肉　牡丹皮　泽泻　茯苓　五味子

真武汤(《伤寒论》)　熟附子　白术　茯苓　白芍药　生姜

桂枝汤(《伤寒论》)　桂枝　芍药　生姜　甘草　大枣

桂枝加龙骨牡蛎汤(《金匮要略》)　桂枝　芍药　生姜　甘草　大枣　龙骨　牡蛎

桂枝甘草龙骨牡蛎汤(《伤寒论》)　桂枝　甘草　龙骨　牡蛎

桃红四物汤(《医宗金鉴》)　当归　川芎　桃仁　红花　芍药　地黄

桃核承气汤(《伤寒论》)　桃仁　大黄　甘草　桂枝　芒硝

逐寒荡惊汤(《福幼编》)　胡椒　炮姜　肉桂　丁香　灶心土

柴胡疏肝散(《医学统旨》)　柴胡　陈皮　川芎　香附　枳壳　白芍　炙甘草

健脾丸(《医方集解》)　人参　白术　陈皮　枳实　麦芽　山楂　神曲

射干麻黄汤(《金匮要略》)　射干　麻黄　细辛　紫菀　款冬花　半夏　五味子　生姜　大枣

凉营清气汤(《喉痧症治概要》)　水牛角　鲜石斛　栀子　牡丹皮　鲜生地　薄荷　黄连　赤芍　玄参　石膏　甘草　连翘　竹叶　茅根　芦根　金汁

凉膈散(《太平惠民和剂局方》)　大黄　朴硝　甘草　山栀　黄芩　连翘　薄荷　竹叶　白蜜

消乳丸(《证治准绳》)　香附　神曲　麦芽　陈皮　砂仁　炙甘草(细末为丸,姜汤化下)

逍遥散(《太平惠民和剂局方》)　柴胡　白术　白芍　当归　茯苓　炙甘草　薄荷　煨姜

涤痰汤(《严氏易简归一方》)　半夏　陈皮　茯苓　甘草　竹茹　枳实　生姜　胆南星　人参　石菖蒲

资生健脾丸(缪仲淳方)　人参　白术　麦芽　山楂　神曲　枳实　枳壳　薏苡仁　山药　炙甘草　茯苓　桔梗　豆蔻　藿香　黄连　泽泻　莲肉　扁豆

益胃汤(《温病条辨》)　沙参　麦冬　生地　玉竹　冰糖

调脾散(验方)　苍术　陈皮　山楂　鸡内金　佩兰

通窍活血汤(《医林改错》)　赤芍　川芎　桃仁　红花　麝香　羚羊角　钩藤　生姜　大枣

桑菊饮(《温病条辨》)　桑叶　菊花　薄荷　连翘　杏仁　桔梗　芦根　甘草

桑白皮汤(《景岳全书》)　桑白皮　半夏　苏子　杏仁　贝母　黄芩　黄连　栀子

十 一 画

理中丸(《伤寒论》)　人参　干姜　白术　炙甘草

黄芪汤(《金匮翼》)　黄芪　火麻仁　白蜜　陈皮

黄芪桂枝五物汤(《金匮要略》)　黄芪　桂枝　白芍　生姜　大枣

黄芪建中汤(《金匮要略》)　饴糖　桂枝　白芍　生姜　大枣　黄芪　炙甘草

黄连温胆汤(《六因条辨》)　半夏　陈皮　茯苓　枳实　竹茹　炙甘草　大枣　黄连

菟丝子散(《太平圣惠方》)　菟丝子　附子　肉苁蓉　五味子　鸡内金　牡蛎

银翘散(《温病条辨》)　金银花　连翘　淡豆豉　牛蒡子　荆芥穗　薄荷　桔梗　生甘草　竹叶　芦根

麻杏石甘汤(《伤寒论》)　麻黄　杏仁　石膏　甘草

麻黄连翘赤小豆汤(《伤寒论》)　麻黄　连翘　赤小豆　杏仁　生梓白皮　生姜　大枣　炙甘草

麻子仁丸(《伤寒论》)　厚朴　枳实　大黄　芍药　杏仁　火麻仁　蜂蜜

羚角钩藤汤(《重订通俗伤寒论》)　羚羊角　桑叶　川贝母　生地黄　钩藤　菊花　白芍　生甘草　竹茹　茯神

清营汤(《温病条辨》)　犀角(现用适量水牛角代替)　生地黄　玄参　竹叶心　金银花　连翘　黄连　丹参　麦门冬

清金化痰汤(《医学统旨》)　黄芩　栀子　桔梗　麦冬　桑白皮　川贝母　瓜蒌仁　橘红　知母　茯苓　炙甘草

清热消毒散(《外科枢要》)　黄连　栀子　连翘　当归　芍药　生地黄　金银花　川芎　甘草

清热泻脾散(《医宗金鉴》)　栀子　石膏　黄芩　黄连　生地黄　赤茯苓　灯心草

清胃解毒汤(《痘疹传心录》)　当归　黄连　生地黄　天花粉　连翘　升麻　牡丹皮　赤芍

清瘟败毒饮(《疫疹一得》)　犀角(现用适量水牛角代替)　石膏　生地黄　黄连　栀子　桔梗　黄芩　知母　赤芍　玄参　连翘　甘草　牡丹皮　鲜竹叶

清暑益气汤(《温热经纬》)　西洋参　麦冬　知母　甘草　竹叶　黄连　石斛　荷梗　西瓜翠衣　粳米

清解透表汤（验方）　西河柳　蝉蜕　葛根　升麻　紫草根　桑叶　菊花　甘草　牛蒡子　金银花　连翘

清中汤（《证治准绳》）　黄连　栀子　陈皮　茯苓　半夏　草豆蔻　甘草

润肠丸（《沈氏尊生书》）　当归　生地黄　火麻仁　桃仁　枳壳

十　二　画

葛根黄芩黄连汤（《伤寒论》）　葛根　黄芩　黄连　甘草

葱豉汤（《肘后备急方》）　葱白　淡豆豉

缓肝理脾汤（《医宗金鉴》）　桂枝　人参　茯苓　白芍　白术　陈皮　山药　扁豆　炙甘草　煨姜　大枣

葶苈大枣泻肺汤（《金匮要略》）　葶苈子　大枣

集成沆瀣丹（《中医方剂大辞典》）　川芎　大黄　黄芩　黄柏　黑丑　薄荷　滑石　槟榔　枳壳　连翘　赤芍

普济消毒饮（《东垣试效方》）　黄芩　黄连　连翘　玄参　板蓝根　马勃　牛蒡子　僵蚕　升麻　柴胡　陈皮　桔梗　甘草　人参　薄荷

温胆汤（《备急千金要方》）　半夏　陈皮　炙甘草　竹茹　枳实

温下清上汤（验方）　附子　黄连　磁石　蛤粉　天花粉　补骨脂　覆盆子　菟丝子　桑螵蛸　白莲须

犀角地黄汤（《备急千金要方》）　犀角（现用适量水牛角代替）生地黄　赤芍　牡丹皮

十三画以上

解肌透痧汤（《喉痧症治概要》）　荆芥　牛蒡子　蝉蜕　浮萍　僵蚕　射干　豆豉　马勃　葛根　甘草　桔梗　前胡　连翘　竹茹

解肝煎（《景岳全书》）　紫苏叶　白芍　陈皮　半夏　厚朴　茯苓　砂仁　生姜

缩泉丸（《校注妇人良方》）　益智仁　乌药　山药

藿香正气散（《太平惠民和剂局方》）　藿香　紫苏　白芷　桔梗　白术　厚朴　半夏曲　大腹皮　茯苓　陈皮　甘草

增液汤（《温病条辨》）　生地黄　玄参　麦冬

附录八　儿科常用中成药汇编

二　画

十全大补丸　党参　茯苓　白术　甘草　当归　川芎　白芍药　熟地黄　黄芪　肉桂

儿康宁糖浆　党参　山药　大枣　黄芪　薏苡仁　焦山楂　白术　麦冬　炒麦芽　茯苓　制何首乌

三　画

三金片　金樱根　金刚刺　海金沙

三黄片　大黄　黄连　黄芩

大山楂丸　山楂　六神曲　麦芽

川贝枇杷糖浆　川贝母　桔梗　枇杷叶

小儿化食丸　神曲　山楂　麦芽　槟榔　莪术　三棱　牵牛子　大黄

小儿回春丹　防风　羌活　雄黄　牛黄　天竺黄　川贝母　胆南星　麝香　冰片　朱砂　蛇含石　天麻　钩藤　全蝎　白附子　甘草

小儿金丹片　朱砂　橘红　川贝母　玄参　胆南星　前胡　延胡索　半夏　大青叶　木通　桔梗　荆芥穗　羌活　西河柳　地黄　枳壳　赤芍　钩藤　葛根　牛蒡子　防风　天麻　冰片　羚羊角　薄荷脑　水牛角浓缩粉　甘草

小儿紫草丸　金银花　核桃仁　甜地丁　制乳香　制没药　菊花　甘草　紫草　青黛　玄参　羌活　石决明　琥珀　浙贝母　雄黄　升麻　西河柳　朱砂　牛黄　冰片

小儿健脾丸　人参　白术　炙甘草　山药　莲子　扁豆　木香　草豆蔻　陈皮　青皮　神曲　麦芽　谷芽　山楂　芡实　薏苡仁　当归　枳壳

小柴胡颗粒　柴胡　黄芩　人参　炙甘草　生姜　半夏　大枣

小儿感冒颗粒　广藿香　菊花　连翘　地黄　白薇　薄荷　石膏　大青叶　板蓝根　地骨皮

小儿痧疹金丸　金银花　连翘　板蓝根　大青叶　牛蒡子　僵蚕　山川柳　独角莲　川贝母　桔梗　天花粉　陈皮　地龙　朱砂　甘草

四　画

元胡止痛片　醋制延胡索　白芷

五子衍宗丸　枸杞子　覆盆子　五味子　车前子　菟丝子

五粒回春丹　橘红　胆南星　防风　竹叶　茯苓　僵蚕　金银花　桑叶　连翘　麻黄　薄荷　蝉蜕　山川柳　赤芍　川贝母　杏仁　羌活　牛蒡子　牛黄　冰片　犀角（现用适量水牛角代替）　羚羊角粉　麝香　珍珠　琥珀　甘草

五福化毒丸　连翘　犀角（现用适量水牛角代替）　玄参　生地　赤芍　黄连　青黛　桔梗　芒硝　牛蒡子　甘草

牛黄千金散　天竺黄　大黄　钩藤　制天南星　雄黄　川贝母　僵蚕　天麻　橘红　半夏　甘草　黄连　人工牛黄　朱砂　麝香　冰片

牛黄抱龙丸　牛黄　胆南星　天竺黄　茯苓　琥珀　麝香　全蝎　僵蚕　雄黄　朱砂

牛黄清心丸　牛黄　当归　川芎　甘草　山药　黄芩　杏仁　大豆黄卷　大枣　白术　茯苓　桔梗　防风　柴胡　阿胶　干姜　白芍　人参　六神曲　肉桂　麦冬　白蔹　蒲黄　麝香　冰片　水牛角粉　羚羊角　朱砂　雄黄

牛黄解毒片　牛黄　雄黄　石膏　大黄　黄芩　桔梗　冰片　甘草

双黄连口服液　金银花　黄芩　连翘

六味地黄丸　熟地黄　山茱萸　山药　茯苓　泽泻　牡丹皮

五　画

玉丹荣心丸　玉竹　五味子　炙甘草　丹参　降香　大青叶　苦参　山楂

龙胆泻肝丸　龙胆草　黄芩　栀子　泽泻　木通　车前子　当归　柴胡　生地　甘草

生脉注射液　人参　麦冬　五味子

瓜霜退热灵胶囊　生石膏　沉香　朱砂　冰片　磁石　麝香

六　画

曲麦枳术丸　神曲　麦芽　枳实　白术
如意金黄散　姜黄　大黄　黄柏　苍术　厚朴　陈皮　甘草　天南星　白芷　天花粉
羊胆丸　羊胆干膏　百部　白及　浙贝母　甘草粉

七　画

附子理中丸　附子　党参　白术　干姜　甘草

八　画

青黛散　青黛　黄连　硼砂（煅）　冰片　薄荷　儿茶　人中白（煅）　甘草
知柏地黄丸　知母　黄柏　熟地黄　山萸肉　山药　泽泻　丹皮　茯苓
肥儿丸　肉豆蔻　木香　六神曲　炒麦芽　胡黄连　槟榔　使君子
金匮肾气丸　地黄　山药　山茱萸　泽泻　茯苓　丹皮　桂枝　附子
金锁固精丸　沙苑蒺藜　芡实　莲须　龙骨　牡蛎
参苓白术散　莲子肉　薏苡仁　砂仁　桔梗　扁豆　茯苓　人参　白术　山药　甘草

九　画

枳实导滞丸　枳实　大黄　黄连　黄芩　六神曲　白术　茯苓　泽泻
茵栀黄注射液　茵陈　栀子　金银花　黄芩
香连丸　吴茱萸　制黄连　木香
复方丹参注射液　丹参　降香
保和丸　山楂　神曲　半夏　茯苓　陈皮　连翘　莱菔子　麦芽
神犀丹　犀角（现用适量水牛角代替）　石菖蒲　黄芩　生地　忍冬藤　连翘　板蓝根　淡
豆豉　玄参　天花粉　紫草

十　画

健脾八珍糕　党参（炒）　茯苓　薏苡仁（炒）　芡实　陈皮　白术（炒）　白扁豆（炒）　山药
（炒）　莲子　粳米（炒）
桑菊感冒颗粒　桑叶　菊花　薄荷　连翘　杏仁　桔梗　芦根　甘草
桑螵蛸散　桑螵蛸　远志　石菖蒲　龙骨　茯神　人参　龟甲　当归

十一画以上

清开灵口服液　胆酸　水牛角粉　黄芩提取物　金银花提取物
银黄口服液　金银花　黄芩提取物
银翘解毒丸　金银花　连翘　桔梗　薄荷　淡竹叶　淡豆豉　荆芥　牛蒡子　甘草

紫金锭　山慈菇　红大戟　千金子霜　五倍子　麝香　朱砂　雄黄

鹭鸶咯丸　麻黄　苦杏仁　石膏　甘草　细辛　射干　栀子（姜制）　牛黄　青黛　紫苏子　瓜蒌皮　白芥子　牛蒡子　蛤壳　天花粉

藿香正气口服液　苍术　陈皮　厚朴　白芷　茯苓　大腹皮　生半夏　甘草浸膏　藿香油　苏叶油

附录九　历代儿科主要著作书目

书名	年代	作者
诸病源候论	隋	巢元方
备急千金要方	唐	孙思邈
颅囟经	唐末	不详
小儿药证直诀	宋	钱乙
小儿斑疹备急方论	宋	董汲
幼幼新书	宋	刘昉
小儿卫生总微论方	宋	不详
小儿病源方论	宋	陈文中
活幼心书	元	曾世荣
保婴撮要	明	薛铠,薛己
婴童百问	明	鲁伯嗣
博集稀痘方论	明	郭子章
万氏家藏育婴秘诀	明	万全
万氏秘传片玉心书	明	万全
万氏家传幼科发挥	明	万全
小儿推拿方脉活婴秘旨全书	明	龚云林
小儿按摩经	明	陈氏（佚名）
小儿推拿秘诀	明	周于蕃
证治准绳·幼科	明	王肯堂
活幼心法	明	聂尚恒
景岳全书·小儿则	明	张介宾
仁端录	明	徐谦
幼科铁镜	清	夏鼎
种痘新书	清	张琰
医宗金鉴·幼科心法要诀	清	吴谦,等
麻科活人全书	清	谢玉琼
幼幼集成	清	陈复正
幼科要略	清	叶天士
温病条辨·解儿难	清	吴鞠通
保赤新书	中华民国	恽铁樵

主要参考书目

［1］韩新民，熊磊.中医儿科学.北京：人民卫生出版社，2016.

［2］汪受传.中医儿科学.上海：上海科学技术出版社，2007.

［3］沈晓明，王卫平.儿科学.北京：人民卫生出版社，2008.

［4］朱启镕，方峰.小儿传染病学.北京：人民卫生出版社，2009.

［5］范玲.儿科护理学.北京：人民卫生出版社，2007.

［6］苏树蓉.中医儿科学.北京：人民卫生出版社，2003.

［7］王萍芬，周本善.当代儿科名老中医经验集.南京：江苏科学技术出版社，2000.

［8］徐振刚.何世英儿科医案.银川：宁夏人民出版社，1979.

［9］张丰强，郑英.首批国家级名老中医效验秘方精选.北京：国际文化出版公司，1996.

［10］董廷瑶.幼科刍言.上海：上海科学技术出版社，1983.

［11］中国中医研究院西苑医院儿科.赵心波儿科临床经验选编.北京：人民卫生出版社，2005.

复习思考题答案要点

模拟试卷

《中医儿科学》教学大纲